AN INTRODUCTION TO THE SOCIAL HISTORY OF MEDICINE

Europe Since 1500 欧洲医疗五百年

1500年以来的欧洲医疗社会史

［英］基尔·沃丁顿（Keir Waddington）／著

李尚仁／译

上海社会科学院出版社
SHANGHAI ACADEMY OF SOCIAL SCIENCES PRESS

译　　序

　　医学史常被认为是个新兴的史学研究次领域,然而,著名的医学史学者田京(Owesi Temkin)曾说:"医生研读医学史已经有两千年的历史了。"这句话有多种含义:在 19 世纪前,西方医生阅读以拉丁文与希腊文写作的医学经典,他们吸收并使用希波克拉底与盖伦等古希腊、古罗马名医的教诲,来解释个人疾病的发生、瘟疫的流行以及预防与治疗之道。这样的情况到了 19 世纪随着西方医学逐渐脱离此一古典传统而开始改变,许多西方医生研究医学史,不再是为了临床或研究上的直接应用,而是出于历史与人文的兴趣。到了 20 世纪初,医学史更成为学院研究的领域,开始有自己的研究机构、刊物以及专业的历史学者。同样地,中医至今也仍阅读与使用《黄帝内经》《伤寒论》与《本草纲目》等古老的经典,但在中国传统医学与现代西方医学遭遇之后,中医也以不同的视角重新审视传统医学的历史。

　　早期医学史研究者多为医生兼史学家,或是医生转为历史学者,其研究主题与兴趣往往是医学(尤其是该研究者本身的专科领域)的进步、医学观念的改变、史上著名医生的传记等,具有相当强的观念史、内部史倾向,有时也不免染上进步史观的色彩。这种情况到了 20 世纪 70 年代开始改变,医学社会史(social history of medicine)开始成为研究潮流,强调将医学放在社会脉络中考察,探讨社会因素是如何塑造医疗形态、知识内容与研究方向的,也探讨医疗机构与措施、公共卫生政策如何与社会互动,造成怎样的后果。将医学史视为一般史的一环(而非某种封闭玄奥的专门领域),是医学社会史的重要旨趣。

任教于英国卡迪夫大学的基尔·沃丁顿(Keir Waddington)教授,是医学社会史研究中生代的杰出学者,其重要的研究包括医院史、医学教育史以及食品安全的历史。在《欧洲医疗五百年》这本书中沃丁顿教授达成了一个几乎是不可能的任务,那就是综合近40年来对欧洲16—20世纪医疗社会史丰富而大量的研究成果,写成一本精彩可读的介绍性著作,让读者能对现代西方医疗的历史有宏观的理解,进而掌握医疗社会史研究的新发展、新议题、重要的争论与面临的挑战。对医学史感兴趣的一般读者以及医疗专业人员,可以透过本书看到欧洲这五百年来医疗发展与社会变迁的深远关系;对想进一步探究西方医学史的学生乃至医学史的研究者而言,这本书提供了许多丰富的洞见、索引与学术资源。本书既是沃丁顿教授广泛阅读、慎思综述的结晶,也是英语学界医疗社会史研究社群所累积的丰富研究成果的缩影。

尽管这是本综合大量研究成果的著作,但是读者在书中不会看到时髦理论与概念的套用、简化的漂亮说法或是看似完整一致实则以偏概全的立论;而且,本书也非只是事件的叙述或数据的堆砌。社会医学史最吸引人、知识力道最强大之处,正在于以庞大心力与无比耐心将理论、概念与史学潮流放在纷杂的巨量史料中琢磨、检验与修正,进而说出一则又一则具有分析深度与理论意识,同时又立足于坚实史料基础之上的故事。沃丁顿在本书中引用了许多知名学者的研究成果,但他也勇于提出自己的观点与评断,其立场或许可形容为一种持平的折中主义。从沃丁顿如何评价福柯

(Michel Foucault)所提出的对医学史有深远影响的两个看法，就可看出他治学的特色。例如，"精神病院的兴起"一章(本书第十六章)介绍了几位重要历史学者对"大禁闭"说的驳斥，在赞同这些批评之余，沃丁顿仔细地介绍了对精神病院之兴起的几种不同解释，包括工业革命、商业社会兴起、医生专业扩张以及现代国家对不正常人群的管控，但也谨慎地提出种种保留意见，指出任何单一因素都难以完整解释此一重要现象。同样，福柯乃至目前医学史学界主流皆认定大革命后的巴黎是"临床医学诞生"的地点，对此，沃丁顿一方面引用持论不同的学者的历史研究，强调病理解剖、临床教学等做法其实在 18 世纪已经出现于爱丁堡与伦敦的医院与医学校，而巴黎临床医学的革命性地位其实是 19 世纪下半叶法国医学失去领导地位之后，才由法国医界建构出来的形象。然而，他也强调大革命后的巴黎在政治社会激荡的情况下，以深具活力与前所未有的规模将临床医学的要素整合到医学改革中，因此也不宜因为这些修正主义的史学成果而过度贬抑这段期间巴黎医院医学的重要性。这些细致的史学梳理是本书的重要贡献。不过读者若对这些史学辩论不熟悉或不感兴趣，那么在阅读本书时不妨先跳过第一章，每章开场的史学回顾也可快速浏览即可，待读完后面的叙述之后再回头仔细阅读这些部分，将可更轻易地掌握沃丁顿的论旨。

　　这本书不是用一般编年史的方式写成，没有古代医学、中世纪医学、文艺复兴或近现代医学与现代医学等断代分期，而是以医学史的个别主题作为写作架构。表面上看来，这似乎使得这本书更为专门，实际上这种写法使本书更容易与一般历史的研究课题结合。例如，对战争史有兴趣的读者可以从"医疗与战争"(第十五章)了解到战争史的一个重要侧面；想进一步探索疯癫史的人可以从"精神病院的兴起"(第十六章)读到对相关史学议题的细致检讨;关心妇女史或女性主义议题的读者不该错过"女性、健康与医疗"(第四章);对文化史乃至欧洲民众文化感兴趣者则可以从"医疗与宗教"(第三章)、"自助医疗与医疗市场"(第五章)等章节发现许多有意思的历史描述。主题式的写作也特别适合医学人文教学,"解剖与医学"(第六章)、"外科"(第七章)、"医院"(第八章)、"疾病、身体不适与社会"(第二章)等章节都可作为医学院课程的教材。对现代医学兴起的历史感兴趣的不同背景的读者,都可通过阅读此书得到丰富的收获。

李尚仁

2021 年 8 月

致　　谢

要——感谢对本书写作有所助益的人是很困难的。我从这些年来所教过的学生中获益许多，从他们身上学到很多；还有那些会议论文的报告人、医疗社会史学会（Society for the Social History of Medicine）的同侪、曾经协助我的档案馆与图书馆馆员，以及那些耐心地和我一起讨论医疗社会史的同事。我特别要感谢以下几位特定学者，他们向我提供了无价的支持与评论：罗贝塔·比文斯（Roberta Bivins）、比尔·拜纳姆（Bill Bynum）、比尔·琼斯（Bill Jones）、科林·琼斯（Colin Jones）、克里斯·哈姆林（Chris Hamlin）、弗兰克·豪斯曼（Frank Huisman）、帕特·哈德逊（Pat Hudson）、史蒂夫·金（Steve King）、克里斯·劳伦斯（Chris Lawrence）、特蕾西·洛克伦（Tracey Loughran）、鲁斯·麦克尔罗伊（Ruth McElroy）、安东尼·曼达尔（Anthony Mandal）、希拉里·马兰（Hilary Marland）、凯文·帕斯摩尔（Kevin Passmore）、约翰·皮克斯通（John Pickstone）、肖恩·塔佛（Shaun Tougher）、史蒂夫·汤姆林森（Steve Tomlinson）、史蒂芬妮·沃德（Stephanie Ward）、阿比盖尔·伍兹（Abigail Woods）和迈克·沃博伊斯（Mike Worboys）。在本书写作期间，他们或是对我鼓励有加，或是提出建议，还有罗丝·汤普森（Rose Thompson）和安妮·哈迪（Anne Hardy），她们向我提供了全力的支持。在本书写作后期，劳埃德·

鲍恩(Lloyd Bowen)、理查·萨格(Richard Sugg)与加廷·沃克(Garthine Walker)勤勉地对近现代的内容做出了有用的评论,费伊·哈密尔(Faye Hammill)、凯特·格列佛(Kate Gilliver)、马丁·威利斯(Martin Willis)、维克·普洛克(Vike Plock)和乔纳森·雷纳兹(Jonathan Reinarz)则仔细地阅读各章,他们的许多有用的评论都是无价的。我还要感谢马丁·多恩顿(Martin Daunton)和安妮·哈迪以及已经过世的洛伊·波特(Roy Porter),让我走上写作这本书的道路。我也要感谢威康图书馆(Wellcome Library)的玛丽-露易丝·科拉德(Marie-Louise Collard)以及帕尔格雷夫(Palgrave)出版社的詹妮·伯内尔(Jenni Burnell)、费利西蒂·诺布尔(Felicity Noble)以及其他同事的耐心和支持。

基尔·沃丁顿(Keir Waddington)

作者与出版商要感谢下列的单位,容许我们使用他们的著作权材料:

伦敦威康图书馆提供了这本书所有的图片。

经济合作与发展组织(OECD)的"健康数据库2010:统计与指标"(Health Data 2010:Statistics and Indicators)提供了各国的健康支出数据。网址:www. oecd. org/health/healthdata。

我们已经尽所有可能地找出相关著作权的持有者,但是出版商若有任何的疏失,请尽速和我们联系并进行必要的安排。

序　言

　　本书滥觞于我的医疗社会史研究与教学。虽然书中所审视的主题,医疗史学者皆熟悉,也常出现于大学本科课程里,不过本书整合了约自 1500 年到 20 世纪晚期为止的医疗社会史专门知识,以及新的考察方法。书中探讨了在此期间内,古典概念的身体观是如何重获提炼或遭到拒绝的,身体与医疗之新模型的出现,新专业结构与新阶序的创建,新机构的成立,以及新的生物医学典范是如何在这些机构中建立的。一方面,医疗以及健康护理的供应方式在这段期间出现彻底而全面的转变;另一方面,疾病知识与治疗方式却也有其延续性。本书检视五百多年来的医疗社会史,探讨医学思想和实践(practice)的连续与断裂。此一探讨方式鼓励读者思考人们是如何运用医学来屡屡重塑身体观与疾病观的,它是如何影响福利政策与健康护理的普及,而这一切又如何关联到不同的政治、文化、知识与社会经济脉络。本书的焦点不是个人、个别机构或是医学发现,而是对欧洲医疗社会史的关键主题进行比较探讨。

　　在此最好先告诫读者,书写比较史(comparative history)会遭遇到一些明显的难题。它有陷于肤浅与过度概括的风险,也可能太过注重国际主义而忽略多样性,或误以为特定个案研究具有代表性。这些问题没有简单的解决方法,因此并不意外的是,有些历史学者会认为用国家或是区域作为研究单位会比较丰富而细致，或者只把跨国比较研究用于探讨特定的问题或主题，像是福利国家的成长。然而，使用民族国家（或是殖民地）作为比较的焦点有许多的好处，正如同"交叉历史"（*histoire croisée*）的概念指出，这世上没有孤立的实体，历史的纹理总是由交互影响与种种纠结所构成。两大册的《西方医学传统》（*Western Medical Tradition*，参见本部分的"扩展阅读"）已经指出，由几个长期的医疗发展趋势汇聚而成的西方医学传统，并不局限于特定的民族国家，而是和特定的医疗组织、专业结构与科学价值结合在一起。用这些方法来探究医疗，历史学者得以理解医疗发展的复杂过程。这正是本书所采取的研究进路。许多医疗史学者也（选择性地）强调医疗的国际面。传染病无国界，交通与出版等传播方式的改进也使得医疗人员能够跨越国界分享医学知识。历史学者反对那种只专注特定国家，却忽略欧洲更广泛的影响和趋势之历史。正如科学史学者利亚纳·罗伊（Llana Löwy）在2007年所阐述的，医疗或许会受到社会经济、文化与政治因素的影响，也有赖于地方医疗文化，但现代医疗的本质是跨国的。[①] 在19世纪与20世纪，医疗的国际性日益增长，例如，对疫病的回应经常具有全球面向；然而，在16世纪、17世纪与18世纪，医疗与医学观念同样会跨越国界，不只在欧洲内部流通，甚至横跨世界上更广阔的区域。即使我们承认每个国家都是其历史的独特产物，也不意味着有任何国家能够偏离这些广泛的趋势或影响。透过比较研究所揭露出来的相似与差异，历史学者能够对医疗发展方式有更为深入的理解。这样做并非忽略不

① Llana Löuy, "The Social History of Medicine: Beyond the Local", *Social History of Medicine* 20(2007), p. 465.

同国家的差异,这些差异对于理解近代早期史与现代史(early modern and modern history)至关紧要。结构因素与文化因素是很重要,但是以欧洲为视野采取一个较长时程的分析,确实能让我们检视不同国家的交汇点,以及这段期间的不连续性。

本书并未涵盖从1500年迄今的所有面向,或所有国家的医疗保健。这样一本书是不可能写成的,或至少它的篇幅会大到难以想象。因此,本书不可避免地会有间隙与遗漏。本书也不是一部叙事史。若是想要阅读叙事史,请参考本章末"扩展阅读"所列举的优秀的医疗通史。本书的做法是检视近年医疗史史学研究的重要主题,以探讨1500年至今的欧洲医疗社会史。它不是医疗发展的编年描述,而是在每一章向读者介绍历史学者在探讨这些主题时所提出的关键问题。这些章节将医疗、医疗机构、医疗人员与病人定位于他们的社会经济、文化与政治脉络,探讨变迁何以发生。本书要指出的是,医疗实践或医疗观念的接受过程有多么复杂,在观念、实践、机构、医疗人员、社会、文化和政治之间何以有重要联系,以及进步史的框架为何难以适用于医疗社会史。虽然每一章都是独立的,但是各章节之间的相互引用,使得读者能够探讨进一步的议题或更深入的概念,而每章最后的"扩展阅读",则鼓励读者做更深入的研究。

扩展阅读: 医疗史导论

- Roy Porter, *The Greatest Benefit to Mankind*:*A Medical History of Humanity from Antiquity to the Present* (London:HarperCollins, 1997)一书结合编年叙事并以章节形式来讨论个别专科,这本巨著或许是最好的综述入门。Jacalyn Duffin, *History of Medicine*:*A Scandalously*

Short Introduction（Toronto：University of Toronto Press，1999）是扼要好读的综述。

- 若要了解西方医疗传统，读者可参考 Lawrence Conrad et al，*The Western Medical Tradition 800 BC to AD 1800*（Cambridge：Cambridge University Press，1995）与 W. F. Bynum et al，*The Western Medical Tradition*，*1800 to 2000*（Cambridge：Cambridge University Press，2006）这两本引人深思的综述。此外还可参考 Irvine Loudon (ed.)，*Western Medicine：An Illustrated History*（Oxford：Oxford University Press，1997）和 Roy Porter (ed.)，*The Cambridge Illustrated History of Medicine*（Cambridge：Cambridge University Press，1996）。Roy Porter 与 W. F. Bynum 主编的两卷本 *Companion Encyclopaedia of the History of Medicine*（London：Routledge，1993）一书收录了主要历史学者讨论特定主题的文章。

- 关于文艺复兴时代，Nancy Siraisi，*Medieval and Early Renaissance Medicine*（Chicago，IL：University of Chicago Press，1990）一节提供了易于理解的介绍；关于近代早期的欧洲则应从 Mary Lindemann 的 *Medicine and Society in Early Modern Europe*（Cambridge：Cambridge University Press，2010）一书入手。

- 关于 19 世纪医疗，有许多综述著作，其中 W. F. Bynum，*Science and Practice of Medicine in the Nineteenth Century*（Cambridge：Cambridge University Press，1994）对欧洲医疗进行了精彩的比较研究。

- 关于 20 世纪，Roger Cooter and John Pickstone（eds），

Medicine in the Twentieth Century (London：Routledge，2000)提供了有关个别主题的介绍。此外读者也可参考 Christopher Lawrence，*Medicine in the Making of Modern Britain 1700 – 1920* (London：Routledge，1994)、Anna Hardy，*Health and Medicine in Britain since 1860* (Basingstoke：Palgrave Macmillian，2001)、Virginia Berridge，*Health and Society in Britain since 1939* (Cambridge：Cambridge University Press，1999)等涵盖19世纪与20世纪的著作。

- 至于对医疗史研究方法感兴趣的读者，Frank Huisman and John H. Warner (eds)，*Locating Medical History：The Stories and their Meanings* (Baltimore，MD：Johns Hopkins University Press，2004)是最佳的入门著作；而 John Pickstone，*Ways of Knowing* (Manchester：Manchester University Press，2000)则检视了科学史、技术史与医疗史的不同思考方式。

目　　录

理解医疗社会史：史学回顾

　　学界普遍认为这五百年间的医疗发生了深刻且广泛的改变，史家对此过程的理解方式也变化甚大。在20世纪70年代之前，普遍认为医疗史无关一般的历史研究。然而20世纪六七十年代批评西方医学的声浪迭起，导致"医学进步"的观念受到进一步审视。应此一情势，英语学界的历史学者进行了医疗社会史的探讨，率先提出新的看法。到了20世纪90年代，医疗社会史学者开始觉得他们的学科已臻成熟。仅仅过了10年之后，此一学术社群的某些历史学家甚至表示，他们担心这个学科已经开始疲软。这样的看法并无根据。医疗社会史不断采取新的研究方法、检视新的课题，并随着历史研究其他领域的潮流和其他学科的发展而更为丰富。只有错失了许多医疗史著作要旨的人，才会认为医疗社会史学者对理论或史学书写潮流一无所知；尤其是医疗史使用史料的方式、所提的问题和采取的研究方法（不论是经验主义或后现代主义），都会以某种方式影响历史观察。医疗社会史吸纳了来自人类学、文学批评、心理学、科学社会学、女性主义与后殖民主义的相关论述与方法，不一而足。即便最为经验主义取向的医疗史学者，也受到了这些潮流的影响。随着新的批判性阅读的出现，这个学科也更为丰富。

本章将进行广泛的史学考察，探讨影响医疗社会史的主要历史书写潮流与观念。稍后的章节会根据特定的主题，进一步阐述这些看法。这样做并不是要提出某种医疗社会史的宣言，或断言某些研究方法较为优越，而是要阐明不同的观点是如何被采纳的。

医学叙述

医疗史研究起先专属于医疗从业者，但他们当中少有人受过正式的史学训练。许多人把焦点放在医学的发展或赞扬本国同胞的成就上。例如，19世纪的法国外科医生们歌颂1789年之后巴黎医学的胜利，及其在发展一套结合了医院和病理解剖学的医学风格时所担任的角色［参见本书第六章（以下如无特别说明，皆指本书章节）］。受到20世纪四五十年代认为医学终将战胜疾病的乐观主义的鼓舞，稍后的历史书写者在探讨这门专业的起源和成长时，检视了西方医学是如何战胜疾病的。就如其他史学领域一样，医疗史变成了雷奈克、菲尔绍或李斯特①等伟人成就的故事，以及抗菌技术或X光等技术发展的故事。例如早期的精神医疗史著作，致力于探讨该学科是如何从近代早期（early modern period，约16—18世纪）据说对病人的粗暴治疗，演变到19世纪精神病院的兴起，乃至所谓人道与有效治疗的肇始的（参见第十六章）。这类

---

① 雷奈克（René T. H. Laennec, 1781—1826），法国临床医生与病理学家，在胸腔疾病（尤其是肺痨）的研究方面卓有成就，也是听诊器的发明人；菲尔绍（Rudolf Karl Virchow, 1821—1902），德国病理学家、公共卫生学者，其细胞病理学（cellular pathology）主张病学研究应以细胞为基本单位，他也是社会医学（social medicine）的提倡者；李斯特（Joseph Lister, 1827—1912），英国外科医生，细菌学说的支持者，提出以抗菌外科手术来应对伤口感染问题。——译者注

历史大量采用19世纪改革家的英雄式叙述，以此来建构一套强调进步的实证论（positivist）说法，将特定时代和疗法妖魔化，又将某些机构和新疗法视为革命。早期的医院史和外科史也可看到类似的说法。此一研究方法肯定男性医疗人员与正统医学的枢纽地位，把焦点放在医学各专科；其所制造出来的是一种思想史（intellectual history），是专门致力于在历史里寻找现代医学理论与实践的开端。如此而来的看法认为法国大革命（1789—1799）代表了医疗史的关键转折点，却忽略了检视更早的时期。此类研究专注于医院和科学医疗的发展；其他的医疗人员、专业内部和专业之间的对立，乃至综合科（general practice）等地位较低的专科，则遭到边缘化。其重点是描述变迁，而非解释变迁为何发生。

弗兰克·胡伊斯曼（Frank Huisman）和约翰·哈雷·沃纳（John Harley Warner）在《定位医疗史》（*Locating Medical History*，2004）一书中指出，20世纪70年代在界定医疗史时，采取的修辞策略之一，是把这些传统历史当作稻草人来打倒。早期医疗史会采取实证论的研究方法其实并不奇怪。其他领域的历史研究，同样采取今优于古的进步性叙述。这种史观常被称为"辉格史"（Whig history），同时这也和现代化理论有关。然而，即使早期的医疗史是实证论的，在许多方面它们仍然有助于界定这门学科。

医疗社会史

这些潮流在20世纪六七十年代开始反转。随着历史学者开始批判简化的现代化概念以及专业历史学者开始进驻医疗史这个领域，不同的观点开始浮现。这样的转变有知识上与体制上的因素，同时也反映了社会变迁的压力，以及对西方医学日益强烈的怀疑。这段期间出现了对医学激进的社会批判,这和米歇尔·福柯(Michel Foucault)、托马斯·萨茨(Thomas Szasz)以及伊凡·伊里奇(Ivan Illich)等人的著作有关,他们宣称医学是某种形式的压迫;医学是界定偏差的手段,是运用权力与权威的社会政治策略,是凌驾在病人与社会之上的。这些想法导致人们重新评估医学进步、医疗在社会中的角色,以及医疗专业权力等观念。第二波女性主义、反越战示威,以及日益提高的环境关切等社会压力,进一步鼓励社会史学者,使其研究关怀脱离了伟人、战争与高层政治的历史。20世纪60年代社会史的兴盛和70年代对"由下而上的历史"(history from below)的兴趣日增,激发了新的分析方法,以及对于阶级与边缘团体的兴趣,女性主义的历史与性别史等新的学科分支的出现,以及史学和社会科学的交流灌溉,进一步鼓舞历史学者重新评估医疗史。上述这些所带来的研究方向,挑战了传统的辉格史观和由上而下的研究。

新研究的不同以往之处,在于它更加关切医疗的社会状况与政治状况。英美的医疗史学界在20世纪60年代发表一系列的声明,呼吁要对"医疗的社会性格"进行检视,同时也呼吁这个领域应该是"人类社会及其应对健康与疾病问题之努力的历史"。① 起初以18、19世纪的英国与美国为焦点的研究,带来了新医疗社会史的核心学术成果,此研究取向逐渐主导医疗史。后续结果之一是由历史学者与社会科学研究者来界定此一学科,而这样的发展也导致临床医生和历史学者对医疗史的性质与目标发生争论。

早期的医疗史主要是由对医学本身有深厚兴趣的医生所界

---

① George Rosen,"People, Disease and Emotion", *Bulletin of the History of Medicine* 4(1967), pp. 5 - 23.

定，新一代历史学者感兴趣的则是医疗社会现象，以及探讨广义的社会、文化、经济、政治与专业因素对医疗的影响。后来有些批评者认为，新医疗社会史在理论上相当贫乏；然而，这并非事实。新医疗社会史早期的支持者尝试整合医疗、科学与更广泛的社会史时，非常有意识地强调脉络的重要性。他们强调医疗为何是种社会现象，以及医疗如何影响社会。如此一来，他们拒绝过去那种进步史观，后者认为医学来自不涉及利益的科学。过去认为，医疗的历史是伟大发现、科技进步与伟人成就的累积，并未受到思想、社会经济或政治的影响。医疗社会史学者挑战这样的观念，其所勾勒出的，是对西方医疗史更为动态的关照；并且他们指出，纵使健康护理是人类长久以来的关切，但护理的性质、医患关系、医疗体制以及国家的角色，在不同的时空也出现了许多不同的形式。正如历史学者查尔斯·韦伯斯特（Charles Webster）于 1976 年在"英国医疗社会史学会"（British Society for the Social History of Medicine）①的演讲中指出，新医疗社会史"偏好的研究取向，首要关切的是要理解特定社会的动态，而不是医学进步的线性叙述"。②

　　随着提出新问题、采用新分析技巧、使用新材料，还有其他领域的历史学者展开对福利政策的研究，许多新的医疗社会史著作一一浮现。它们探讨医疗的社会面向，重新评估既有的研究领域，并发展出新的研究方向，包括社会经济与环境对健康的影响。托马斯·麦克翁（Thomas McKeown）否认医学发现和科技发展对于死亡率的降低有所影响，此说刺激着医疗社会史学者对死亡率的

---

① 该学会现在已经改名为"医疗社会史学会"（Society for the Social History of Medicine）。——译者注

② Charles Webster, "Abstract of Presidential Address", *Society for Social History of Medicine Bulletin* 19(1976), p. 1.

降低进行研究（参见第十二章），这是研究方法变化的例子之一。随着科学的进步角色受到质疑，历史学者开始探索科学如何被使用，以及它授予医疗人员的权威（参见第十章）。反精神医学运动以及福柯关于精神病人"大禁闭"（great confinement）的挑衅说法，刺激了人们对精神病院史的兴趣（参见第十六章）。历史人口学、科学社会学、文化史、后殖民主义与女性主义史学的研究取径，都影响了医疗史研究。在文化人类学以及玛丽·道格拉斯（Mary Douglas）关于人类文化与象征主义的重要研究影响之下，[①]医疗史学者开始探讨信仰体系；这可见诸研究医疗与宗教的学术成果，以及对魔法与巫术的研究（参见第三章）。社会学对专业化（professionalization）的研究方法，主导了医疗专业的史学研究（参见第九章）。女性主义的批判激励了对医患关系的探讨，并且强调生病的性政治（sexual politics）（参见第四章）。这段期间的研究虽然偏重于英国医疗史，而容易掩盖欧洲其他地方的状况，但是对地方史和区域史的敏感度都大为提高，同时也让历史学者注意到从1500 年至今，权力与论述的互动及其微妙的转变是如何影响医疗的。

　　到了20 世纪90 年代，医疗社会史已不仅是社会史和医疗史的综合，也不仅限于将医疗置入社会脉络之中。文化史的史学潮流或许激起了一些反对，但也鼓舞了对疾病与身体的新研究。文化的研究取向指出，意义是如何被调和与反驳的，生病（sickness）与疾病（disease）在历史中是如何被理解与表征的（参见第二章）。虽然有些研究领域明显受到当代议题的影响，例如20 世纪90 年代关于福利混合经济（mixed economy of welfare）的研究，明显见诸关

---

① Mary Douglas, *Purity and Danger: An Analysis of Concepts of Pollution and Taboo* (London: Routledge, 2010).

于医院与国家医学的研究,但医疗社会史学者对于以今度古
(presentism)的危险日益敏感。某些过去的定见或是迷思,像是巴
黎在 1789 年之后主导了医学的重组这一说法便遭到挑战。得力
于社会史既有的研究潮流,医疗社会史学者提出更长时程的研究,
并且注意到过去那种强调进步的历史解释所忽略的连续性(参见
第六章)。对疾病模式的研究揭示出医疗在多大程度上反映了社
会经济现实以及政治和文化脉络,也显示了医疗史不应该局限于
医学理论或医疗活动的历史。新的作品集自信满满地宣称,医疗
社会史研究和对整体社会与体制变迁的研究,已经分不开了。医
疗社会史早期开拓者原本的目标,是要探讨医疗以什么方式影响
社会,而社会又以什么方式影响医疗。现在则进一步扩张深化为
对医疗内容的定义,而今,医疗的范围包括了临床医疗、疾病经验、
乃至实验室检验与健康护理政策等一切内容。正如琼·莱恩
(Joan Lane)在《医疗社会史》(*A Social History of Medicine*,
2001)一书中所清楚指出的,这门学科已融入丰富的社会脉络,而
无法和政治、社会或文化的变迁区分开来了。

福柯、论述与权力

　　探讨权力与权威的观念是医疗社会史的重要分支之一。在这
方面,法国哲学家与历史学者福柯的影响很大,但也常具争议性。
虽然福柯作品的许多历史细节现已证实不可信,但他为医疗社会
史开启了一些理论取径,也在相当程度上替医疗社会史设定了文
化转向的议程。他的著作鼓励医疗史学者把医学知识当成一种权
力来加以思考,对于某些福柯式命题的折衷采用,以及对其著作的
批判回应,促成此一领域自 20 世纪 70 年代以来出现了相当可观的

一批文献。

　　除了福柯之外，还有几位历史学者和哲学家对于论述与医疗权力的性质感兴趣。关于医学概念如何被用来界定社会、生物与道德的常态与病态，R. D. 莱恩(R. D. Laing)、萨茨、欧文·戈夫曼(Erving Goffman)和伊里奇的著作都反映了 20 世纪 60 年代对此日益高涨的批评。他们论称，正常与病态的界线定义过程是种社会建构，而医学专门知识与概念对此影响甚大。他们的观点反映了对医学的强烈批判，以及对医学透过生物医学、医生和国家之间的共谋而益发威权的影响力的恐惧。

　　福柯特别关切身体史，以及身体政治是如何结合知识与权力的结构，从而在医院、精神病院、监狱等特定空间规训身体的。他的《疯癫史》(Histoire de la Folie，1961)在 1965 年英译为《疯癫与文明》(Madness and Civilization)，1963 年出版的《临床医学的诞生》(The Birth of the Clinic)在 1973 年由法文翻译为英文。福柯对西方应对疯癫方式的改变，以及 18 世纪末、19 世纪初出现的医学凝视，进行历史化。在这两本书中，他拒绝自由派的人本主义(liberal humanism)观念。福柯对正常与病态的区别感兴趣，强调精神医学和医学是权力论述与规训的一部分，并将此联系到机构化(institutionalization)的过程。对福柯而言，语言和论述是理解历史的关键；理解(understanding)或所谓认识体系(episteme)的断裂，可以在相对的短时间内发生。他为疯癫以及医院医学(或是他所谓的"临床医学的诞生")的知识构成带来洞见。福柯认为变迁和历史进步无关。他关注法国的经历，特别是认定法国大革命前后在观念上发生了彻底的断裂。他拒绝辉格式叙事，[①]强调理性主

————————

① 辉格史观认为历史是个走向特定目的或价值的进步过程。——译者注

义的发展、绝对王权的兴起与医疗权威的增长，以及权力是如何具体化的。在他三卷本的《性史》（*History of Sexuality*，1976、1984）中可以看到这样的研究取径。福柯挑战关于性解放的一般判断，指出自 19 世纪性学兴起，到弗洛伊德的精神分析观念的提出，性概念的变迁只是创造出了新的控制体系。

　　福柯所有的作品都检视权力是如何扩张并强化其边界的，而他在 20 世纪 70 年代的几篇论文特别处理了广义的医疗化（medicalization）概念——将某些状态与问题界定为医疗状况，并由医疗专业人员负责的过程——并发展出生物政治与生物权力的概念。福柯认为从 18 世纪开始，对健康的维护使得医疗变成一种社会控制的力量，人的存在、行为与身体被置于医疗权威日益紧密的网络之中。福柯的治理性（governmentality）概念认为，国家和医疗结合于一套施加在身体上的实践与论述。医疗从业人员成为服务于这些论述的专家。

　　福柯的著作质疑现代医疗与国家性格的隐藏预设，进而对所有的历史学者构成挑战。有些人认为他提出的是新而强有力的研究取径。《临床医学的诞生》清楚呈现出科学、社会与政治因素是如何交织在一起的。它鼓舞了对医院史以及临床凝视的兴趣，玛丽·费塞尔（Mary Fissell）的《18 世纪布里斯托的病人、权力与穷人》（*Patients，Power and the Poor in Eighteenth-Century Bristol*，1991）（参见第八章）就是最好的例子之一。《疯癫与文明》启发了精神医学的修正主义史学，明显的例子包括安德鲁·斯卡尔（Andrew Scull）的《疯癫博物馆》（*Museums of Madness*，1979）和波特的《心锁》（*Mind Forg'd Manacles*，1987），历史学者也试着将福柯进行历史化，并探讨他所提出的大禁闭的性质（参见第十六章）。从更广泛的角度来看，福柯激起了人们对生物政治的兴趣。

这和 20 世纪国家的强制面以及社会控制的观念有关,最明显的例子可见诸关于优生学与种族卫生的研究(参见第十三章)。

福柯的观念也激起了敌意,此敌意不限于经验取向的历史学者。福柯似乎体现了一种过度强调语言与文本的后结构主义取向。即使福柯从未自称是个历史学者,但他对历史叙事的运用,以及他的著作在经验证据上的根本缺陷,都使他受到攻击。有人批评他误解改善病人情况的企图和控制欲之间的关系,把知识观念、体制改革和社会改革混为一谈;只把焦点放在少数领导人物,把对法国经历的解读扩张为通则。也有人批评福柯过度聚焦于语言,却没有探讨性别、年龄或阶级是如何调解权力的,也没有顾及社会、经济或体制的限制。然而福柯不容忽视。社会控制的概念在 20 世纪七八十年代对社会史的冲击,以及后现代主义挑战宏大叙事并质疑现代性所带来的影响,创造出有利于福柯学说的氛围。新文化史潮流以及对语言和文本日益增加的兴趣,在某些领域激起敌意;然而,历史学者再也无法忽略环绕着医学的论述或权力的重要性。临床医学的诞生、医疗化,以及医疗专业与国家日益增长的权威性等观念激励出对医疗社会史重要的新研究潮流。冲淡版的福柯被用来重新思考国家的角色、精神病院、医院、种族、性别(gender)与性(sexuality)。医学不再被视为一门超脱利益的科学,而成为一种权力形式。

医疗化很快成为医疗社会史的关键概念,它提供了一个工具,让历史学家能够探讨医学或病理学对行为的界定,乃至身体与政治权力的根本关联。即使医疗化从未获得适切的定义,也很少是个公开或有意识的过程,但对历史学者保罗·韦德林(Paul Weindling)而言,它反映了 19 世纪末“医学理性、科学价值,扩展到了广泛的社会活动中”,医学对同性恋或犯罪的态度就是显例。① 对 19 世纪的社会净化运动、退化理论、殖民医疗，或是两次世界大战之间促进生育运动的研究，阐明了医生和国家对界定何谓正常、何谓病态拥有了更大的权力（参见第十三章）。医疗化经常被呈现为有害的过程。这在某种程度上是因为当代对医学的批判，以及对于生物医学权力的不安极大地影响了此一研究取向，同时也反映了优生学或是纳粹种族灭绝引起的历史研究兴趣。然而，这也造成了在检视现代福利国家如何治理医疗、身体与个人方面的扭曲观点。

20 世纪八九十年代的研究，呈现了更为复杂的医疗化景像，人们不再错误地夸大医疗专业或国家的生物医疗权力。学者开始指出，医生和国家之间的关系，比简化的医疗化模式来得更为复杂；医生经常抗拒国家的控制，病人也有其能动性（参见第十三章）。研究焦点迄今仍旧集中在 19 世纪和 20 世纪，探讨这段期间权力与论述所发生的微妙转变。例如，对医院与精神病院的研究指出，医生重视这些机构的主要原因，并不是要利用它们来隔离偏常者，而是重视它们提供的专业机会（参见第八章）。然而，相关研究的主导观点仍是治疗型国家（therapeutic state）逐渐吸纳医疗人员，使其扮演健康管理者的重要角色，且愈益采用生物医学观点来管理人口。就此而言，相关研究仍大致吻合福柯的观点。

医疗与市场

医疗社会史的潮流不仅限于研究论述、权力与权威。随着社会史学者欣然接受医疗社会学者与医疗人类学者的著作、病人权

---

① Paul Weindling, "Medicine and Modernization", *History of Science* 24（1986），
　p. 277.

利的观念以及女性主义与性别史，他们对病人如何协商其治疗与如何广泛咨询不同医疗人员，也有新的洞见。早期的历史书写偏向于将医生视为医疗的中心，专业化的概念则更强化这种观点。新的研究则指出医疗护理的多样来源。这也反映了当代对于施为（agency）与病人选择权等观念的研究兴趣。对社会学家尼古拉斯·朱森（Nicholas Jewson）而言，主顾关系（patronage）足以解释为何在 18 世纪英格兰的医患关系中，病人处于主导地位。[①] 朱森的研究方法深受马克思主义模型影响，强调医学知识和社会关系之间的关联。将医疗视为一种市场给历史学者提供了新的、更有弹性的思考权力与施为的方式。撒切尔夫人时代（1979—1990）英国政治的自由市场意识形态，以及经济学者对竞争性市场的研究兴趣，都影响了医疗市场的概念；此概念强调医疗互动的经济性以及消费的重要性。这个研究取向又撷取关于消费社会诞生的丰硕历史研究成果，为解析医疗服务的供需互动提供了一套市场关系模型。

哈罗德·库克（Harold Cook）在《斯图亚特时代伦敦旧医疗体制的没落》（*The Decline of the Old Medical Regime in Stuart London*，1986）一书中首度运用了市场的模型。此模型鼓励历史学家重新思考诸如江湖郎中或占星术医疗者等其他类型治疗者的角色，以及病人作为主动施为者的原因。对了解医疗管制较松散的英国脉络，这个模型非常有用；而且它也是探讨更广泛的欧洲医疗结构的有用工具。对近代早期欧洲的研究，显示了病人是如何向不同类型的治疗者求医的，由此进而探讨了地位与权威的问题

---

① Nicholas Jewson, "Medical Knowledge and the Patronage System in Eighteenth-Century England", *Sociology* 8(1974), pp. 369–385.

（参见第九章）。进一步的分析则使用了其他的工具。劳伦斯·布洛克里斯（Laurence Brockliss）和科林·琼斯（Colin Jones）在《近代早期法国的医疗世界》（*The Medical World of Early Modern France*，1997）中把焦点放在正规医疗社群和其他医疗团体之间的权力关系上；戴维·让蒂科（David Gentilcore）在《近代早期意大利的治疗与治疗者》（*Healers and Healing in Early Modern Italy*，1998）中强调医疗多元主义，包括治疗者类型的多元和所使用疗法的多元。荷兰历史学者的作品则揭露出非物质性交易（immaterial exchange）的重要性：除了经济交易之外，还需慎重考虑社会价值与象征价值。

在考察医疗市场时，关于近代早期医疗的新研究指出，不同类型治疗者的界限经常是模糊不清的。虽然多数研究仍关注医生的修辞，以及他们试图达成垄断的努力，但历史学者对于社会与商业因素如何影响医学知识与医疗护理的探讨，让18世纪与19世纪的治疗者（无论正规、另类或江湖郎中）都成了企业人士。此一研究方向最重要的代表作是波特那部影响深远的《贩卖健康：英格兰的江湖郎中，1650—1850》（*Health for Sale：Quackery in England，1650-1850*，1989）。对医疗市场的研究显示，疾病性质的界定方式和治疗方法的决定，绝非由医生所主宰，而是医患双方协商的结果。这导致医疗化的概念得到修正。历史学者更加敏锐地觉察到治疗者和病人的知识多样性与社会多样性。正如历史学者安德鲁·威尔（Andrew Wear）所说，其成果是"发现了一个更加丰富的医疗世界"。[①]

① Andrew Wear，"Introduction"，in Andrew Wear（ed.），*Medicine in Society：Historical Essays*（Cambridge University Press，1992），p. 2.

病人的视角

医疗社会史鼓励对何谓健康进行激进的重新解释,正如波特在 1985 年所说,即使那些对从前的医学持怀疑观点,且"对专业的自利性格十分敏感"的人,仍旧"暗暗地赞成,医疗的历史就是医生的历史这样的史观"。[①] 早在 1967 年,医疗社会史的开创者乔治·罗森(George Rosen)就在《医疗史学报》(*Bulletin of the History of Medicine*)呼吁要改变研究方向,强调应该要研究普通人;但他所提出的重视病人经验的呼吁很久之后才被接受。在 20 世纪 70 年代,社会学家朱森指引出一个方向,即突显出主顾关系与施为对医患互动的影响。然而,要等到 20 世纪 80 年代,历史学者才开始探讨病人所做的选择。在医疗社会学与医疗人类学、医疗史和社会史之间的密切关系、病人权利的观念以及性别史与医疗市场模式的影响下,历史学者确信必须采取一个更加以病人为中心的研究取向。

波特提出了改变研究视角的呼吁:他想从病人的视角来重写医疗史。波特写作时,正值社会转向(social turn)主导了医疗史。他宣称,历史学者若只专注于医疗人员,就会扭曲历史,因为"专业医疗人员在过去绝大多数的治疗活动中,都处于相当边缘的位置"。[②] 波特并没有提出一套完整的理论,也没有欣然接受"由下而上的历史"的方法论。受到当时关于病人权利的辩论影响,波特版

---

① Roy Porter, "The Patient's View: Doing Medical History from Below", *Theory and Society* 14(1985), p. 175.

② Roy Porter, "The Patient's View: Doing Medical History from Below", *Theory and Society* 14(1985), p. 174.

的由下而上的医疗史肯定了施为的重要性，进而特别强调给予病人特权。波特论称，具有想象力地运用材料，是有可能写出一部关于病人及其选择的历史的，他还指出病人并未屈从于医生。即使波特过于注重精英病人或中产阶级病人，他的这篇文章以及接下来他和桃乐丝·波特（Dorothy Porter）合写的以 17 世纪和 18 世纪英国为主题的专题论文，还是揭示出俗民医疗文化的力量与延续性，他们主张必须检视病人所做的复杂选择。

　　波特对医疗史新视角的呼吁，有助于促成新研究议程的提出，并促使历史学者探讨病人的经验。这可清楚见诸根特·里斯（Guenter Risse）的《启蒙时代苏格兰的医院生活》（*Hospital Life in Enlightenment Scotland*，1986）和卢辛达·贝尔（Lucinda Beier）的《病人与治疗者：17 世纪英格兰关于疾病的经验》（*Sufferers and Healers*：*The Experience of Illness in Seventeenth-Century England*，1987）。不过，波特并不是唯一主张病人史研究的学者。此外，也有其他的研究方向被提出。朱森强调随着医院医学的兴起，病人的声音也随之消失，这点具体呈现于费索的《18 世纪布里斯托的病人、权力与穷人》。社会科学，尤其是社会—文化人类学对医疗社会史的影响，进一步拓展了对于生病经验、信仰体系、相关的影像与象征，以及病人面对疾病时如何做决定等课题的理解。结核病与精神疾病是探讨病人疾病观与疾病经验的热门研究主题。

　　虽然波特大力主张"由下而上"的医疗史，但是以病人为中心的叙述仍旧得来不易；大部分研究都非常经验取向，而且主要的关切是医患关系，或是评估所谓医院是"通往死亡的大门"这种说法（参见第八章）。虽然并未出现对医疗史的激进重写，但认为病人相当被动的看法已日渐遭到扬弃。研究显示，病人在医疗市场中有讨价还价的权利,但历史学者也注意到此种权利,以及生病与治疗的经验,受到包括阶级、性别、种族乃至社会、政治、经济、家庭与心理在内的因素影响。医疗史应该把病人的经验纳入考虑,这样的观念已广被接受;尽管如此,病人的声音在许多研究中依旧微弱。

建构医学与疾病

受到文化史新潮流的影响,从 20 世纪 80 年代开始,相关研究不只探讨疾病的生物、身体或心理性质,也探讨疾病建构的方式,以及环绕着身体与医疗实践而创造出来的权力关系。这类著作并不将身体与疾病视为当然,认为它们是被发明出来的。正如人类学家所指出的,关于健康与疾病的信念有很大的差异,医疗社会史学者也注意到对疾病的经验与理解是随着时代而不同的。这鼓励他们寻找解释疾病的其他方式。

更在意文化的学者,借助知识社会学和社会建构论来寻求答案。这样的研究取向经常遭到误解,然而,对某些历史学者而言,"社会建构论"提供了可以从社会、文化与病人的角度来理解疾病的方法。社会建构论认为,即使是最复杂的理论主张,也会受到社会与文化力量的影响。医学似乎为分析疾病的理论何以是社会建构物提供了一个理想的场域。苏珊·桑塔格(Susan Sontag)开创性的作品《疾病的隐喻》(*Illness as Metaphor*, 1979),先后把焦点放在结核病、癌症与艾滋病上,指出了疾病的隐喻可能性。她的作品激发了对疾病作为隐喻(像是以性病隐喻罪恶)的研究兴趣;社会建构论则指出更为文化取向的研究方法的价值。社会建构论试图阐明,"观念必然带有价值或媒介价值,医学知识的产生与使用无法截然二分，与对医疗人员正派与否做道德判断相比，了解自然知识的社会意义来得更为重要"。① 根据这样的观点，在探讨疾病观念如何关联到产生这些观念的人的社会与文化地位，以及这些观念如何受到种族、性别、阶级、年龄、国族等因素的塑造时，语言和文本是理解的关键。历史学者卢德米拉·乔丹诺娃（Ludmilla Jordanova）认为，如果忽略了社会文化面向，历史学者就面临着把当代关切套用于过去的风险。她认为社会建构论的研究方法使得历史学家不再仅限于分析"社会如何接受一个观念或一套实践，及其历史脉络"。② 戴维·哈雷（David Harley）进一步认为，此研究方法应成为医疗史的核心，因为健康与治疗是"特定社会场所创造出来的修辞结构"。③

然而，社会建构论甚具争议性。批评者将此研究取向丑化为忽略生命的物质面、自我断言的医疗化，并宣称疾病不是真实的，只有实践才是实际存在的。对他们而言，社会建构论似乎代表了后现代主义最恶劣过分的一面。对那些努力重建健康与疾病的流行病学、人口学或经济面貌的学者而言，这是走过头了。他们激烈地驳斥社会建构论，而偏好研究传染病的生物史或流行病学史。

美国历史学者查尔斯·罗森堡（Charles Rosenberg）部分调解了这些不同研究取向的紧张关系。罗森堡在《米尔班季刊》（*Milbank Quarterly*，1989）中提议：与其讨论疾病的建构，不如讨

---

① Lumilla Jordanova，"The Social Construction of Medical Knowledge"，*Social History of Medicine* 8(1995)，p. 367.

② Lumilla Jordanova，"The Social Construction of Medical Knowledge"，*Social History of Medicine* 8(1995)，p. 367.

③ David Harley，"Rhetoric and the Social Construction of Sickness and Healing"，*Social History of Medicine* 12(1999)，p. 432.

论疾病是如何被构筑的(framed)。[①] 他认为这提供了一个更灵活且较不具刺激性的隐喻。罗森堡宣称,如何看待生病的意义与冲击,既随文化脉络而定,也有赖于疾病基本的生物学现实(biological reality)。罗森堡的构筑观念认为疾病也是社会参与者。他鼓励透过复杂叙述来让医生、病人及其疾病都成为其中的历史施为者(historical agents)。

社会建构论的新鲜感已衰退,但其研究取向仍能够提醒历史学者:医学知识与实践受到产生它们的文化的限制。受到罗森堡和珍妮特·戈尔登(Janet Golden)主编的论文集《构筑疾病:文化史研究》(*Framing Disease:Studies in Cultural History*,1992)一书的激励,历史学者承认疾病有其生物学现实,但社会、文化与经济的角度不只可以说明医学知识,也可探讨文化如何界定健康、疾病和治疗。此一研究原先的兴趣点是瘟疫、霍乱、肺结核和梅毒等疾病,但历史学者逐渐超越描述性的疾病史,转而采取某种形式的社会建构论。历史学者对于地方文化、宗教观念、性别、种族或阶级是如何影响医学知识和医疗实践的更加敏感。

提高的敏感度促使医疗社会史学者更加注意到,把现在的解释强加到过去的实践是有缺陷的;这种方法常被称为"回溯诊断"(retrospective diagnosis)。正如哈雷所指出的,"问题不在于相同现象穿上不同外衣",而是要审视病人与治疗者所表达的健康与疾病的修辞与文化理解。[②] 例如,历史学者研究女性与医疗的关系,强调医学在很大程度上带着对女性生殖角色的文化成见(参见第

① Charles Rosenberg, "Disease and Social Order, Definitions and Expectations", *Milbank Quarterly* 64(1986), pp. 34 – 55.

② Charles Rosenberg, "Disease and Social Order, Definitions and Expectations", *Milbank Quarterly* 64(1986), pp. 34 – 55.

四章）。医学知识、疾病的观念与经验由此得以脉络化。例如有研究指出，宗教改革与反宗教改革所导致的社会、知识与宗教动荡，造就了 16 世纪的身体观与疾病观（参见第三章）。医学知识与实践成为社会文化史的一部分，以及特定文化信念和社会结构所创造出来的局部现实，界定了健康与不适。如今大多数学者都承认，诊断是社会建构的。在此潮流影响下，历史学者越发试图了解人们如何思考与理解疾病，并探讨塑造其思考方式的种种因素。结果显示，只把焦点放在分类与观察的经验论疾病观上，不再让人满意。

主导的叙事／论述

历史学者放弃了对现代医学兴起的进步叙事，不再把焦点放在伟人或医学创新，再怎么世故的学者也无法忽视取代了辉格式说法的新叙事。然而，即使历史学者拒绝了洋洋自满的史观，还是很难摆脱医学知识和实践确有进步的印象，在考察 19 世纪与 20 世纪时尤其如此。即使传统的编年纪事受到颠覆与挑战，现代性、世俗化及科学的兴起、专业化、医疗市场、医疗的机构化、医疗化、生物医学的胜利以及国家角色的成长，这些有待深究的范畴所引发的相关观念仍创造出了自己的叙事。

虽然医疗史学者对于连续与变迁，乃至医学观念与实践的争议性质，已然更加敏感，但他们中仍有不少人相信，医疗的性质与结构在某个时期、年代或国家，出现了重大改变或典范转移。例如，有人认为 1780—1830 年这段时期是现代医院、病理解剖与专业规范兴起的分水岭，并将之与巴黎医学联系起来，还有人认为 1880—1970 年这段时期牵涉到医学权威的提高与生物医学的兴

起。一般认为,在后面这段时期,德国和美国先后成为此种转变的
典范。

对某些学者而言,文化取向提供了取代这些叙事的另类选择。
也有一些学者投入微观史或区域史,以建构不同的叙事。假若这
看来像是回头重新肯定脉络的重要性,那么,要再前进则必须发展
比较研究,这样才能丰富人们对医疗史的认识,并提出新的研究课
题。在比较的脉络下探讨医疗社会史,就有可能超越国族史和地
方史的研究发现,进而审视专业化与机构化等更广泛的叙事,以揭
露实践的异同。

医疗社会史的终结

乔丹诺娃在 1993 年发表于《历史期刊》(*Historical Journal*)
的文章中提出一个问题:医疗史是否已经成熟?乔丹诺娃宁愿这
个学科还停留在童年,因为它丰富的档案潜力几乎尚未发掘,许多
主题与领域尚未探讨,史学辩论还相当局限。即使医疗社会史不
乏争议,但对乔丹诺娃而言,它"尚未具备足够踏入主要史学辩论
领域的自信"。① 其他历史学者很快加入这场辩论,其中罗杰·库
特(Roger Cooter)提出悲观的解读,甚至简洁地为自己写下学术讣
闻。他感叹医疗社会史"从一开头就称不上是个学科",它的经典
文本很少,而它的正统说法更加薄弱。他在一系列对此学科的悲
观评估中指出,当初激起辩论的许多关键问题,至今都尚未解决。
库特引用 20 世纪八九十年代的历史学者所熟悉的学院辩论,认为

---

① Ludmilla Jordanova, "Has the Social History of Medicine Come of Age?", *Historical Journal* 36(1993), pp. 437 - 492.

文化转向实际上已经让这个学科"出轨"。[1]

　　假使说某些历史学者认为文化的转向已经使他们的工作失去意义，那么关于医疗社会史的悲观说法其实是忽略了此一领域仍旧具有的活力。社会医疗史的批评者回到其他史学领域已经衰竭的那些争论，并重新利用文学评论家海登·怀特（Hayden White）所谓的学院历史只是种文学类型的说法，以此来攻击这一学科；他们指控医疗社会史落入陷阱，其实却是他们自己掉了进去。很少有医疗史学者会否认医疗社会史丰富了我们对过去医疗的理解。虽然不是所有的医疗社会史学者都是深具自觉的理论家，但这并不意味着医疗史陷入贫瘠或自我封闭。它并未忽略理论或更广泛的史学辩论。医疗社会史学者持续受到社会科学、文学评论以及其他学科的观念影响，但并非只是折衷借用他们一知半解的理论。例如，后殖民理论与文学理论的混种（hybridity）与纠缠（entanglement）的观念丰富了殖民医疗史研究（参见第十四章）；而行动者网络理论（actor-network theory）则影响了对 20 世纪健康护理的研究。在此同时，研究范围也大为拓展：起初焦点放在 18 世纪与 19 世纪，接着研究文艺复兴与近代早期的学者把注意力转移到健康与疾病问题、医疗市场、医学信仰与公共卫生上。

　　这并不是说医疗社会史变成一致的研究领域。这里有重叠的主题和关切。正如哈雷所说："思想史学者对医学观念的发展感兴趣，经济史学者对医疗人员的收入以及医疗服务的分布感兴趣，历史人口学者对出生与死亡感兴趣，而文化学者则对种族、性别或身

---

[1] Roger Cooter, "After the Cultural Turn", in Frank Huisman and John Harley Warner (eds.), *Locating Medical History: The Stories and Their Meanings* (Baltimore, MD: Johns Hopkins University Press, 2004), p. 22.

体的表征感兴趣。"这导致一系列有所重叠的次学科出现。就算这会让人觉得医疗社会史缺乏一套鲜明的问题、研究方法或研究取向,但用哈雷的话来说,它创造出"令人振奋的复杂性"与可观的批判分析。[1]

医疗社会史学者指出,疾病、观念、实践、个人、医疗人员与机构,以及环境、性别、种族、社会、文化与政治,在过去有着复杂的关联。他们还指出,医学理论和医学实践的关系并不单纯,新观念与新机构并不必然都会带来新的实践。医疗人员、病人或国家的权力的观念,已经变成了重要的研究主题;而医疗市场与多元主义的观念强调,治疗者的类型与治疗方式的范围相当广泛。对于阶级、性别与种族更为敏锐的解读,塑造了从护理到殖民医疗等领域的研究。连续与断裂的议题让学者得以用另类方式看待医疗,并质疑现代性的观念。回到威尔的主张,这产生的结果是对一个更为丰富复杂的医疗世界有了更多的体认。下面的章节将探讨这样的医疗世界。

扩展阅读

● 即使有人宣称医疗社会史和其他历史书写有段距离,但要了解此一学科,综览广义的史学还是很重要的。许多文献都讨论了历史书写的发展,一个好的出发点是 Stefan Berger, Heiko Feldner and Kevin Passmore （eds）, *Writing History: Theory and Practice* （London: Hodder Arnold, 2003）。此书的重点不是抽象的理论,而是解释关

---

[1] David Harley, "Rhetoric and the Social Construction of Sickness and Healing", *Social History of Medicine* 12(1999), p. 432.

键的概念，以及它们是如何塑造历史工作的。

和其他史学领域大异其趣的是，对医疗社会史的史学史，已有数种互不相让的评论。Frank Huisman and John Harley Warner（eds），*Locating Medical History. The Stories and their Meanings*（Baltimore，MD：Johns Hopkins University Press，2004）一书收录了个别史家的评传和有关整个学科的概述，但本书默认读者已有一定的知识基础。

Gert Brieger，"The Historiography of Medicine"，in W. F. Bynum and Roy Porter（eds），*Companion Encyclopaedia of the History of Medicine*，vol. 1（London：Routledge，1997），pp. 24 - 44 一文给出了较简短的介绍。

Dorothy Porter，"The Mission of the Social History of Medicine"，*Social History of Medicine* 8(1995)，pp. 345 - 359 一文则讨论了此一学科在英国的发展。

- 福柯的著作衍生出大量的二手文献。关于他的健康与医学概念，Colin Jones and Roy Porter（eds.），*Reassessing Foucault：Power，Medicine and the Body*（London：Routledge，1994)是本好的入门书。

- 关于医疗化的概念，Robert Nye，"The Evolution of the Concept of Medicalization in the Late Twentieth Century"，*Journal of History of the Behavioral Sciences* 39(2003)，pp. 115 - 129 一文提供了具有吸引力的介绍。

Patrick Wallis and Mark Jenner（eds），*Medicine and the Market in England and its Colonies，c. 1450 - c. 1850*

（Basingstoke：Palgrave Macmillan，2007）一书调查了医疗市场。

- 关于病人视角，Roy Porter，"The Patient's View：Doing Medical History from Below"，*Theory and Society* 14（1985），pp. 167－174 一文仍旧是公认的入门佳作。

  Flurin Condrau，"The Patient's View Meets the Clinical Gaze"，*Social History of Medicine* 20（2007），pp. 525－540 一文则对此概念的影响进行了评估。

- 乔丹诺娃的"The Social Construction of Medical Knowledge"，*Social History of Medicine* 8（1995），pp. 361－381 一文仍旧是讨论社会建构论及其在医疗社会史方面应用的优秀文章。

- 库特对此一学科的未来提出许多悲观的解读，其中最好的一篇是"After Death/After-'life'：The Social History of Medicine in Post-Modernity"，*Social History of Medicine* 20（2007），pp. 441－464。对此一论点的回应，参见 Rhodri Hayward，"'Much Exaggerated'：The End of the History of Medicine"，*Journal of Contemporary History* 40（2005），pp. 167－178。

疾病、身体不适与社会

疾病无所不在,这是近代早期与现代思想中常见的主题,日记与书信都或多或少地反映出日常症状和一长串的诉苦。在 19 世纪,除了人们熟悉但没有明确形态的各种热病(fever)之外,还出现百日咳与霍乱等新的疾病,而当时的文学也浸淫在疾病文化中。这些关切并没有随着世纪的交替而消失。19 世纪末(fin de siècle)的欧洲在讨论种族、性别、民族与帝国时,对退化的恐惧是常见的主题。相关研究指出,令人吃惊的健康不良状态不只持续到 20 世纪初,直到 20 世纪 30 年代都还如此。人们对 1500 年到 1950 年之间的健康状态有些普遍看法,主流观点认为平均寿命的增加显示出欧洲健康状况有所改善。不过历史学者日益对这种普遍说法所掩盖的复杂性有所警觉,例如,为何产妇的死亡率在 17 世纪上升,而在 18 世纪开始下降;为何 1888—1912 年之间,全球死亡率并没有明显下降;又为何不同地区存在强烈对比。历史学者也逐渐意识到,环境、政治与文化因素是如何影响疾病的模式、经验甚至性质的。因此,历史学者不再接受简单的死亡率下降模型,而是注意到复杂的死亡模式与疾病模式,以及历史上的人们是如何察觉和解释这些状态的。随之出现了两大研究方向:一是评估疾病对社会经济、人口与文化所造成的影响,二是探讨人们如何理解疾病。

虽然有许多关于疾病与生病经验的描述,但对历史学者而言,并非所有材料都能拿来进行研究。健康(health)、疾病(disease)、生病(sickness)以及身体不适(illness)都不是直接明白的概念。① 健康不良的概念并不必然连接到生物学意义上的特定疾病;对于过去的人们是如何体会健康不良或如何理解健康不良的,未知之处甚多。罹患重病者很少留下记录,不识字与身体衰弱使得某些人群无法书写身受之苦。为了回避这样的问题,有些历史学者使用目前的医学知识来理解历史文本中的疾病。有学者批评这样的回溯诊断偏重于现代的疾病定义和疾病范畴,扭曲了我们对过去的理解。这样的批评有其道理。我们现在认定的症状(symptoms),过去常被视为疾病本身;而下文也会解释,随着历史脉络的不同,对疾病的理解也不同。因此,大多数历史学者是用死亡率统计来说明健康状况的。

然而,使用死亡率数据也有其问题。直到 19 世纪,大多数欧洲国家对出生与死亡并没有严谨的记录。疾病诊断经常很不可靠,误诊司空见惯。例如,瘟疫流行时不少死于其他疾病的人,死因都被归类为瘟疫;在 1918—1919 年的流感大流行时,肺部并发症常被记录为死因。医生辨识特定疾病的能力,有赖于当时的医学知识或其所拥有的诊断技术,诊断的范畴也会改变,而且为了避免污名,死因判断经常可以协商。例如在 1630 年至 1633 年佛罗伦萨瘟疫期间,一些体面家族的成员如果死于瘟疫,医生通常记录为其他死因,以免死者被埋葬到万人冢而使家族蒙羞。国家为了保

---

① “illness”通常指个人主观的不舒服,在此译为“身体不适”;“sickness”指外界(包括医学)所认定的生病状态,在此译为“生病”;“disease”则指涉医学、生物学意义上的特定疾病,在此译为“疾病”。——译者注

护贸易或防止恐慌也常掩饰疫情，特别是流行病暴发时。

从死亡率下降就推断人们变得比较健康，这样的预设是有问题的。死亡率统计常常掩盖慢性的健康不良或残障，也很难告诉我们日常的疾病经历，或个人生前生病的严重程度。即使在最严酷的疫情当中，不同个人的经历还是差别很大。而且不同疾病带来的死亡风险也相当不同。19 世纪，随着辨识与治疗疾病的能力有所改善，以及试图降低传染几率的公共卫生计划的出现，死于传染病的几率随之下降。但这并不意味着人们必然变得比较健康。

历史学者因此认识到，掌握过去流行病学的状况并不容易。健康与疾病是复杂的议题，特别是当病人与医生在讨论其身体不适时，他们经常在生物层面与社会层面之间游移。生病的经历取决于一系列的因素，包括季节、地理、阶级、年龄、性别、职业与族群，甚至还有其他如贸易、气候、战争、饥荒或殖民这样的因素。罹病率和短期因素有关，如酷寒的冬天，但也和长期趋势有关，如生活水平的提高；然而这些关联并非直接明了的，例如，农作物歉收和面包价格的上涨并不必然带来更多的疾病。生病并不必然意味着严重的病痛，有时只是轻微的不舒服，因此很少被记录下来。由于社会经济、政治与地缘政治的因素以复杂的方式影响健康与疾病，因此很难一概而论。

生物学上的疾病和社会层面的关联也不单纯。绕开此一问题的方法之一，是使用其他的史料，像是日记、书信、农民历与文学作品，以及思考疾病是如何被社会所建构或构筑的（参见第一章）。对社会建构论者而言，社会与文化的脉络塑造了理解疾病与表征疾病的方式，这样的研究方法可以探讨疾病的意义如何随时间而改变，以及这些意义又如何遭到异议。尽管医疗史学者激烈争辩着社会建构论的研究方法是否有用，但他们都注意到，生病在历史中被赋予多重的意义,并激起多样的反应,同时又表现出文化、宗教、政治或社会经济的价值。疾病的名称会改变,诊断的范畴也会改变,而这些都受到病人对于疾病的说法、社会与文化的认知,以及医疗知识与专业关怀的影响。疾病与生病并非稳定的历史概念。

罹病与死亡不只是统计学的问题,一系列因素都会影响疾病、生病和健康状态。疾病是生物学的、社会经济的、政治的以及文化的复杂实体,它可以被赋予多重意义。以下内容将探讨这些概念,并检视流行病与日常身体不适的影响,以及生病是如何被解释的。

流行病：1600—1900

近代早期欧洲为疫病所困扰。即便流行病的长期影响不如一般所认为的那么戏剧性,但它的短期冲击仍可重创社区并造成恐慌。流行病频繁且难以预测。虽然大多数的流行病会在几个月内结束,但直到18世纪20年代之前,许多社区几乎每年都会爆发疫病。流行病有时会在一个地方杀死上百人,邻近城镇却安然无恙;而有时又会横扫整个国家,杀死数以千计的人。流行病不只是自然现象,也是社会经济、文化与政治事件,要了解欧洲在19世纪之前的死亡率,以及社区对疾病的响应方式,必须明白这一点(参见第十二章)。

因此,主导当时叙述并吸引了历史学者想象力的是流行病,而非近代早期人们日常罹患的疾病。理由也很明白:历史学者使用的是死亡报告书和当时人们的叙述,流行病在这些材料里留下了大量证据。流行病是个戏剧性的事件,因此它揭露了人们对疾病的态度以及社区中的紧张关系。各种流行病当中,瘟疫(plague)会

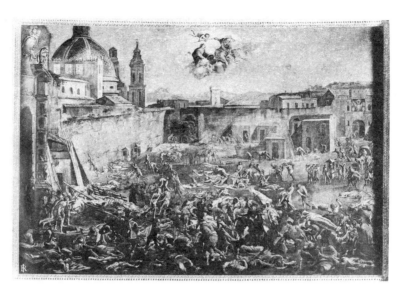

图 2.1　1656 年瘟疫流行期间,那不勒斯(Naples)麦卡特罗广场(Pizza Mercatellow)的情况。本图描绘出瘟疫是如何被视为毁灭性事件的。
图片来源:Wellcome Library,London。

带来最大的反响。口头的回忆叙述和文字记载,乃至出版的专著,使得即便是在疫情之间的空白时期,人们对瘟疫仍记忆犹新。这些文献对这种性质可怕的疾病加以梳理,并提出(有时互相矛盾的)行动计划。历史学者利用这些记载,重现瘟疫对近代早期欧洲的社会、人口与文化造成的冲击。

　　14 世纪中叶出现惨痛的黑死病大流行,杀死了大约 1/3 到 2/3 的欧洲人口。此后瘟疫就变成了一种难以摆脱的流行病,但 16 世纪出现了一个新的、毒性强的菌株,在此同时也出现其他新的疾病,其中最重要的是伤寒与天花;这段期间欧洲日益都市化,人类和感染瘟疫的老鼠接触更加密切。到了 17 世纪,瘟疫肆虐北意大利、西班牙南部与东部、法国、荷兰与英格兰。不同国家的疫情严重程度不一：在 1500 年到 1770 年之间，英格兰与意大利通常几十年才流行一次，但是在法国瘟疫一直是区域与地方规模的。

即便不同区域之间的模式有所差异，瘟疫仍是欧洲经历过的最恐怖的疾病。瘟疫的症状变化多端而难以断定，即便最有经验的医生亦然。根据当时的记载，瘟疫以一种快速而戏剧性的方式袭击身体，让人死得又快又恐怖。这种死法完全抵触当时"善终"的观念。虽然很难计算死于瘟疫与罹患瘟疫的确切人数，但大约有 60%—90% 的受感染者会死亡。据估计，法国在 1600 年到 1670 年之间，就有 200 万—250 万人因感染瘟疫而死，因此，这段期间大多数人都有亲人、朋友或邻居死于此病。全国死亡率高达 40%，某些地方的死亡率更高。例如西班牙北部的桑坦德（Santander），至少 75% 的人口死于 1596—1597 年的瘟疫；在 1628 年至 1630 年间，里昂（Lyon）的 7 万人口中至少有一半因瘟疫流行而死亡。有钱人的状况比穷人好，至少他们可以依循"早点逃、走远点、晚点回来"的口号。留在疫区的人当中，死亡率也有所不同：例如，面包师或屠夫这类从事会吸引老鼠的工作的人，死亡率明显较高。在个人层面上，人们必须平衡他们对亲属和工作的责任与自保的需求。但是，疫情集中于穷人区往往会造成贫富对立，某些对疫情的解释还会将疾病传播的责任归咎于特定族群，例如犹太人或移民和旅人。因此瘟疫不只是个生物实体。当瘟疫来临时，整个都市生活的步调都改变了。贸易受到影响，商店和教堂关闭，工作也经常中断。

17 世纪中叶之后，西欧出现瘟疫的频率降低，但不同地区的改善程度不一。虽然瘟疫自从在 1665—1666 年流行于伦敦之后，便在英格兰消失,意大利大多数地区早在 10 年前就免于瘟疫之害,但在其他地区,瘟疫则徘徊不去:法国在 1720 年发生最后一次瘟疫大流行,俄国是在 18 世纪 70 年代,而巴尔干半岛则是在 19 世纪 40 年代。瘟疫减弱的原因不详。气候变迁、营养改善、个人卫生与居家环境的改良,以及免疫力的增加,都是可能的解释。其中一个流行的理论将瘟疫的消失归因于适应力比较强的棕色沟鼠(*Rattus norvegicus*)取代了住家中的黑鼠(*Rattus rattus*)。此一理论的支持者认为,棕鼠的栖息地离人较远,因此带菌的跳蚤比较不会将疾病传染给人类。上述所有解释都有其问题。例如,很少有证据支持欧洲人的营养状况在 17 世纪有所改善。住家等环境的改良进展也相当缓慢。棕鼠扩张的时间和瘟疫消失的时间并不吻合:相关记载显示,棕鼠是在瘟疫减弱之后,才在巴黎与西班牙出现的。最近的研究则强调公共卫生措施对遏制瘟疫传播的重要性(参见第十二章)。

瘟疫在西欧的消失并非故事的全部。瘟疫的形象及其影响持续存活在文学作品中,特别是法国文学,比如阿尔贝·加缪(Albert Camus)著名的小说《鼠疫》(*La Peste*,1947)。虽然 20 世纪欧洲仍有零星的瘟疫个案(例如,为避免引起恐慌,巴黎在 1920—1921 年出现的案例被通报为"第九号疾病"),但流行病学的焦点转移到了东方。1894—1929 年间,香港出现了 24 000 名以上感染腺鼠疫的病例(bubonic plague)。印度的疫情更为严重,1896 年疫情爆发于孟买,接下来的 20 年间,印度至少有 1 200 万人死于鼠疫,光是孟买一城死于瘟疫的人数到 1910 年就累积达 172 511 人。如此重大的伤亡所带来的社会经济冲击,足堪与近代早期的经历相提并论。到了 20 世纪 30 年代,瘟疫退缩到少数感染区,但是 21 世纪仍有案例传出,最近的案例是于 2009 年发生在利比亚的。

以瘟疫为焦点将会忽略近代早期欧洲其他惯常发生的流行病。虽然史料相当稀少，但我们知道16世纪到17世纪的欧洲出现了一些新的流行疾病，像是"英国发汗病"（English sweats）、"法国疮"（the French pox，*morbus gallicus*）、伤寒与类伤寒；此外，有些既有的疾病，像疟疾、流感和痢疾同样爆发过。尽管麻疯病在16世纪戏剧性地减少了，但是天花在人口统计学上的重要性更高了。某些国家死于天花者占总死亡人数的15％—20％。在16—18世纪之间，结核病感染以戏剧性的速度增加；16世纪还出现了特别恶性的梅毒。其他的疾病，比如腹泻与麻疹等是风土病，且周期性地流行。热病的流行相当普遍：1700—1900年之间，欧洲至少出现了16次流感大流行。如同瘟疫一般，这些流行病带来了深远且极具破坏性的后果，影响所及不只是死亡率，还包括社会、政治与经济生活。流行病可以造成个别城市的人口大规模地减少，而城镇要从没落中复苏常要经历非常缓慢的过程。在疾病流行期间，既有的社会不平等更加恶化，有时会导致暴动，或是对特定社会群体或族群的攻击。贸易与经济同样受到损害，其所导致的动荡常更胜于流行病造成的死亡所带来的混乱。

社会经济、政治或文化事件都会影响疾病的流行，饥荒、经济衰退或战争造成的社会动荡则会导致传染病流行程度升高；例如，15世纪晚期到16世纪初期就出现了这样的状况。人口迁徙到城镇以及贸易的增加，创造了更多容易受到感染的人群并增加了感染的机会。由于都市基础建设的发展有限，加上城内长期过度拥挤，许多城镇难以应对。在这样的情况下（至少在20世纪之前），都市生活与传染病密不可分。在此同时，贸易网络的强化加上城镇之间人口迁徙的增加，使得疾病能够在城镇之间与国家之间更快速地传播。殖民扩张与军队调动对此也有影响（参见第十四章)。此一传播过程是双向的,例如疟疾与黄热病在美洲与欧洲的传播,以及被怀疑是从新世界传到欧洲的疮病("pox",可能是梅毒),都说明了这点。

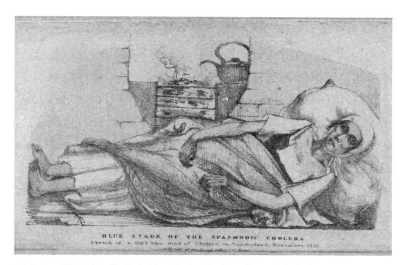

BLUE STAGE OF THE SPASMODIC CHOLERA
Sketch of a Girl who died of Cholera, in Sunderland, November 1831.

图 2.2　1831 年,桑德兰(Sunderland)地区霍乱的受害者。这幅图片呈现出霍乱罹患者典型的偏蓝肤色。
图片来源:Wellcome Library,London。

　　到 19 世纪中期,流行性传染病与风土传染病具有了政治上和医疗上重要意义。生活与工作模式的改变及交通改善,抵消了改善都市环境的努力,交通改善更是创造出疾病在欧洲乃至整个世界的新传播路径。在所有威胁 19 世纪欧洲的流行疾病当中,霍乱是最明显也最为骇人的。"霍乱"一词并不是新造的,更早的时候它就被用来指称不特定的肠胃炎,但亚洲霍乱是一种严重且常会致命的腹泻疾病,在 19 世纪 20 年代之前欧洲对它一无所知。在数波大流行中,它由印度沿着贸易路线传播,第一波大流行发生在 19

世纪 20—30 年代，第二波发生在 1841 年到 1851 年，第三波是 1863 年到 1875 年，第四波则是 1881 年到 1896 年。它在人口密集的地区造成的疫情最严重，对某些人而言，霍乱像是瘟疫的重返。霍乱似乎在执行快速无情的杀戮，罹病者的死亡率高达 40%—60%。在尚无有效疗法的情况下，霍乱带来了强烈的心理冲击，并且在个人层面与国家层面上激励着人们要不顾一切地去阻止这种疾病(参见第十二章)。

流行病在 19 世纪与 20 世纪带来的全球风险日益增加，最具代表性的例子是 1918—1919 年流感大流行，其所导致的全球死亡人数超过四千万人。造成这波流行的病毒株发病特别快速，而且不寻常的是年轻成人的病情特别严重。尽管第一次世界大战期间(1914—1918)流感的爆发并不罕见，但是它在 1918 年 11 月传播到全世界，各国都难以招架。大流行到 1919 年 4 月结束。1918—1919 年之间的状况很适合流感的传播：战争带来的匮乏，以及退伍军人返乡都是有利的传播因素；战后的混乱也意味着部分欧洲国家缺乏应对能力。即便这波大流行对人们的长期冲击很小，但对心理上和生理上的冲击却相当大，此外 1918—1919 年的大流行也深远地影响到日后对于流感大流行的应对。

要到 20 世纪早期，严重传染病的风险才在北美与西欧显著降低。稍后将会说明流行病的减少改变了疾病的模式，使得慢性疾病与退化性疾病成为健康不良与死亡更重要的原因。虽然 19 世纪公共卫生设施及疫苗等新药物的发展，提供了减少疾病的方法，但流行病并没有在欧洲消失。小儿麻痹的疫情在 20 世纪 50 年代造成恐慌；在这段期间流感也出现新的病毒株，1957 年亚洲流感在全球导致超过两百万人死亡。到了 20 世纪晚期，新兴疾病以及抗药性菌株带来了新的传染病大流行的可能。

日常生活的身体不适

战争、饥荒与流行病经常带来大规模死亡,但是只专注于这些戏剧性事件反而会掩盖疾病的地理特征,以及其他导致高度不健康状态的疾病之影响。19 世纪之前,穷人的食物都很有限,因此许多人都容易感染疾病并罹患佝偻病之类营养不良的疾病。就如本书第十二章所指出的,城市对健康有相当不良的影响,麻疹、天花、猩红热以及其他的传染病都是近代早期城市的风土病。虽然乡下的死亡率较低,但悠哉的田园风光的想象也不符实际。例如,疟疾在乡下就很常见。更广泛而言,腹泻疾病、流感、肺炎及其他呼吸道疾病,到 20 世纪之前仍是重要的死因。性病在 17 世纪与 18 世纪非常普遍,麻疹也一样,直到 20 世纪 60 年代之前,结核病都还是致残与死亡的重要原因,令人们感到恐惧。

对大多数人而言,健康不良的经历既寻常又伤元气。慢性病或长期身体不适对家庭带来了很大的压力,生病是造成贫穷的重要原因,健康不良则是许多人共同的经历。相关记载显示,在近代早期与现代欧洲,大多数人都曾罹患伤风、头痛、原因不明的热病、消化不良以及各种不会致命的身体不适,像是牙病或眼疾。19 世纪怀孕者与工人阶级社区的证据凸显出当时普遍的慢性身体不适,其中尤以肌肉和关节毛病以及呼吸道疾病最为常见。这些疾病会带来疼痛与不舒服,但人们不认为它们会致命,因此逆来顺受。不同季节带来不同疾病:夏天是腹泻,冬天是呼吸道疾病。便秘、胃病及腹泻都很普遍。肠道寄生虫、溃疡与长疮,以及各种传染性皮肤病也很常见。对许多人而言,轻微的慢性疾病是日常必有的问题,当时的日记与信件充斥着身体不适的记载。17 世纪埃塞克斯(Essex)的教区牧师拉尔夫·乔斯林(Ralph Josselin)的日记生动地透露出,感冒、眼睛与皮肤的毛病以及其他数不完的不舒服是如何让人受苦的。大约三百年后,彭伯·里夫斯(Pember Reeves)为英国费边社女性团体(British Fabian Women's Group)所做的研究,揭露出在伦敦工人阶级社区,健康欠佳是种常态,其中又以肺部疾病和妇科问题最为普遍。

无数人因各种身体残疾受苦。佝偻病造成典型的弓形腿。天花带来疤面、目盲与性无能。梅毒不只带来溃疡,严重的案例还会带来鼻骨坍塌。关节或骨骼的结核病导致慢性发炎,伴随着蛀蚀与溃疡。都市生活带来许多可能导致残疾的意外事故机会,不过残障的现代概念要到 20 世纪才出现。工作同样充满了危险,在 19 世纪中期之前对工厂的规范极少,不只工时很长,许多工作环境还助长了呼吸道疾病的蔓延。矿工工作的危险是最清楚不过的了,即使是店员工作也有相关的健康问题,因为这些场所经常狭窄而通风不良。除了工作带来的一般衰弱之外,特定职业有特定疾病,例如制作帽子、镜子和化妆品会用到水银这项有毒物质。人们慢慢地才建立起特定疾病和特定行业的医疗关联。

到 20 世纪中叶,普通疾病或慢性病的罹病程度非常高,因此人们开始积极地试图避免患病,并保护他们的家庭和社区。病患并非只是疾病的牺牲品。患者会从不同渠道源寻求医疗建议,并用自我医治来应对健康不良的状况。这些努力不仅限于吃草药或成药,还包括穿暖一点、避开疾病相关环境、避免暴露于寒冷或潮湿的天气、吃健康的食物、运动,或是追随特定的养生方式或健康潮流。以下将会说明这些避免疾病的努力,所反映出的医界及民众对疾病及其原因的理解。

死亡率和罹病率的转型：1870—2000

19 世纪晚期到 20 世纪中期，西欧与北欧死亡率降低，婴儿死亡率也降低了。例如，法国的人口死亡率从 1880 年的 22.9‰降低到 1920 年的 17.2‰，意大利的变化似乎更加戏剧性，死亡率从 1880 年的 30.9‰降低到 1920 年的 19‰。[1] 即使 1918 年到 1919 年的流感大流行带来短暂的反挫，但欧洲人的平均寿命也从 1870 年的 50 岁，升高到 1940 年的 64 岁。东欧情况较差，死亡率仍旧相当高，但也同样下降了。虽然当时西欧人对退化感到恐惧，但是死亡率的下降代表着出生时预期寿命的量变和质变。历史学者认为到了 1900 年，实质死亡率的下降相当明显，不过不同国家和不同地区的模式不太一样；但解释此一现象的各种理论引起很大的争议。

关于死亡率下降原因的辩论，大致受两种观点影响：一方认为死亡率的下降是生活条件改善的副产品，这反映在营养状况的改善上；另一方则认为，这是公共卫生事业的成果。工业化和民主化的相关进步观念，是第一种观点的基础，其集大成者是历史学者和社会医学的重要倡议者托马斯·麦克翁的著作。他的证据来自英格兰的死亡率模型，他宣称在 1950 年以前医学对死亡率影响很小；取而代之的是，他将死亡率的下降归功于生活水平的提高。麦克翁认为特定治疗方法对死亡率下降影响甚小，这样的看法虽然获得很多历史学者的认同，但他的整体命题却经不起检验：死亡率

---

[1] B. R. Mitchell, *International Historical Statistics: Europe 1750 - 1993* (London: Palgrave Macmillan, 1998).

下降和现代化及生活水平的提高是否呈现正相关,值得探究,尤其是工业化打乱了社会与经济模式,反而常常导致死亡率上升。有些历史学者则主张,某些疾病的毒性下降带来了死亡率的下降。天花是他们常举的例子。攻击麦克翁的学者强调预防医学的发展、个人的卫生作为与社会福利措施是死亡率下降的主要原因。历史人口学者西蒙·施雷特(Simon Szreter)将预防医学定义为社会介入(social intervention)。本书第十二章会指出,虽然并非所有的公共卫生设施都很成功,但在 1870 年之后,对传染病传播方式的新认识和健康护理普及性的提高,都有助于推广个人卫生与预防策略,这对降低主要传染病导致的死亡率有正面效果。

欧洲流行病发生率降低,取而代之的是慢性与退化性疾病,如癌症、心脏病与糖尿病等,不过流行病在非洲、亚洲与南美洲仍旧导致了很高的死亡人数。新的疾病在欧洲引起医界与一般民众的关切。例如吗啡上瘾和酗酒成为新的疾病和各界热烈讨论的议题,癌症则在 20 世纪 20 与 30 年代日益引起注意。肺结核和性病等所谓社会疾病对国力的影响也引起忧虑。然而,即便慢性与退化性疾病变成了罹病与死亡的重要原因,但过去在相当程度上存在误诊,因此评估此一变化相当棘手。不同的区域模式也带来了问题。20 世纪初,疟疾在意大利仍是主要杀手,每年约造成 10 万人死亡;而在 20 世纪 30 年代中期,德国大多数年龄层的死亡率都有所上升。富裕地区和贫穷地区的罹病率与死亡率有很大差别,当时的人也都注意到了这点。

到了 20 世纪下半叶,西方有许多人比过去更为健康。即使 20 世纪 70 年代因阶级而产生的健康差异和 20 世纪 30 年代一样显著,但出生时预期寿命的增加仍显示出很大程度的改善(参见表 2.1)。

表 2.1　1970—2000 年,出生时预期寿命

年份	英国	法国	德国	意大利	西班牙	欧洲地区(平均)
1970	72	73	—	72	72	—
1980	73	75	—	74	74	72
1990	76	78	76	77	76	73
2000	78	79	78	80	80	74

数据来源：WHO European Health for All Database (HFA-DB),由 WHO 提供。

生活水平的提高、住宅的改善、治疗的进步以及公共卫生运动的发展,都被认为是健康改善的基础。国家福利制度的引进,增加了人们使用医疗服务的机会(参见第十三章)。盘尼西林(青霉素)与其他抗生素降低了许多细菌感染的死亡率,而洗肾这类新医疗技术也延长了生命。随着大规模疫苗接种计划的实施,主要的儿童传染病在西欧与北欧基本上被消灭了。20 世纪 60 年代,对抗结核病的全国性运动使得罹病率下降,国际消灭天花运动在 1979 年达成目标;然而消灭疟疾的进展非常有限,直到 20 世纪 90 年代疟疾每年仍可杀死 100 万—300 万人。

过度夸大这些进展是不明智的。虽然传染病的死亡率以及婴儿与孕妇死亡率都下降了,但是癌症、心脏病、糖尿病以及其他的老年疾病都增加了。富裕程度的增加使人们有能力消费更多的烟酒和加工食品,这些都增加了患病风险。心血管疾病在 1945 年后成为主要死因,人们起先认为这和吸烟有关,接着认为肥胖与生活方式也与之有关联。抑郁症、糖尿病以及阿兹海默症和饮食失调症(eating disorder)之类的退化性疾病,还有过敏和哮喘,成为 20 世纪晚期重要的关切。不过引起最大惊慌的还是癌症。虽然癌症的总死亡率从 20 世纪 30 年代到 80 年代并未增加,但由于癌症总

是被联想到痛苦而缓慢的死亡,因而成为人们十分恐惧的杀手。要处理癌症以及饮食失调症这类疾病,需要长期的护理,这导致社会福利承受的压力升高(参见第十三章)。

即使平均寿命增加并且罹患慢性病的程度降低了,但整个欧洲在 1945 年之后的罹病率以及非致命性疾病的发病率看起来还是增加了。对某些历史学者而言,罹病率的增加是社会医疗化(medicalization of society)的证据,也表明人们越发关注对疾病早期症候的检视,并将其视为医疗介入的一系列行为和条件。透过改良的监控方法来对疾病进行早期监测,像是 20 世纪 50 年代大规模的结核病 X 光检查,1943 年引进的子宫颈癌抹片检查,以及其他更好的诊断方法,都造成了罹病率在表面上的增加。过去会造成死亡的疾病与伤害,现在有了更有效的医疗与自我管理的方法,这降低了死亡率,但是不会降低罹病率或残障率。罹病率的升高可能也反映出对身体不适的态度转变(参见以下说明)以及日益加深的恐慌文化,过敏就是个好例子。生活形态与工作行为的改变,以及退休金制度和保险的发展,都有助于增加寿命,但人们活得越久就越容易出现健康问题,特别是在晚年。尽管死亡率在 20 世纪下降了,但这并不必然意味着医学征服了疾病或改善了整体健康。

新兴疾病:20 世纪

20 世纪死亡率与罹病率的变迁经验有待探讨,也必须质疑所谓这段时期医学成功对抗了疾病的看法。20 世纪下半叶,除了旧传染病卷土重来之外,还有新兴疾病的出现。所谓新兴疾病的出现并非 20 世纪独特的现象:一般认为,新的梅毒菌株在 16 世纪从新世界被引进到欧洲。霍乱则在 19 世纪 20 年代由印度来到欧洲。

然而,20 世纪出现了新的问题。有些新疾病,像是放射线导致的疾病,因其性质而影响范围有限;但抗药性的传染病以及新兴疾病,在 20 世纪下半叶成了全球性的问题,有人因此预测新的大流行即将出现。这样的恐惧可清楚见诸 2002 年到 2003 年在中国暴发的 SARS、2005 年的禽流感(H5N1)以及 2009 年的猪流感(H1N1),其中猪流感很快地就成为全球大流行。

虽然有些问题并不独特——人口的移动向来就会助长疾病的传播——但 1945 年之后,人口、科技与社会经济变迁创造出新的工作模式与环境,进而带来新的疾病威胁和健康问题。新的职业产生新的风险,像是石棉肺(asbestosis)。工作模式的改变则带来新的慢性健康问题,像是重复性劳损(repetitive strain injury, RSI)。有些毛病则是因为新的医疗技术或药物才为人所知。虽然众所周知贫穷与疾病密切相关(参见第十二章),但是 1970 年之后的全球经济变迁、通货膨胀与产业不确定性,还有政治与社会混乱、战争与族群冲突、移民的增加与气候变迁等,都对生物体系与社会体系有不良影响。随着受剥削的社会团体的传染病罹患率增高,从 20 世纪 80 年代中期开始,健康不平等的议题又再度受到重视,显著的例子包括苏联解体之后白喉再度流行。在移民、难民和无家可归者当中,结核病的案例同样升高了,因而逆转了此一疾病感染率降低的全球趋势。

然而,不是只有下层阶级或是经历政治、社会重组的国家,才会面临传染病重新出现的问题。英国日益产生了对疫苗接种的疑虑,特别是 1998 年出现对于麻疹、腮腺炎与风疹的三合一疫苗(the MMR vaccine)的恐慌,导致低接种率以及儿童罹患麻疹与腮腺炎者增多。英国在 20 世纪 80 年代晚期出现对沙门杆菌污染鸡蛋的担忧,还有对疯牛病(bovine spongiform encephalopathy, BSE)的恐慌,这清楚地显示出食物相关的疾病带来了食品安全的难题。无法治疗的传染病增加也发出了危险信号,其中最引人注意的是所谓的超级细菌,像是抗药性的金黄葡萄球菌(Methicillin-resistant staphylococcus aureus,MRSA),这侵蚀了人们对医学消灭传染疾病的信心。

新兴疾病当中,艾滋病(Acquired Immune Deficiency Syndrome,AIDS)知名度最高也影响最深远。艾滋病可能在20世纪70年代就开始传染了,但它是在1981年于美国被辨识出来的,当时正值西方国家自信已经征服了主要传染病的时刻。经由性行为和血液传染的艾滋病,很快被联系到同性恋社群、接受输血的人以及静脉药物注射者,不过主要还是集中在与同性恋的联系上。到了1983年,法国研究者找到了引起艾滋病的人类免疫缺陷病毒(Human Immunodeficiency Virus,HIV)。20世纪90年代艾滋病成为全球大流行的疾病,并在许多工业化国家引起近乎恐慌的反应。西方为应对此一情势,制订大规模研究计划、进行昂贵的药物治疗并提出各种公共卫生措施,包括刊印大量倡导海报;这些作为也引发关于公民自由与社群利益要如何取得平衡的问题。

药物治疗的发展使得艾滋病在21世纪转变为一种慢性疾病,但是情况在非洲、东南亚以及俄罗斯有所不同:这些地区传染率节节升高,而药物治疗的高昂价格造成使用上的严重限制。尽管有世界卫生组织(World Health Organization,WHO)的介入和联合国艾滋病防治计划(Joint United Nations Programme on HIV/AIDS)的出现,但非洲与亚洲的艾滋病危机仍旧威胁到这两个大陆的人口稳定和经济稳定。到了2009年,全球有3 300万人感染艾滋病,这是新兴疾病造成冲击的鲜明例子。在考虑20世纪死亡率下降的大趋势时,这些重要经验是不可忽略的。

解释身体不适

　　虽然要跳脱我们医疗化的疾病观有所困难,但是历史学者日益警觉到,历史与文化环境塑造了医界和民众对疾病的理解。社会学者与文化人类学者的研究强调,病人急切地要为自己的身体不适找出解释;这样的需求根深蒂固,因为它能让人对不良的身体状况有某种程度的控制。近代早期的医生对身体不适所提出的解释模型不断改变,但病人及其家属不只接收这种知识,还提出他们自己的解释,这反映出对健康与疾病的热切兴趣。这种现象并非近代早期所特有;20 世纪 60 年代的证据显示,一般人对许多常见的疾病采取各种解释,包含从医疗角度,也包含利用个人责任的观念,以及存在已久的通俗模型。关于身体不适及其原因的通俗概念,不只受到生物学因素或医学解释的影响,也受到文化关怀与精神关切的制约。虽然找出疾病的名称并加以了解会使疾病更容易对付,但相同疾病在不同时间可能有不同的解释;这转变不见得总是和医学知识的变迁有关,而是常导因于阶级、性别、宗教或种族的观念。

　　个人或集体的生病经历,总是被塑造为可用以解释疾病的叙事。这些叙事让病人与医生能够了解疾病,并对病人为何生病提出解释。疾病发生在人的身体上,但它同时具有宗教、社会、文化、空间与时间维度。在近代早期欧洲,身体不适似乎纯属偶然或出自天意,以至病人与社区需要将之联系到特定事件。就这点而言,医学和一般人的疾病观有所重叠,而在 19 世纪之前,两者经常使用共同的语言来解释疾病何以发生。疾病总是被呈现为一种攻击身体的主动力量,连最为琐碎的事件都可能导致生病。这有其道理：将疾病归咎于特定事件，也就为它赋予了意义。

盖伦的观点或体液身体观主导了近代早期欧洲的疾病观念，而一般人则用较含糊的流动概念来理解疾病。身体是由具有冷、热、湿与干等四种不同性质的体液所构成。个体的体液平衡会影响身体与精神的状态。无论是体液过多（plethora）或是缺乏，只要不平衡都会导致疾病。这种不平衡的现象有可能是自然发生的，但也有可能是其他因素（所谓的非自然因素）引起的，像是食物、饮料、睡眠、工作或气候。同样的原因、同样的不平衡，却有可能造成从轻微到严重的各种疾病。些微的改变都可能让人生病，因此预防与治疗同样重要。

不论通俗观念还是医学思想，都能透过气候、地理和环境为疾病提出令人信服的解释，也能说明为何某些地点要比其他地点更容易让人生病。直到19世纪，瘴气（miasmas）或恶气（bad air）都被广泛地联系到生病与疫病。沼泽或是潮湿的低洼地区，被认为和热病有密切关系。热风、冷风及极端的气温可带来不同类型的疾病，因而医学著作中强调炎热气候会令人衰弱且十分危险（参见第十四章）。气温突然改变会让人身体不适，一般认为着凉会让女性生病或流产。环境还有更为广泛的影响。到了18世纪晚期，人们认为都市的环境和现代生活导致许多身体、心理与道德的失序。由于多数穷人生活在不卫生的环境，有不少人用这种方式来理解疾病并不让人意外。这些观念在19世纪末引起反响，当时人们担忧，退化与都市环境会创造出一个病恹恹、发育不良而骨瘦如柴的穷人种族。到了20世纪上半叶，这种恐惧更加具体地呈现在优生学运动中（参见第十二章）。

然而，生病不会无端自招。健康法则观念强调，健康不良的责任在于个人。生活习惯是关键：吃太多、喝太多、运动不够或穿错衣服,都是促使人生病的因素。18 世纪有许多文章强调,奢华的生活习惯和现代生活方式是危险的,此种观念被用来解释都市的高死亡率。虽然个人行为很重要,但在解释身体不适时,人们还是经常诉诸基督教与超自然的解释。下一章将说明,近代早期欧洲有许多人认为,身体与灵魂的健康有所关联。因而疾病可被理解为触怒上帝的结果,其目的是要惩罚人类的软弱或是考验信仰;或者认为疾病是魔鬼造成的。这类解释并未突然消失,以魔法与宗教来解释与治疗疾病一直延续到 19 世纪,特别是对那些难以理解的疾病。

　　要解释疾病的发作,归咎(blame)的观念是个重要的成分。这可以是个人之咎:个人的作为或疏忽所导致的结果。在较为日常的层面上,人们将疾病归咎于没有穿合适的衣服,或是在坏天气外出。例如诗人柯勒律治①在 1808 年将他的肠炎归咎于在潮湿的街道上阅读潮湿的报纸。20 世纪的公共卫生教育把个人责任的观念列入其中,呼吁大家要避免风险行为。然而,有时特定的团体甚至民族也会成为归咎的对象。例如,16 世纪与 17 世纪瘟疫的爆发,常被归咎于外来的染病者或乞丐。不同的族群与宗教团体常被烙印为疾病的带原者。例如文艺复兴时代将瘟疫的传播归咎于犹太人,20 世纪则指控非洲人散播艾滋病。归咎的概念甚至被整合进疾病的名字。16 世纪的医生将疾病和邻国或敌人联系在一起,因而有"西班牙疮"或"法国疮"等说法。过错与责任甚至会跨世代,18 世纪与 19 世纪的通俗遗传观念认为,父母的罪恶会殃及子女,产生遗传性"玷污"(taints)。

　　19 世纪末受到细菌学说的影响,一套新的疾病语言开始进入

---

① 柯勒律治(Samuel Taylor Coleridge, 1772—1834),英国诗人和评论家。——编者注

通俗知识领域(参见第十章)。公共卫生的倡导以及商业贩卖的消毒剂与成药的发展,都加强了人们对细菌的注意。病菌提供了一套理解疾病的新语言,还有其他从实验室转译而来的名词,用来指涉细菌和病毒,以及稍后的荷尔蒙和基因。然而,我们不宜过度夸大这些观念对疾病通俗解释的渗透程度,因为从书信、日记与口述历史的证据看来,对许多人而言,细菌知识的重要性还不如传统的解释,后者将身体不适关联到行为或环境(包括食物不好、空气不新鲜或运动不够),这可见诸 20 世纪关于艾滋病的辩论。

认识到过去对疾病的解释经历过很大的转变之后,历史学者更加敏感地发现,病人与医生采用的治疗方式是多样的,例如体液观就促使病人透过放血与泻药来排除过多的体液。19 世纪与 20世纪的病人仍将身体不适归咎于环境因素,像是潮湿的生活环境、吃不适合的食物等,这进一步显示出传统观念仍旧能引起共鸣。就理解疾病而言,医学和大众并不必然一致。

文化的意义与隐喻

上一部分已经谈到,正常与病态的定义由医学、社会与文化价值所决定,只有通过命名疾病并加以回应,才能理解疾病并将之置入框架内,然而这种框架并不是粗糙的生物学主义(biologism)。疾病具有文化意义。尽管社会建构论的研究方法仍旧充满争议,但历史学者开始认为,疾病可以是种社会描述,会强化刻板印象或助长对受害者的责怪(参见第一章)。

过去五百年来,认为外在症状反映内心状态的想法持续存在于对疾病的理解与表征中。肉体感染与道德缺失常被混为一谈,特定疾病常被污名化,或者联想到退化上。直到 20 世纪,疾病的宗教诠释依然能引起反响,因而人们常将身体不适与罪恶联系在一起。瘟疫与其他传染病提供了一套民族罪恶(national sin)的意象,不过疾病更常被当成个人罪恶的隐喻。梅毒被视为罪恶代价的化身,而痛风或黄疸则被联系到纵酒过度。因此,疾病可被视为特定恶行劣迹的象征。18世纪与19世纪,行为与疾病的观念被重新配置,但这样的象征却未被放弃。例如,糖尿病被归咎于缺乏运动的生活和太过自溺,癫痫则被归咎为耽溺于手淫与酗酒。手淫之类的特定行为常被贴上疾病的标签,特定社会群体或种族也常因这标签而被视为异常团体或社会威胁。此种疾病架构也被延伸到其他类型的行为。例如,18世纪认为过紧的束腰是女性肠道失调的原因,后来的医生也将女性胸部毛病的增多归因于束腰的流行。疾病常很快被联系到特定的性格、团体、活动甚至服装,不只在通俗想象中如此,医学上亦然,而医疗人员则经常对疾病诉诸道德解释与社会解释。这样的联系在20世纪并未消失。整个20世纪仍继续使用性别理论或种族理论来解释疾病,从艾滋病是如何被描绘的就可清楚看出这点,将镰状细胞性贫血症①种族化的方式也是个明显的例子。

　　疾病也被当作一种描述社会的语言,用来探讨社会状态或特定议题。16世纪反对教会的言论中常用性病进行讽刺,18世纪对无神论的恐惧反映在语言中就是将之比拟为瘟疫。在卡莱尔和尼采②的哲学著作以及优生学的语言中,则出现了病态社会的观念。

---

①　镰状细胞性贫血症(sickle cell anaemia)这种遗传疾病盛行于热带地区,常被认为是黑人特别容易罹患的疾病。——译者注

②　卡莱尔(Thomas Carlyle,1795—1881),英国历史学家、哲学家。代表作品有《法国革命》《过去与现在》等;尼采(Friedrich Nietzsche,1844—1900),德国哲学家、思想家。代表作品有《悲剧的诞生》《权力意志》等。——编者注

德国魏玛共和国时期（Weimar Germany，1919—1933）常用健康与
生病的观念来讨论德国在 1918 年的挫败；加缪在《鼠疫》（1947）这
本小说中以瘟疫肆虐的阿尔及利亚城市奥兰（Oran）来隐喻法国对
纳粹占领的抵抗。认定国家、经济或特定团体生病而需要治疗成
了反对或赞成特定政策的方式。社会失调和生物性失调的关联是
过去五百年来疾病的政治表征、文化表征与社会表征的一部分，并
赋予了特定疾病超出其生物表现之外的意义。

对健康的态度

19 世纪晚期之前，许多回忆录与日记经常出现对健康的焦虑。
人们经常认为健康可遇而不可求，疾病则是如影随形的现实。现
实生活必须忍受疾病，但这并不意味着从前的病人毫不在乎或坚
忍不拔。人们一直在积极追求健康。对于穷人而言，失去工作的
严重性促使他们或是忽视疾病，或是尽其可能地应付健康不良。
如本书第五章所述，这意味着许多人会采用任何声称可以治疗或
舒缓其状况的方法，这也可见于慢性病患或残障者为了维持独立
或迫于需求而围绕着他们的病况来调整生活与工作中。其他的
人——尤其是中间阶级——对健康变得特别着迷，包括自己的健
康、邻居的健康与社会的健康。18 世纪初，有些观察者担心疑虑病
（hypochondria）的广泛传播。18 世纪法国关于瘟疫暴发的新闻报
导，使得许多人近乎发狂地防范起来；越来越多的通俗著作与医疗
著作让一些人自以为容易罹病。整个 19 世纪对一切有关健康的
事物，人们都表现出一种病态的兴趣，即使讨论的主题被批评为淫
秽，亦无损于此。

许多通俗著作、医疗手册、报纸和期刊都鼓动对健康的关切，

并提供达成与维护健康的实用建议，以体液理解疾病因果关系的学说强调养生的重要性，并提出日常生活和体质保养的准则。这些忠告主张积极作为，经常援引传统民俗做法和基督教信仰，并强调对一切事物都要采取中庸之道。这些忠告建议要节制饮食和饮酒，要重视休息、运动与道德。到了 19 世纪 60 年代，这类建议还包括在性方面的节制，而 19 世纪末这类建议甚至扩大到少女杂志的美容秘诀。专利药的贩卖者积极利用了这样的不安（参见第五章）。尽管从四面八方拥入各种健康建议，而且维持健康被视为个人的责任，然而，人们通常还是认为健康是意外的福气。

要到 19 世纪末人们才开始认为健康是常态。健康、健壮与美丽的观念开始和现代主义及身体、心灵和社会福祉的良好状态联系起来。城市居民的健康特别令人焦虑，这样的恐惧促成了一系列的国家振兴运动，乃至从家乐氏（Kelloggs）麦片到健身等各种商业活动都强调促进健康是国家职责与道德责任。许多这类运动诉诸对退化的恐惧、将身体锻炼联系到道德改良的优生学观念，以及一种整体论的理解（holistic understanding）上，这些特点也常表现于公共卫生运动中（参见第十二章）。这些观念并不只表现于纳粹德国（1933—1945）或法西斯意大利（1922—1943），而是出现在整个欧洲。例如，1896 年第一届奥运会之后，希腊的评论者就强调运动在教育上和道德上的益处。这段期间也出现了素食、特殊饮食流行等食品改良运动，体育和运动也获得推广。服装设计强调促进身体健康，自助医疗手册和育婴手册十分畅销。每天运动是确保身体良好运作所不可或缺的，而在法国与英国有许多组织推广登山、青年健行和其他的户外活动，从而促进青年身体健康发育。运动推广有性别区分：成年男性和男孩必须参加团队运动、竞技与体操；而针对女性则倡导家庭卫生的价值，以对抗疾病的传播。卫生、营养、家务与工作,皆被视为个人与国家健康的关键。

随着 20 世纪下半叶西欧死亡率的降低,人们对健康的期望增加,促进健康成为后工业福利社会重要的社会与政治目标。虽然新的一代视健康与健康护理为理所应得的权利,但健康不良的焦虑却更为强烈。某些评论者认为,此种执着凸显出媒体渲染和无病呻吟者的崛起,以及由此导致的日益高涨的恐慌文化(culture of alarm);有些评论者则认为这是社会医疗化的指标。对健康与不健康的认知有所改变,对风险与疾病的理解亦然。重点再度放到维持健康生活习惯的个人责任,此一讯息和富裕程度提高,以及肥胖等生活习惯疾病的增加,不协调地并存着。到了 21 世纪,媒体对于饮食、运动和健康生活习惯的报导,加上休闲工业与制药工业,都联手鼓励欧洲人要良好饮食、服用维他命并保持健康。然而,如同前面章节所述,对健康与生活习惯的重视,应被视为欧洲长期以来的关切。

身体不适与性别

身体不适受到财富、职业与地点的影响,而性别也是一个重要的影响因素;健康不良被认为是从前许多女性的生活特征。对于大部分的女性而言,她们在日常生活中遭受的疾病和男性相差无几,但正如本书第四章所讨论的,直到 20 世纪中期,怀孕与生产还在给女性带来大大小小、各式各样的医疗问题。经济、文化与政治的限制使得女性不能向生病屈服,也难以获得医疗服务,因而只能吞忍怀孕与生产所导致的病痛,将之当作是生活必经之路。19 世纪 70 年代之后,避孕措施的使用让生育率降低;然而在 20 世纪 30 年代,许多英国女性仍发现,家务工作的操劳、生产以及缺乏适当的医疗护理还是让她们难以维持健康。

　　健康与性别的关系并不局限于怀孕与生产所带来的生病经历。17 世纪开始就常有人断言女性比男性更容易身体不适。如本书第四章所述,医生相信女性受到生殖周期驱使,在生理上无法摆脱软弱、衰竭与生病,这也创造出了一种吸引许多历史学者的纤细女性的刻板印象。一般认为经期的女孩和成年女性是脆弱而病恹恹的。青春期被认为特别危险,女孩在发育成为成年女性的过程中容易罹患各种疾病,而当时的文学与杂志更强化了此一观点。各种疾病在男性和女性的身上会有不同的表现,这样的观念在 17 世纪与 18 世纪初广为人们所接受。此外,女性比男性特别容易罹患某些疾病(像是天花),这是因为她们具有湿润且容易渗漏的性质。某些疾病在 19 世纪被认为是女性病,其中的显例是萎黄病(chlorosis),亦称为"缺绿病"(green sickness),它被认为和贫血有关。此外,一般认为女性容易罹患结核病。这种病理弱点的认定加强了性别角色的社会与文化建构;虽然女性被视为某些疾病的传播者,如性病,但在更普遍的层面上,她们对维持家庭健康负有责任。

　　然而,疾病并不必然使人衰弱。社会学家帕森斯(Talcott Parsons)在《社会系统》(*The Social System*,1951)一书中首次提出"病人角色"(sick role)的观念。他认为根据生病的性质与严重程度,获得病人角色的人可以被免除有关失能和正常社会义务的责任。尽管帕森斯提出的是一种纯理论的模型,但病人角色这个观念仍为历史学者和文学评论家所使用,尤其是和性别、身体不适以及授权(empowerment)等观念联系起来,用来理解个人是如何利用生病的。直到 20 世纪中叶,人们都不断谈及女性容易生病,因此确实有些女性利用了她们的身体不适或表面上的残障。从这个角度来想,歇斯底里可被形容为下意识地表达不满或愤怒的方式;厌食症则是无力感的表现。有些女性似乎透过装病来逃避责任,但病人角色也可赋予个人权利,并取得控制与管制探访者的能力。正如英国社会理论家哈丽特·马蒂诺(Harriet Martineau)的著作《病房中的生活,或一位病人的文章》(*Life in the Sick-Room, or, Essays by an Invalid*, 1844)所显示的,病人角色提供了隐私与某种程度的授权。女性接受病人角色并置身于某个医疗诊断之下,使得她们能够主宰家庭,免于家庭生活的责任或丈夫的性要求。身体不适是逃脱限制的一种方式。因此,性别是塑造疾病经历与理解生病的重要因素,而上述关于病人角色的讨论显示,疾病并不必然使人失能。

结　　论

不管是从 16 世纪到 20 世纪初期的人,还是 21 世纪的无病呻吟者,都会同意英国诗人济慈(Keats)所说的:"每个人都有病。"从这个角度来看,就不难理解为何疾病在过去的重要性不仅限于流行病或死亡率模式的改变上了。疾病、生病和身体不适,并非能够轻易量化的简明概念。死亡率和流行病只能让历史学者知晓部分的故事。大疫年之外的日子,人们仍旧必须面对日常生活的病痛,以及传染病、意外、工作与生活环境有关的疾病所带来的危险。身体不适常是主观的,即使是日常生活常见的身体不适也可能具有许多不同的意义。因此,疾病不仅是一种生物学实体,而是有好几种功能,包括从将特定行为与团体贴上反常标签到赋予个人某种形式的权利或身份认同。

扩展阅读

- 综论健康、生病与死亡的著作不多。Mark Harrison 在 *Disease and the Modern World*：*1500 to the Present Day*（London：Polity Press，2004）一书中以国际视角考察了疾病。

  Kenneth Kiple（ed.），*The Cambridge World History of Human Disease*（Cambridge：Cambridge University Press，1993）一书提供了有关个别疾病的清晰历史叙述。

  George Kohn（ed.），*Encyclopaedia of Plague and Pestilence from Ancient Times to the Present*（New York：Facts on the File Inc，2001）一书描述了主要的流行病。

- 对社会建构论感兴趣的读者可由 Ludmilla Jordanova，"The Social Construction of Medical Knowledge"，*Social History Medicine* 8(1995)，pp. 361 - 381 一文入手。

  Susan Sontag，*Illness as Metaphor and AIDS and its Metaphors*（London：Penguin Classics，2009）和 Sander Gilman，*Disease and Representation*：*Images of Illness from Madness to AIDS*（Ithaca，NY：Cornell University Press，1988）以不同的方式探讨了表征（representation）的观念。

  Margaret Healy，*Fictions of Disease in Early-modern England*：*Bodies*，*Plagues and Politics*（Basingstoke：Palgrave Macmillan，2001）一书则以瘟疫为焦点。

- 想知道近代早期欧洲对疾病的理解，参见 Mary Lindemann 的杰作 *Medicine and Society in Early Modern Europe*

（Cambridge：Cambridge University Press，2010）中论及生病与健康的那一章，以及 Mary Dobson，*Contours of Death and Disease in Early Modern England* （Cambridge：Cambridge University Press，2003）。

- 对瘟疫最好的研究包括 Paul Slack，*The Impact of the Plague in Tudor and Stuart England* （Oxford：Clarendon Press，1990）；Ann Carmichael，*Plague and the Poor in Renaissance Florence* （Cambridge：Cambridge University Press，1986）；John Alexander，*Bubonic Plague in Early Modern Russia* （Oxford：Oxford Univerity Press，2003）。

- 对死亡率下降的解释，读者可以从以下作品入手：Simon Szreter，"The Importance of Social Intervention in Britain's Mortality Decline, c. 1850 - 1914：A Reinterpretation of the Role of Public Health"，*Social History of Medicine* 1 （1988），pp. 1 - 37；Alex Mercer，*Disease，Mortality and Population in Transition* （London and New York：Continuum，1990）；James Riley，*Rising Life Expectancy：A Global History* （Cambridge：Cambridge University Press，2001）。

- 以下几本突出的著作同时探讨了几种不同的流行病（以及对它们的应对）：Terence Ranger and Paul Slack （eds），*Epidemics and Ideas：Essays on the Historical Perception of Pestilence* （Cambridge：Cambridge University Press，1995）；Anna Hardy，*The Epidemic Streets：Infectious Diseases and the Rise of Preventive Medicine，1856 -1900* （Oxford：Clarendon Press，1993）；Peter Baldwin，

Contagion and the State in Europe, 1830 - 1930 (Cambridge：Cambridge University Press, 2005)。

Roy Porter,"The Patient's View：Doing Medical History from Below", *Theory and Society* 14（1985）, pp. 175 - 198 一文显示出以病人视角出发的价值；此一研究取向也可见于 Lucinda Beier, *Sufferers and Healers：The Experience of Illness in Seventeenth-Century England* (London：Routledge, 1987), 以及 Roy Porter and Dorothy Porter, *In Sickness and in Health： The British Experience 1650 - 1850* (London：Fourth Estate, 1988)。

- 关于日常生活的生病经历,James Riley, *Sick, not Dead： The Health of British Workingmen during the Mortality Decline* (Baltimore, MD： Johns Hopkins University Press, 1997) 一书是入门佳作。

- 关于工作与健康,可参见 Paul Weindling (ed.), *The Social History of Occupational Health* (London：Routledge, 1985)；或是 Roger Cooter and Bill Luckin (eds), *Accidents in History：Injures, Fatalities, and Social Relations* (Amsterdam：Rodopi, 1997)。

- 关于一般民众对于生病的看法,有相当多样的研究文献,包括 Athena Vrettos, *Somatic Fictions：Imagining Illness in Victorian Culture* (Stanford, CA：Stanford University Press, 1995)。其中 Janis McLarren Caldwell, *Literature and Medicine in Nineteenth-Century Britain* (Cambridge：Cambridge University Press, 2004) 一书是透过文学的表征来探讨身体不适。

- 关于退化与优生学,有大量的研究文献,有兴趣的读者可参见本书第十二章的"扩展阅读"。

- 也有不少关于个别疾病的历史记录。关于"疮"的冲击,参见 Jon Arrizabalaga, John Henderson and Roger French, *The Great Pox: The French Disease in Renaissance Europe* (New Haven and London: Yale University Press, 1997)。

  对性病更广泛的探讨,参见 Linda Merians (ed.), *The Secret Malady: Venereal Disease in Eighteenth-Century Britain and France* (Lexington, KY: University Press of Kentucky, 1996);以及 Roger Davidson and Lesley Hall (eds), *Sex, Sin and Suffering: Venereal Disease and European Society Since 1870* (London: Routledge 2001)。

- 关于霍乱,Christopher Hamlin, *Cholera: The Biography* (Oxford: Oxford University Press, 2009)一书同时讨论了几个不同国家的经验;Richard Evans, *Death in Hamburg: Society and Politics in the Cholera Years, 1830 - 1910* (London: Penguin, 1991)则进行了较为详细的检视。

- 关于 1918—1919 年的流感大流行,参见 Howard Phillips and David Killingray (eds.), *The Spanish Influenza Pandemic of 1918* (London: Routledge 2003)。

  关于结核病,David Barnes, *The Making of a Social Disease: Tuberculosis in Nineteenth-Century France* (Berkeley and London: University of California Press, 1995)和 Linda Bryder, *Below the Magic Mountain: A Social History of Tuberculosis in Twentieth-Century*

Britain（Oxford：Clarendon Press，1988）提供了精彩的社会历史记录。

- 有关艾滋病的史学文献逐渐增加，入门佳作是 Mirko Grmek，Russell Maulitz and Jacalyn Duffin，*History of AIDS：Emergence and Origin of a Modern Pandemic*（Princeton，NJ：Princeton University Press，1992）；以及 Virginia Berridge and Phillip Strong（eds），*AIDS and Contemporary History*（Cambridge：Cambridge University Press，2002）；同时也可参照 Peter Baldwin 的比较史著作 *Disease and Democracy：The Industrialized World Faces Aids*（Berkeley and London：University of California Press，2005）。

- 关于疾病瘴气论和环境解释，参见本书第十二章的"扩展阅读"；关于疾病与殖民主义的关系，参见本书第十四章的"扩展阅读"。

医疗与宗教

　　基督教是个疗愈的宗教（healing religion），基督教徒救助病苦的义务深植于欧洲文化。在近代早期欧洲，生病受苦和基督教信仰紧密相联；可是历史学者更感兴趣的通常是专业化或是医院如何从礼拜机构转变为临床机构，而非宗教与医疗的关系。当历史学者检视基督教的信仰或宗教组织的医疗工作时，他们常用冲突、和谐或世俗化等本质主义的概念来呈现信仰和医疗的关系。此一研究取向强调 18 世纪启蒙运动带来了对理性的新信仰，导致宗教与科学发生不可避免的冲突，而最后是世俗化的医疗获得了胜利。这种相当传统的解读，现在已被扬弃。关于 17 世纪与 18 世纪，新的学术研究成果显示，在神学、政治、科学与医疗之间有许多关联，基督教信仰对于疾病的态度、对于医学知识和健康护理的影响，一直都很重要。关于医疗市场的新洞见显示，巫术、宗教医疗与迷信是近代早期医疗图景的一部分（参见第五章）。将世俗化视为现代化必然的后果，这种看法值得商榷，其所掩盖的事实是宗教信仰与超自然信仰是理解世界的方式之一。将"信仰的时代"对比于"理性的时代"，是没有什么意义的；本章将说明，从宗教改革到 20 世纪，即便宗教对医疗的贡献有所转变，但仍不容忽视。

近代早期欧洲的神学与医疗

基督教深植于近代早期的欧洲文化中,是人们对生命、身体与健康的日常理解的一部分。16 世纪之前,基督教与医疗之间、魔法与宗教之间并没有明显冲突。宗教与医疗有类似的预设,都认为超自然的力量会影响自然。基督教信仰解释了疾病为何发生以及该如何治愈。这些信仰塑造了对生病的解释、该寻求何种医疗协助,以及病房中的行为规矩。正如哥廷根(Gottingen)加尔默罗会①所委托绘制的祭坛画(参见图 3.1)所显示的,在基督教的架构中,健康与身体不适是上帝所赐下的礼物、试炼或警告。教士热衷于强调生病有灵性功能、身体与灵魂的健康有深刻关联。即使不是所有疾病都是个人罪恶所致,但麻疯或瘟疫这类疾病确实是个人罪过所带来的惩罚或是道德缺陷的征兆,而像瘟疫这样的疾病,则警告整个国家必须悔改。身体不适带有身体败坏的内涵,于是成为罪恶的隐喻(参见第二章)。

虽然疾病是上帝所降下的,但人们还是会寻找治疗方法。教会领袖在他们的教诲中会利用医疗隐喻,并援引基督作为伟大的医生的形象。教士强调人们有照顾身体的责任,因为身体是灵魂暂时的居所,他们也解释了为何医学具有此等神圣的职责。因此教士强调祈祷与忏悔对治疗的重要性,并鼓励信徒向虔诚而有学问的医疗人员求助。医生必须承认自己是神意的仆人,而基督教的教诲也赋予医学正当性。若说灵魂与身体的健康关联是被"医

---

① 加尔默罗会(Carmelites),天主教的托钵修会之一。因 12 世纪中叶创建于巴勒斯坦的加尔默罗山,故名。——编者注

疗化"了,那么,医生则强调了在拯救灵魂与治疗身体之间有密切的亲缘性。

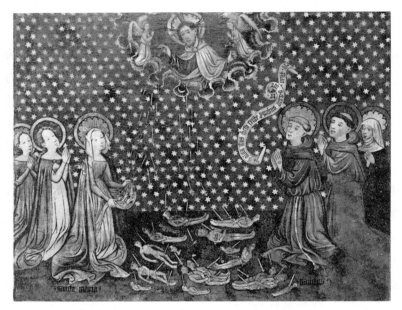

图 3.1 由哥廷根的加尔默罗会于 1424 年委托绘制的祭坛画。在画中,耶稣射下瘟疫之箭,而圣徒正在为信众求情。
图片来源:Wellcome Library, London。

上帝是疾病的来源,医学治疗成效既是奇迹也很平凡,神学面与物质面同时并存。许多病人既祷告也接受治疗,两者毫无扞格。例如,16 世纪 70 年代瘟疫出现于米兰时,医疗官员试图阻止瘟疫传染散播,同时该城也举办忏悔游行和公众祈祷会。对疾病的宗教反应或许会和行政措施关系紧张,但一般民众可以轻易混合不同类型的照管,求助各式各样的治疗者,包括家庭医疗(domestic medicine)与宗教治疗。寻求治疗和预防疾病包含多种做法,包括求助圣徒或魔法,以及祷告与朝圣。一般认为某些圣徒对特定疾病特别具有治疗力量;例如临盆产妇求助于圣安妮(St Anne),瘟疫患者则求助于圣塞巴斯蒂安(St Sebastian)或圣安东尼(St Antony)。

不是只有上帝才会降下疾病,恶魔与巫师也会。善与恶的力量造就了人们的生活,近代早期欧洲广泛接受这样的观念;不过只有上帝才能使用超自然的力量,一般认为巫师和恶魔并没有这种能力,后者只能借由操弄自然界的神秘力量(occult powers)来引起疾病。过去的学者认为,从前的人在找不到其他原因时,就会把事情归咎于恶魔作怪;但现在的分析则强调,魔鬼学(demonology)、民众信仰和医学常有重叠。医生必须了解自然与恶魔的差异,病人则要注意到个人生病可能是巫术或恶魔附身的结果。由于恶魔是透过操弄自然因素来作怪,因此当医生辨识出问题来自巫术或魔鬼附身时,若非使用自然的治疗方法,就是建议病人求助神父来寻求神圣治疗。

宗教改革与后宗教改革的医疗

传统上认为宗教改革意味着与上述观念的决裂,也是医疗世俗化的滥觞。一般认为 16 世纪的这场运动始自 1517 年德国神学家马丁·路德对教廷腐败的抗议以及改革天主教会教义与做法的主张。宗教改革标示了信仰与崇拜的态度转向,也是一场文化大变迁,改变了俗众与神职人员的关系,削弱了通俗宗教(popular religion),并威胁了社会的稳定。到了 20 世纪 90 年代,历史学者开始声称,宗教改革不是一次性的改革,而是一系列的改革。例如,加尔文(Calvin)在瑞士将改革派的意见锻造成更明确的教义与革命性的神学,加尔文主义则成为日耳曼西部、法国、荷兰以及苏格兰的宗教改革动力,在这些地区又和政治斗争纠缠在一起。宗教改革在英格兰是个走走停停且较不受外界影响的过程。在南欧,天主教教会本身也进行改革,或可称之为反宗教改革(Counter-Reformation),其中包括一些现代化的新做法:教廷不再宣称教士拥有特殊的治疗力量,但重新肯定了传统的信仰与做法。

宗教改革不只是个导致新教问世的宗教现象,也影响了 16 世纪与 17 世纪欧洲生活的所有面向。此一改革传达出对社会经济的不满,随之而来的是文化混乱、迫害、迁徙、战争与广泛的改变。教会的治疗角色遭到削弱,尤其是在新教观点最为强大的北欧;伴随而来的是互相竞争的医疗体系的尖锐争论,新教徒谴责教士的奇迹治疗力量与迷信做法。这常被呈现为一场改变宗教与医疗之关系的文化发展,此一转变又牵涉到日益深刻的世俗化、魔法的没落与科学的兴起。

虽然宗教改革打乱了民众信仰与宗教仪式的旧模式,并带来新的医学与科学解释,但宗教改革的成果复杂而模糊。正如反宗教改革所证明的,改革并未横扫一切,也不局限于有宗教分歧的一面。新的信仰形式需要时间建立,基督教教义在 16 世纪与 17 世纪依然是人们理解世界的主要方式。学者们逐渐认为,近代早期的科学是折衷包容的,而宗教改革并未全盘拒绝较早的观念;他们也指出,神学观念对科学有建设性影响。查尔斯·韦伯斯特的《大复兴》(*Great Instauration*, 1975)不只是关于 17 世纪政治革命与科学革命的经典著作,还揭露出神学观念是如何持续影响医学知识的产生与接受的。出生于瑞士的全名为泰奥弗拉斯托斯·冯·霍恩海姆(Theophrastus von Hohenheim)的帕拉塞尔苏斯(Paracelsus)的工作意义重大,这不仅限于他的医学影响力,而且也是他让我们认识到,为何神学仍是 16 世纪与 17 世纪医学辩论的一部分。

帕拉塞尔苏斯不是医学门外汉,他父亲是医生,教他学习医学和炼金术。帕拉塞尔苏斯在意大利读了一阵子书之后,就到欧洲各地旅游,搜集民俗医学信息,并且造访了巴黎、蒙彼利埃(Montpellier)与萨勒诺(Salerno)等地的传统(或古典)的盖伦医学中心。他也在萨尔茨堡(Salzburg)与斯特拉斯堡(Strasbourg)行医了一段时日。他在巴塞尔(Basle)任教时,不只烧掉了备受尊敬的医学典籍,还收了庸医(Barber-Surgeons)当学生;这激怒了他的同事,因而不得不在 1528 年离开。之后,他以巡回医生的身份在中欧漫游,致力于阐发他对宇宙、人类与疾病性质的看法。他的观念支持以化学原则为基础的体系,大力否定亚里士多德—盖伦医学,这种观念也是 16 世纪宗教改革大联盟的一部分。帕拉塞尔苏斯抨击仪式与偶像崇拜的罪恶,质疑圣徒行神迹的能力;这样的观点也反映在加尔文的著作中。帕拉塞尔苏斯认为,一般人之所以把疾病归因于圣徒的影响,是因为他们受到教士欺骗,并且对化学与病理过程无知。他巧妙结合医学与反教士的社会宣传,试图揭示疾病治疗不在于巫术力量或圣徒作为,而必须仰赖自然与化学物质。有不少他的追随者都站出来反对魔法疗法。

宗教改革不只产生了新的医学观念,也挑战了医学学术传统,此一传统是通过以文献为基础的医学,以及对古典身体观的哲学诠释来传承的,它主导了中世纪的医学。有人认为,新教教会是新知识的自由派支持者,这样的看法禁不起检验。新教教会其实相当弱小且分裂,但是那些受新教观念影响的医生对于教士垄断知识抱持怀疑的态度。攻击奇迹医疗对医生有利,这强化了他们的权威,有助于他们对自称具有神力的医疗者和行医的教士展开攻击。虽然当时仍透过基督教教义来理解大自然与物质宇宙,但新教医生开始质疑旧信仰，并以新方式看待古典著作。帕拉塞尔苏斯的医学信仰强调自然与化学，这提供了一个理解疾病的不同取向。帕拉塞尔苏斯学派肯定化学疗法、医疗化学（iatrochemistry）的价值，促成了盖伦医学在 17 世纪晚期的没落。

然而，这些观念在欧洲传播程度不一。某些新教大学的医学系，像是哥本哈根大学，引进了净化过的帕拉塞尔苏斯医学；在天主教国家，由于帕拉塞尔苏斯医学和非正统（或异端）的关系而遭到强烈反对。对天主教教徒而言，改革者的新异端与哲学和医学的创新有着明显的关系；例如在西班牙，许多医生对来自日耳曼国家、英格兰与荷兰的新学说持怀疑态度。反宗教改革以另一种方式影响了南欧与中欧的医疗：葡萄牙医生强调他们的信仰虔诚，驳斥外国人对他们深受耶稣会影响的保守医学之批评。宗教审判致力于铲除异端，对异端医生的社会影响力特别忧心。1559 年发行的《禁书名单》（*Index Librorum Prohibitorum*）包含了新教医生的著作，并且捍卫传统医学观念。南欧和中欧的某些医生，利用宗教裁判所来驱逐无执照的治疗者，或是告发和他们竞争的新教医生，以达成自身的目的。

从上述讨论可以看出，医疗在 16 世纪并未突然间和宗教分离。近代早期的医学信念是折衷的：医学、魔法与神学的解释彼此重叠，身体则成为这些不同疾病解释的战场。在马丁·路德、帕拉塞尔苏斯的事业，以及弗朗西斯·默库里乌斯·凡·赫尔蒙特（Francis Mercurius van Helmont）这位医生的观念中，可明显见到医疗和宗教之间持续存在的关联。例如，路德就宣称神学和医学之间有着亲缘关系。他相信在医生与药剂师的工作中，可以看出上帝灵性治疗的寓言。路德在此强化传统的基督教做法，亦即病人在求医之前应该先向上帝祷告并忏悔罪恶，因为他认为疾病是犯罪的后果;这套医疗神学理论有许多追随者。

我们很容易以为 17 世纪所谓的科学革命,包括以数学方式和经验研究方法来处理自然现象所引发的思想发酵,有助于否定疾病的宗教解释与超自然解释;就此观点来说,宗教和科学应该经常正面冲突。然而当时的人在许多方面都认为,宗教和科学(或自然哲学)是分立而对等的。17 世纪的宗教与神学分享了相同的文化遗产与知识传承,基督教仍是许多医生与自然哲学家的生活重心。很少有人愿意否认自然世界是上帝所创造的或罪恶对身体有病态的影响。传教士并不认为他们对医学的评论有何争议性可言。许多医疗人员相信他们的研究属于对神性的广义审视。即便自然哲学家努力要对世界与身体的运转提出物质性的解释,但我们所谓的科学面和神学面,在他们的工作中却经常界线模糊。由于俗众对神学研究与自然科学研究的参与逐渐加深,神学观念(犹太教、天主教与新教)直接影响了当时刚崭露头角的隐含于科学中的哲学。神学家所熟悉的人体内部运转的问题反映在机械论哲学中:以构成物体的最小单位之运动来解释所有的物理特性与过程。强调共性(universal)的亚里士多德哲学以及文艺复兴自然主义(Renaissance naturalism)的神秘成分为机械论哲学家所拒斥,然而他们并不贬抑神学问题,而是在新的脉络中利用神学观念来解决问题。17 世纪出现的各种相互竞争的医学哲学,经常成为不同神学立场的竞技场,然而,即使医生和自然哲学家可以是教士的同盟,但他们也可能是危险的对手。例如,当解剖学研究开始质疑肉体与不朽灵魂之间的关系时,就有被指责为异端的危险。

尽管天主教教会与新教教会在消除旧的观念、信仰与做法上,进行了种种努力,然而,官方认定的宗教与民众实际从事的宗教活动之间还是有别的。这创造出一个空间,身处其中的俗众可以在多元的(或分歧的)医疗体系中,求助于宗教或迷信对疾病的解释。许多人继续把疾病和罪恶联系在一起;地方政府的瘟疫公告、通俗与专业的医学文本乃至《圣经》,都强化了此种观点,尤其在宗教改革与印刷业成长之后,《圣经》以方言版本更广泛地流传起来。路德教派认为身体与灵魂、罪恶与疾病之间有强大的联系,这强化了必须照顾身体的通俗观念与医疗观念。尽管遭到新教的攻击,但奇迹与宗教医疗仍被认为是经验的一部分,并与其他的护理方式互补,而圣徒之名仍旧是舒缓疾病与取得保护的重要来源。若说到了18世纪,精英阶层对魔法医疗的信心开始减弱,那么,在16世纪与17世纪,通俗魔法仍是一般男女所实行的宗教医疗仪式之一(参见第五章)。在不容易取得正规医疗人员帮助的时代,特别是在乡下地区,奇迹、祈祷、忏悔与魔法提供了一种治愈的普遍可能性。

正如奇迹、圣徒和祈祷仍旧可以带来治愈,疾病的原因仍被归咎于巫师和恶魔。学者们已经否定了当时的科学与医学解释驳斥了巫术,而使其无处容身的说法。在科学革命的核心,有着一套超自然的哲学,这为玄秘的因果关系保留了一席之地。当疾病仍旧是神秘且难以预料的事件,而欧洲的猎巫狂热导致数千名有巫师嫌疑者遭到杀害时,将疾病归因于邪恶的超自然影响力或许是很正常的。虽然巫师和治疗之间的关联常常是被夸大的,但这段期间对于巫术和恶魔的恐惧依然存在。此种恐惧在英国占星术医生理查·纳皮尔(Richard Napier)的病历中清晰可见:在他于1597—1634年间诊治的病人当中,超过五百人相信他们遭到巫术所害。教士和医生确实会操弄个别病案,从而为各种宗教与政治目的服务,但许多人都认为,恐怖的魔法除了是日常生活的风险之一,也可提供保护。即使教会与正规医疗人员试图控制民众信仰并攻击通俗魔法,但对当时的许多人而言,宗教和魔法是理解与应对疾病的重要方法。

宗教改革在许多方面标志着医疗科学和信仰的新结合。宗教改革和医疗改革并存,医疗和宗教互相影响。不论个别医疗人员的宗教信仰与教派归属多么分歧,基督教神学都向许多人提供了一种理解疾病与医疗的重要方法。这让我们注意到,16世纪与17世纪在医疗与宗教之间多重的交互联结。

启蒙的挑战：1700—1800

目前有一股相当具有说服力的史学潮流宣称在启蒙时期,人们不再以宗教方式思考疾病,而偏好世俗化、科学与理性化的世界观,并且拒绝魔法与宗教医疗,欣然接受权威日盛的临床医学。这种分析方式有很多值得推崇的地方。17世纪有股反对民众迷信的运动,到了18世纪整个欧洲(特别是在法国和苏格兰),科学与哲学的唯物论气势高涨,创造出考察自然界与身体的新方法。作家、科学家和哲学家逐渐拥护理性探讨的至高无上地位,并自认是欧洲理性改革运动的参与者。他们将自己标榜为科学研究的支持者,认为这种研究会改善此世生活,并透过兴盛的资本主义经济和强大的民族国家加以应用。他们排斥迷信、偏见和狂热,偏好法国哲学家狄德罗(Denis Diderot)所说的观察与追求精确的哲学精神。

科学世俗主义的成长和对经验与理性的强调的确影响了医疗。要求医疗必须具有经验科学基础的呼声,结合对迷信日益增加的怀疑,一起挑战了既定的医学观念,并且创造出理解身体与疾病的新研究方式,否定了对疾病的超自然解释。到了18世纪20年代,在医学辩论中,即便真正的奇迹还有存在的空间,但神意的角色已然衰退；医生认为教士的医疗意见比庸医好不到哪里去。然而，启蒙与宗教医疗没落的关系并非那么清楚，问题也不单在于治疗身体和治疗灵魂之间的距离逐渐增加。启蒙思想有其局限。势不可挡的世俗化与传统精神信仰的彻底断裂，以及理性科学的胜利等观念，都应该受到质疑。与其讨论世俗化，不如探讨从宗教文化（religious culture）转变到更为自觉的宗教信仰（religious faith）的过程。即便 18 世纪确实出现了医学与科学的创新，但医生对疾病的解释与治疗里并没有放弃上帝和神学。

启蒙思想与宗教并存于科学中，这样的情况尽管从表面看来是矛盾的，但对当时的人而言，两者的联系相当自然。在天主教仍有强大影响力的南欧，这样的观念最为强烈。以神学来解释疾病与身体，在天主教的西班牙仍旧根深蒂固；神圣力量在西班牙医学所占有的重要性为该国赢得了落伍的恶名。在其他欧洲国家，不论信奉的是天主教或新教，启蒙运动带来的都不是宗教与理性的僵硬二分，而是宗教思想和科学理性的混合。医生同时信奉自然规律与神圣。英国医生乔治·切恩（George Cheyne）在他备受欢迎的著作《论健康》（*Essays of Health*，1724）中所描述的养生方法，同样关注身体和灵魂。法国医生让·阿斯特吕克（Jean Astruc）在他的助产教科书中结合了实用观察与天启信仰。这些不是孤立的个案，关于疾病的辩论经常和政治与宗教结合在一起，在关于热病疗法或精神疾病及灵魂不朽的讨论当中，都可以看到这点。许多医生的确开始接受用自然原因去解释疾病，但他们仍旧承认上帝具有引起或治疗疾病的力量，或是认为在身体运转中有神圣力量的存在。受到机械论哲学观念的影响，医生想要知道如果身体是台机器，那是什么带给它动力？有些人认为答案是灵魂。

病人同样继续求助于上帝、谈论圣人的奇迹，或是把疾病归咎于超自然因素。布里斯托的一个自学成材的会计师威廉·戴尔（William Dyer）要服药时，会先寻求上帝的指引。戴尔的态度与行为挑战了对18世纪医疗日益世俗化与专业化的看法。戴尔不是孤立的个案，正如历史学者乔纳森·巴里（Jonathan Barry）所言："有证据显示，病人看重和自己属于同一教派的医生，这些医生的治疗方法或许包括了提供宗教上的支持。"①病人在寻求其他治疗方式时，也召唤圣徒的协助。流行的医疗著作，像是法国的《蓝色全书》（*Bibliothèque Bleue*），仍旧说疾病是上帝所降下的，而且这些著作经常标榜祈祷与超自然疗法的价值。同样地，精英攻击迷信并不意味着世俗男女在新的启蒙观念下就放弃了魔法。因此人们依旧相信魔法不只能够解释疾病，也能提供治疗。18世纪的特征是医疗多元主义（medical pluralism），其中包含了宗教与超自然的解释与治疗，而非全由世俗医学所主导。

这并不是说启蒙运动没有出现世俗化或俗众对宗教医疗的挑战，也不是说宗教与医疗的区隔就此日益分明；而是说宗教信仰与实践并未突然消失于18世纪的医疗，或是变得无关紧要。由于18世纪医疗的复杂矛盾，在专业与通俗的层面上，尽管宗教与魔法的地位与影响力受到挑战，但它们对医疗与疾病的理解仍具有影响。

世俗化的医疗：1800—1900

想到19世纪就会想到几个相互矛盾的宗教立场：这是个宗教

---

① Jonathan Barry, "Piety and the Patient: Medical and Religion in Eighteenth-Century Bristol", in Roy Porter (ed.), *Patients and Practitioners: Lay Perceptions of Medicine in Pre-Industrial Society* (Cambridge: Cambridge University Press, 1985), pp. 152,162,172.

兴盛的时期,或是个日益世俗化的时期。这是宗教自我怀疑的时期,以及英国国教内部乃至不同教派之间互相冲突的时期。法国大革命(1789—1799)之后的两个世纪,民间出现宗教复兴,但宗教作为一种社会变迁因素的重要性却遭历史学者贬低。史家偏好强调世俗化及其与现代性和科学"客观性"兴起的关系。传统叙述提出的解释是包括地质学、物理学、生物学、生理学和心理学在内的科学,使得传统信仰越来越站不住脚,都市化助长了个人主义,家庭生活的式微使得宗教机构越来越无关紧要,科技则让人们对环境有了更大的控制能力,导致全能上帝这样的概念越来越没有可信度。达尔文主义常被标举为此种挑战的经典范例。科学观念在通俗、专业与制度的层面获得推广,而随着科学与医疗的专业化,教士的角色日益边缘化。医疗是此世俗化过程的一部分,健康与疾病的科学观取代了宗教与超自然信仰。对于 19 世纪的基本假设常是就身体不适的界定权而言,除了另类医疗与边缘医疗之外,医疗科学取代了教会的角色。

宗教内涵以及宗教对精神启蒙的指涉确实给医疗带来了越来越多的问题。法国医学对天主教的敌意,就是这种对立情绪的具体化。持唯物论的法国医生挑战教会照顾病人的角色:他们攻击神殿的疗愈力,认为所谓的奇迹治疗是能够以信徒的心理预期来加以解释的。反对教士的地方政府则在摆脱教会控制的世俗化过程中,试图用俗世护士取代教会护士(参见第十一章)。医疗人员用医学来挑战宗教做法,并不仅限于法国。19 世纪的医生发展出对于超自然的批判,并将某些宗教经验病理化。例如在德国,医生攻击犹太人的洗浴方式,认为这不仅不卫生,而且和三十多种不同疾病有关。医疗唯物论被用作改革宗教的工具。

19 世纪即使去教堂的人较少,但宗教和信仰的发展仍非静态。

天主教国家与新教国家经历了不同的宗教信仰变迁过程,对不同地方、不同教育背景与阶级的人来说,宗教和信仰的内涵也有所不同;然而,宗教在人们生活中仍扮演着重要的角色:它有助于形成集体认同,并在城市的社会、政治、物质与经济结构中扮演重要角色。宣教会和慈善机构等宗教组织的蓬勃发展,对提供福利措施至关紧要。虽然人们不见得对宗教失去了兴趣,但宗教的角色在19世纪确实变得更为有限了;这点在19世纪的医疗里也看得到。

认为科学与宗教必然冲突的天真看法,使得关于世俗化程度与性质的种种迷思历久弥新。正如西班牙的例子所显示的,世俗化并非绝对的过程。西班牙保守的统治阶级相信,没有宗教的科学是盲目的。西班牙是个极端的例子,但即使是反对教会的法国,在第三共和国(1870—1940)试图将公立医院世俗化之前,教会仍是强大的社会与政治力量。冲突的关键并不是科学家和基督教信仰捍卫者彼此对立这么简单,而是不同的科学与医学社群内部,对宗教的角色抱持互相冲突的看法。更为细致的分析显示,这段时期出现的并非全面世俗化,而是日益增长的不可知论[(agnosticism),此一名词是在1869年被创造出来的]、宗教活动的变化、宗教兴盛,以及迷信历久不衰的重要性这四个因素彼此之间的矛盾紧张。当时确实出现了世俗化,但那并不是有系统或没疑义的过程。

对许多19世纪的医生和教士而言,宗教与医疗仍旧兼容。如退化的观念所反映的道德医疗化(medicalizaiton of morality),其意义来自一套宗教性的道德架构。宗教和医疗也没有完全区隔开来,这可见诸生产时使用氯仿(chloroform)麻醉所引起的辩论:反对此做法的教士获得了某些医生的支持,他们认为生产的疼痛是上帝对夏娃的诅咒,不应该减少生产时的痛苦。宗教教派还使用医学观念来解释超自然经验,当时许多人都认为宗教观点不会成为医学科学的障碍。问题不在于医疗是否该和宗教分离,而是宗教在医疗中该扮演怎样的角色。道德与宗教的指涉,仍是 19 世纪医学著作的特色。例如,备受尊敬的英国解剖学家与医生亨利·温特沃斯·阿克兰(Henry Wentworth Acland),毫不费力地就将道德与宗教关怀结合到医疗理论中,认为霍乱既是瘴气所引起的,也是上帝对世人的惩罚。路易·巴斯德(Louis Pasteur)一直是坚定的天主教徒与反唯物论者。其他的天主教医生则转而寻求教会认可他们的方法,这点尤其常见于产科手术或是为天花预防接种寻求支持的领域内。医学校经常标榜虔信生活的美德,强调基督教对于培养医学绅士时的重要性。这些例子显示,19 世纪在宗教与医疗之间有许多联系,而宗教在建构和组织医学辩论以及医疗与专业价值方面,仍具有重要性。

边缘医疗(fringe medicine)或另类医疗更显示出宗教与医疗的界限模糊。对爱丁堡学者塞谬尔·布朗(Samuel Brown)而言,当时的民众医疗改革运动代表了一种"身体的清教主义"(Physical Puritanism),此标签反映了这个运动与宗教异议的关联,以及在欧洲内新教教派蓬勃发展与另类医疗运动的关系。例如,骨相学(phrenology)争议的核心是宗教,而梅斯梅尔术(mesmerism)①则从原本的世俗化哲学转而为教士所用。它在 1850 年后转变成一种灵学运动(spiritualist movement),和超自然发生关系。灵学论和梅斯梅尔术的关联在法国特别明显。到了 19 世纪末,人们对于玄学、预言与奇迹的兴趣增长,进一步鼓舞了医疗宗教运动的发展。

---

① 德国医生梅斯梅尔(Franz Mesmer, 1734—1815)倡导动物磁性论(animal magnetism),即利用"磁性力量"来治疗疾病,在欧洲有不少追随者和信服的病人,但被正统医学视为危险的异端和诈术。"mesmerism"有时被译为"催眠术",但今日的催眠只是梅斯梅尔术的疗法之一,因此这里译为"梅斯梅尔术"。——译者注

　　科学与医学并未驱除民俗信仰或宗教信仰。民俗信仰和圣徒崇拜仍旧相当普遍,对圣母马利亚的崇奉在 19 世纪更是日益增长。这些信仰在乡村地区特别强大,英国和法国的官员就常感叹迷信是如此根深蒂固。在工业化带来动荡与不确定性的时代,地方传说、民俗信仰和仪式是穷人赖以理解周遭世界的方法,特别是在疫病传播的时期,民俗宗教信仰更为昌盛。在许多案例中,乡下居民仍将身体不适归咎于巫术或恶魔附身。其中有一个著名的案例,1857 年发生于法国萨沃伊(Savoy)地区的阿尔卑斯山的村庄摩兹纳(Morzine),当时有两百多位成年女性与少女自认被恶魔附身。对许多身体不适的人来说,魔法治疗仍意义重大。神殿是朝圣和寻求治疗的有效地点,对许多无法从其他形式医疗得到舒缓而感到绝望的男女而言,这是世俗医疗所无法取代的。到了 19 世纪晚期,每年前往卢尔德(Lourdes)朝圣成为法国规模最大的群众运动之一。

　　围绕卢尔德所进行的医学辩论,象征的不只是 19 世纪末医疗和宗教的紧张关系,同时也是医疗和宗教不稳定的并存状态。在卢尔德,天主教会使用临床医学与临床观察的所有元素(包括尸体解剖)来支持奇迹疗法,由此创造出一套新的疗愈语言,得到了天主教医生的支持。法国神经科医生让·马丁·沙尔科(Jean Martin Charcot)在 1892 年宣称,自我暗示(autosuggestion)可以解释奇迹医疗。此说虽获得广泛支持,却无损于民众对卢尔德的信仰。围绕卢尔德所进行的辩论显示,医疗在 19 世纪并未完全世俗化与专业化。

宗教与健康护理

　　从中世纪到现代,宗教扮演了提供医疗服务的关键角色;相较于医疗与宗教的关系对疾病和治疗的影响,宗教在这方面的延续性更高。虔诚的信徒必须帮助生病的人,此一基本义务凸显了医疗救助的宗教面。这种信念激励了无数修会与机构的创建,其中许多为穷苦病人提供医疗护理。例如,中世纪的医院是基督教机构,赞助者与捐献者提供金钱,来换取调解代祷、成为会员、接受招待与葬礼服务。

宗教改革对济贫事业与医疗护理影响重大,许多说法都强调这段时期内经济变迁与福利改革之间的关系。但正如格瑞尔(Grell)与坎宁汉姆(Cunningham)的《新教欧洲的健康护理与济贫》(*Health Care and Poor Relief in Protestant Europe*,1997)所主张的,北欧的宗教改革、宗教动荡与新的意识形态,也深刻影响了欧洲对贫穷与福利的态度。虽然这种论点并没有削弱社会经济变迁、战争或疫病在打乱既有福利模式并刺激改革方面的重要性,但它也确实突显出新教改革者对新的济贫观念有重大影响。新教对乞讨的抨击、路德提出的用"公基金"(common chest)来帮助穷人的观念,乃至清楚区分值得救助与不值得救助的穷人的想法,都影响了北欧建立的福利机构与制度的性质。例如,改革派新教或更激进的新教教派在汉萨同盟①城镇(Hanseatic towns)的发展,影响了济贫的性质;17世纪的宗教动荡则妨碍了对济贫事业的管理。

尽管有着教义的差异,但在16世纪与17世纪,新教国家与天主教国家的福利机构在发展方式上差异有限(参见第十三章)。在一个福利仍高度地方化的时代,天主教与新教各教派在全国与地方层面都拥有行政与教区组织。在瑞典与芬兰,济贫事业依旧是

---

① 汉萨同盟,德意志北部城市之间形成的商业、政治联盟,13世纪逐渐形成,14世纪达到鼎盛后转衰,于1669年解体。——编者注

以教区为单位,教会负责收取与管理济贫基金。英国在 1601 年建立起更中央化的济贫体系,即便如此,19 世纪之前收取济贫捐款以及发放救济品也仍旧在教区进行。

济贫事业的扩张并未降低基督教慈善团体对福利事业持续存在的重要性。尽管天主教与新教各教派以不同方式用慈善来界定其信仰,但两者都认为对病人的慈善救济是基督徒的基本责任,不过这种救济活动常带有世俗目的。特伦特会议(Council of Trent,1545—1563)之后,重振的天主教会重获继续慈善事业的动力,特别是在南欧成立了崭新且更有活力的慈善组织。争夺个别机构的控制权常会引起矛盾,例如,尼姆(Nimes)的上帝医院(Hotel Dieu)在 17 世纪 30 年代与 50 年代间的管理权之争就是明显的例子;然而这并不意味着宗教在护理工作中所起的作用有所衰退。在荷兰、法国以及许多德语地区,穷人的护理仍旧是由修会来管理的。法国的仁爱修女会(Daughters of Charity)、仁爱兄弟会(Brothers of Charity)以及上帝的圣约翰修会(St John of God)是医学与慈善事业重要的组成部分。修会不只负责许多医院的管理,也负责创建新的综合医院(hôpitaux-généraux),后者是国家管控穷人的政策之一。天主教在 17 世纪的灵性复兴,创建了更多致力于慈善与护理活动的新修会。上帝的圣约翰修会的追随者特别积极地募集救济物资,并施行更广泛的医疗传教活动。修女护士这一宗教社群主导了许多医疗护理慈善机构的日常管理,由此发展出的各种技能超越了护理卧病穷人的原始功能。

宗教对医院与护理的垄断,在 18 世纪遭到挑战。新的原则开始影响医院的设立,这在很大程度上又要归因于更广泛的社会经济与宗教的变迁、新的福利概念,以及重商主义(参见第八章)。正规医疗人员奋力捍卫他们的权威,在管控入院病人、饮食以及医院的临床教育功能等方面，会和修会发生冲突。由于彼此的医疗护理观念不同，此类争议经常发生，尤其是法国的医院。然而，宗教并不必然是医疗进步的障碍：健康护理的性质与提供方式在18世纪发生的改变，不只是医疗市场变迁的结果，也受到宗教价值与观念的影响。这点可清楚见诸兴办医院的潮流中。英格兰与爱尔兰发展出的私人非营利医院（voluntary hospital）网络，反映了英国国教的社会思想与福音派的热忱。修会也有助于医疗化。例如在法国，仁爱修女会的修女并不反对医学，她们控制病人饮食、发放医药、施行外科小手术并且为许多机构提供医疗服务。在法国大革命（1789—1799）与第一帝国（1804—1814）时期，修女经常是调解病人与医生关系的关键人物。

分析19世纪医院的募款呼吁能够看出，慈善工作仍被视为来世的"火险"①。这样的解释和20世纪70年代以来的史学格格不入，后者将慈善视为一种社会控制、中产阶级霸权和身份建构的机制，近来更视之为一种社会资本。慈善事业确实包含许多世俗的关切，其动机从罪恶感到感激不一而足，但它仍然保有相当强的宗教面。一般认为慈善体现了基督教美德、信念、热心与个人主义等正面价值，这些都是当时评论者所推崇的。福音派精神强调坚信、服务以及透过个人努力来获得救赎，这进一步助长了慈善风气。尽管医院日渐脱离其宗教起源，成为更世俗化的机构，但其经营者仍旧诉诸宗教情感与基督教爱心，以此来打动善心人士为医疗护理捐款。

宗教并不只在医院的兴办与对外形象上发挥作用，还是提供福利的论据和重点。即便健康护理的世俗化与科学化是大潮流，

① 从事慈善来避免死后遭到地狱烈火的焚烧。——译者注

但教会仍担任着重要的健康护理角色。私人非营利和以教会为基础的慈善事业，连同国家提供的福利一起成长（参见第十三章），持续影响着健康护理。天主教与新教的慈善传统支撑着为病人、精神病患与残障者提供一般护理与特殊护理的机构的建立，19世纪中期的宗教复兴对此更有帮助。在法国乡下，宗教团体经常是医疗服务与药物补给的主要供应者。新教的机构，像是巴黎病患救助协会（Parisian Association for Aiding the Sick）和社会服务实践学校（the Practical School of Social Service）对地方层面的公共卫生政策发展具有相当的影响力。在有关社会福利的辩论中，天主教与新教的修会也是重要力量。当比利时就互助会和各种形式健康保险的优劣进行辩论时，天主教领袖积极参与了这场政治斗争；而在荷兰，基督教慈善事业对社会政策的制定发挥了关键作用，至少在1889年《劳工法》出台之前是如此。

我们不应为了强调专业化或世俗化，而忽略宗教修会在护理改革过程中的贡献（参见第十一章）。随着学者们把关注点移转到除了弗洛伦斯·南丁格尔[①]在护理改革中所发挥作用以外的因素，他们证明了宗教对医院护理的性质与地位的影响。整个19世纪，护理一直是不同宗教教派争夺并试图发挥影响力的战场。有时这是教派之间的斗争，例如荷兰新教牧师为了传教热忱与反天主教而推动新教护理；法国宗教团体则和国家斗争。宗教修会让全欧洲不同阶级的单身女性有机会从事包括护理在内的社会与医疗服务工作。福音教派的关怀在英国影响了早期的护理改革，他们致力于提高护士的道德素质，并改善生病穷人的身体与精神福祉。

---

① 弗洛伦斯·南丁格尔（Florence Nightingale，1820—1910），她是英国的社会改革家和统计学家，被认为是现代护理学的创始人。——编者注

同样的过程在德国也相当明显。在凯撒斯韦特(Kaiserwerth)，新教的女执事会(Deaconesses)不只提供了护理照顾，而且为欧洲各地提供了一套修女护士的典范。他们强调护士在道德上和灵性上的责任。19世纪早期，许多护士是狂热的基督徒，她们相信照顾病人是基督徒的责任。这样的宗教义务和临床职责并不冲突。

虽然世俗护士在19世纪的数量增加了，但是护理并没有完全世俗化，教派冲突有时会导致特定机构驱逐某些护理修会，像是伦敦国王学院医院(King's College Hospital)；然而在19世纪下半叶，女护理修会仍旧是提供护理照顾的重要来源。法国第二帝国(Second Empire，1852—1870)时期，护理修会充斥国立机构，20世纪初有高达两百个女性宗教组织提供护理照顾，而护理世俗化的支持者也被迫承认，他们没有足够数量的适任世俗护士来填补空缺。然而，许多护理修会并不落伍，她们经营的机构和对护理的管理，以当时的标准来看是相当现代的。

认为20世纪医疗服务世俗化了的看法并不全然正确。慈善团体在和国家发展出新关系的同时，本身也逐渐现代化。例如，在爱尔兰的女性与儿童福利服务的发展中，天主教会就担任了重要的角色。在法国，女性协助创办天主教社会团体，并组成游说团体来推动社会福利计划。在荷兰，宗教组织持续担任重要的居家护理角色，这方面的工作要到20世纪90年代才转移到区域性居家护理组织。我们还可以举出其他的例子，特别是在殖民地，天主教传教协会仍在提供医疗护理方面扮演着突出的角色(参见第十四章)。尽管社会服务与福利的场域是教会与国家的战场，但这也让教会对开创新的服务有所贡献。这说明了在20世纪，即使强调治疗性国家(therapeutic state)的兴起，也不该低估教会与宗教的健康护理角色(参见第十三章)。

结　　论

所谓近两个世纪以来医疗世俗化了，这种观念是过度夸大。在 20 世纪 80 年代晚期新的、更宽广的视野中，学界放弃了过去对世俗化与去基督教化的强调，转而对现代宗教的多样性、生产力与象征主义更加留心。20 世纪随着教会调适不良，以及社会变得令人觉得幻灭，宗教也受到攻击；第一次世界大战（1914—1918）的后果，以及天主教会对西班牙与维希法国①等威权政权的支持更加突显了这点。然而，基要主义派在 20 世纪晚期的兴起，质疑了先前所谓的我们已生活在世俗社会的评论。在 20 世纪，宗教在当代的辩论，乃至许多个人的生活中仍保有不可忽视的重要性。

医疗与宗教的界限在 20 世纪仍非截然分明，不过大多数神学家不再直接挑战自然世界与医疗世界的诠释。正如罗德里·海沃德（Rhodri Hayward）关于爱德华时期的英国②医学与灵学的历史研究所指出的，科学模型与医学解释被用来支持宗教概念，并用于解释改宗和魔鬼附身等现象。③ 宗教信仰仍持续影响医学研究和有关健康护理的辩论。这点在西班牙最为明显：20 世纪 40 年代

---

① 维希法国（Vichy France），在第二次世界大战期间，以元帅贝当（Marshal Pétain）为首的法国政府的通称。1940—1942 年间，维希政府在名义上统治整个法国，但实际上只控制着法国南部（也就是未被占领的"自由区"），而北部则由德国占领，因其中心为法国南部的维希镇，故名。1942 年后，法国南部为德国和意大利占领，维希政府成为纳粹德国的傀儡和附庸，直至 1944 年年末盟军占领整个法国。——编者注

② 爱德华时期的英国（Edwardian Britain）指英国国王爱德华七世（Edward Ⅶ，1841—1910）在位时期（1901—1910），即 20 世纪初期。——编者注

③ Rhodri Hayward, "Demonology, Neurology, and Medicine in Edwardian Britain", *Bulletin of the History of Medicine* 78(2004)，pp. 37 – 58.

与 50 年代在佛朗哥政权统治下,人们采取了一些行动来创建一个天主教的所有科学统一体。虽然西班牙是个极端的例子,但在欧洲其他地方,科学和宗教依然延续着他们不稳定的共存状态。意大利医生在扑灭疟疾的运动中利用了基督教的隐喻;20 世纪 40 年代和 50 年代,他们和天主教会结盟,共同定义怀孕和生产,这影响了国家福利以及对母职的态度。此种关系并不仅限于天主教国家。20 世纪 30 年代的医学期刊中讨论了各种奇异的疗法,宗教与世俗立场彼此分歧的医生就奇迹疗法的真实性进行辩论,教士则支持以手触摸病人即能得到治疗的这类观念,并在世俗疗法的传播中扮演了重要角色。两次世界大战之间在某些地区,像是威尔士边境,还是有人相信健康或身体不适与魔法、巫术有所关联。

这些例子很容易引申过当。在北欧和南欧、新教与天主教国家之间存在着重要的差异。然而在 20 世纪晚期,伦理与宗教的关怀仍旧对医学与医疗护理的提供有所影响。在关于堕胎、干细胞研究、安乐死与临终医疗护理的辩论中,个别医生、推动者以及广大社群的宗教信念,仍旧是构成辩论与塑造规范的重要力量。承认宗教对现代医学辩论与健康护理的重要性,让医疗史学者感到不安。世俗化的叙述和对生物医学力量的信心,与基督教及信仰格格不入。英国进化生物学家理查·道金斯(Richard Dawkins)担忧,宗教与灵性论在 21 世纪初仍对科学与医学构成威胁;他的恐惧显示,宗教从未远离医疗,不论是充当解释疾病的方式,还是成为健康护理的理据或是作为医学与科学的对手,都是如此。

扩展阅读

- 关于宗教改革时期,宗教对于看待疾病的态度的重要性与对医疗与健康护理的影响,参见 Roger French and Andrew

Wear（eds），*The Medical Revolution of the Seventeenth Century*（Cambridge：Cambridge University Press，1989）以及 Ole Peter Grell and Andrew Cunningham（eds），*Medicine and the Reformation*（London：Routledge，1993）这两本论文集。

- 关于 17 世纪神学观念是如何影响医疗科学的产生与传播的，Charles Webster，*The Great Instauration：Science，Medicine and Reform，1626 - 60*（London：Duckworth，1975）是一部优秀的检视作品。

- 关于宗教改革与反宗教改革的影响，参见 Diarmaid MacCulloch，*Reformation：Europe's House Divided 1490 - 1700*（London：Penguin，2005）这本概论。

- 研究巫术的史学文献，可参见 Jonathan Barry and Owen Davies（eds），*Advances in Witchcraft Historiography*（Basingstoke：Palgrave Macmillan，2007）。

- 虽然许多研究的焦点是近代早期，但越来越多的作品开始关注宗教在 18 世纪医疗中所扮演的角色。关于这方面，Jonathan Barry，"Piety and the Patient：Medicine and Religion in Eighteenth Century Bristol"，in Roy Potter（ed.），*Patients and Practitioners：Lay Perceptions of Medicine in Pre-Industrial Society*（Cambridge：Cambridge University Press，1985），pp. 145 - 175；以及 Caroline Hannaway，"Medicine and Religion in Pre-Revolutionary France"，*Social History of Medicine* 2（1989），pp. 315 - 319 是入门佳作。Colin Jones，"Sisters of Charity and the Ailing Poor"，*Social History of*

Medicine 2(1989)，pp. 339 - 348；以及 Katrin Schultheiss，
Bodies and Souls：*Politics and Professionalization of Nursing in France*，*1880 - 1922*（Cambridge，MA：Harvard University Press，2001)关注的是宗教对护理改革的重要性。

许多历史学者强调 19 世纪世俗化的过程，Steve Bruce（ed.），*Religion and Modernization*（Oxford：Clarendon，1992)这本论文集探讨了 19 世纪的这场辩论。

Matthew Ramsey，*Professional and Popular Medicine in France 1770 - 1830*（Cambridge：Cambridge University Press，1988）论述了医疗世俗化的影响；Lorraine Daston and Peter Galison，*Objectivity*（New York：Zone Books，2007)则检视了科学与客观性的关系。

- 关于宗教对于理解疾病的重要性，Ruth Harris，"Possession on the Borders：The 'Mal de Morzine' in Nineteenth-Century France"，*Journal of Modern History* 69(1997)，pp. 451 - 471 是优秀的代表性研究。

Paul Weindling，"The Modernization of Charity in Nineteenth Century France and Germany"，in Jonathan Barry and Colin Jones（eds），*Medicine and Charity Before the Welfare State*（London：Routledge，1991），pp. 190 - 206，则提醒读者注意教会依旧扮演着提供医疗护理的角色。

Roger Cooter（ed.），*Studies in the History of Alternative Medicine*（Basingstoke：Macmillan，1988)，指出了宗教和另类医疗的重要关联。

女性、健康与医疗

　　过去的主流史学常忽略女性，或是以性别刻板印象的方式呈现她们。在 20 世纪 70 年代之前，女性与医疗的研究也是如此。第二波女性主义带给女性史的动力，以及社会科学对史学书写的影响，鼓励历史学者重新思考女性和医疗的关系。学术研究方向从强调医学增进女性健康的实证说法，转为断言男性的医学宰制女性。女性主义的见解站上这个研究方向的最前线：她们把注意力转向疾病的性别政治与医疗介入的剥削性质。女性主义理论的重要特点在于以下认定：性别不是一成不变的，而是在特定历史情境中建构出来的。历史学者开始用这种方式来思考性别与身体的文化史，探索男性特质（masculinity）与女性特质（femininity）如何有别于生物学的性（biological sex）。并非所有的历史学者都欢迎这样的研究方向，但也有历史学者觉得，若能从性别入手进行研究，如同其他历史学者对阶级或种族的运用，就有可能检视医学是如何充斥着对女性的文化成见的。

　　尽管出现了这些史学潮流，但许多研究仍旧把重点放在男性的医疗科学，以及医疗人员和普通人是如何借由生理差异和女性的生殖能力来解释女性的健康与疾病的。之所以如此，部分原因在于历史学者所使用的史料。由于他们依赖医学文本,而这些文本又强调女性的天生弱点与生殖角色,以致不只必然导致男性声音主导相关说法,也使得学者在分析女性特质的医学建构和社会建构的关系时,未能重视环境、社会经济与政治力量等因素。此一研究取径最近才受到批评,学者也开始重新找回女性在医疗中所扮演的角色,对于视女性为男性医疗人员被动受害者的男性医疗阴谋论,则予以否定,转而更强调女性如何对医疗化有所贡献。

女性不是男性医学凝视下被动的客体,这是本章的基本概念。本章进而探讨医疗如何影响女性社会角色的文化定义与社会定义,这些定义又如何表现在医疗中。透过检视医疗与母职的关系,本章探索女性从怀孕到生产是如何与医疗互动的,进而质疑过去对医疗化的编年纪事。本章试图判断医学概念的影响力,以及女性是如何参与建构对于女性身体的医学辩论的。

界定女人

性别的意义是由历史所决定的,这点今日已为大多数历史学者所接受。琼·斯科特(Joan Scott)提出:身体差异被赋予的意义界定了性别(gender)。此一说法强烈影响了身体性别文化史的研究方法,这些研究检视法律、宗教、文化和哲学等领域的辩论在过去是如何影响性别界定的。由于医学对这些辩论具有重要性,因此许多不同领域的历史学者都使用医学文本来理解性别与女性特质的框架,以及医学是如何被用来界定与正当化女性的从属地位的。在拒绝生物学上对男女的僵硬区分中,我们得以看到女性身体的医学定义是如何受到社会、经济、文化和政治等力量的影响的,以及语言、专业关怀与男性焦虑是如何塑造这些定义的。

一般认为近代早期的医学乃至社会,是透过体液学说来理解男性与女性的身体性质(参见第二章)。体液学说只有一性(one sex),亦即男性;男女性器官差异不是由解剖学来解释,而是由体液的生理学组合来加以解释。男性身体被视为完美的标准,女性身体则缺少热。因此,女性身体没有足够的能量来形成外在的性器官,这解释了为何女性性器官缩在身体里面。和男性身体相较或类比,女性性器官只是类似男性器官的内缩版。例如,阴蒂就是女性的阴茎。女人之所以为女人,并不在于乳房或性器官等身体特定部位,而在于生殖与月经的律动。体液学说认为,健康的身体之体液是平衡的,因此当女性没有怀孕或没有泌乳时,月经就是排除过多体液的机制。虽然医家对于月经究竟是用来净化血液,还是用来去除过多血液的看法不一;但都认为月经不规律或中断,有可能导致疾病。另一方面,文化和宗教的禁忌视月经为腐败的来源。由于月经对于维持女性身体健康如此重要,近代早期的医疗人员开始关注女性月经的频率、量和质量,并以处方加以调理。男性医疗人员检查女性身体是有所禁忌的,所以病人和医疗人员之间会保持距离。这种状况强化了关于女性身体的成见,也导致医生未能注意到许多常见的女性疾病。

这类观点和 16 世纪的欧洲社会与政治潮流相互呼应。虽然文本不会如镜子般反映日常生活的信念,但在父权体制遭逢危机的动荡时期,医学理论巩固了女人受到激情宰制且身心能力都不如男人的社会观与政治观。这些观念带有鲜明的道德与政治信息,强调女性的本质在于生殖,将她们描绘为从属者而只适合家居生活。这种对女性身体的解读,有助于建构女性在社会中的经历与角色。英国女王伊丽莎白一世(Elizabeth Ⅰ,1533—1603)有没有月经? 是否具有一般女性的解剖构造? 这类辩论显示,此种观念具有国族与政治的重要性。

然而,近代早期的女性并不是医疗或其身体的被动受害者。来自当时的摘录本与日记的证据显示,她们对自己身体的关切程度并不亚于医生。她们接受月经必须加以控制的看法。即使女性很少公开讨论月经,但是精英女性之间的书信往来显示,她们在私底下经常向彼此提供关于生育及其他方面的医疗建议;另一方面,医学作品和通俗著作也认定,女性在身体的控制上具有相当程度的主动性,而在健康维护上也发挥了一定的作用。正如劳拉·高文(Laura Gowing)的《共同的身体》(*Common Bodies*,2003)所说的,女人在严格管理女性身体方面是互相串通的,但如果医疗建议抵触其观点或经验,她们也会抗拒。

女性史的主流说法是,男女的社会角色是在18世纪区分开来的。托马斯·拉克尔(Thomas Laqueur)在《造性》(*Making Sex*,1990)一书中使用讨论生育的精英医学作品,指出这段期间内对女性身体的理解方式也出现相应的改变。拉克尔认为,此一改变立足于由身体来建构性别差异:解剖学者不再认为女性只是不完美的男性,新出现的"男""女"范畴乃是生物学上对立的两性。[①] 拉克尔提出一套相当具有说服力的观点,记录了从单性模式到两性模式的转变,并宣称这样的变化不单是新的解剖学或生理学知识所带来的结果。启蒙时期的知识、政治与社会脉络是此一转变的关键。当政治理论家日益诉诸自然权利的概念,生物学就被用来证明女性从属地位的正当性。男性自然哲学家与男性解剖学家以其观点论证了女性如何在身体上和道德上都迥异于男性。

---

① 拉克尔认为,从18世纪开始解剖学者不再认为男女生殖器官,如阴茎和阴蒂,有着对应的关系,而主张两者是截然不同的器官,并进而主张男女的差异来自这种解剖上的差异,而非盖伦医学所主张的体液冷热之别。——译者注

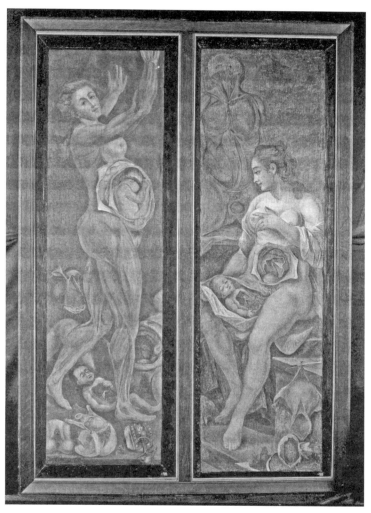

图 4.1 图中描绘的是被解剖的孕妇（图左）以及一名被解剖的女性抱着一名被解剖的婴儿（图右）。作者是解剖插画家雅克·费比安·戈蒂埃·达戈第（Jacques Fabien Gautier d'Agoty，1717—1785）。

图片来源：Wellcome Library，London。

　　拉克尔的命题被整合到许多关于性别与性征的研究中,也呈现在隆达·希宾戈(Londa Schiebinger)写于同一时期的作品中;后者探讨了性别概念是如何塑造 18 世纪的自然史、种族科学以及解剖学研究的(参见本章"扩展阅读")。正如法国画家戈蒂埃·达戈第的插画所显示的,围绕性别和女性身体的新观点建立在关于女性在社会中的地位的争论上,解剖学研究把焦点放在了最具政治意义的身体部位。女性被重新想象为在性方面是被动的、知识能力较低的而且有较大的骨盆,在重商主义追求人口成长的影响下,这些属性反映了一种新的母性崇拜。① 受到男女界限分明的性别关系的影响,女性的社会地位进一步恶化。历史学者重新检视了贤内助的观念如何在这段时期成为女性行为的新指南,探讨了所谓的男女自然特征是如何为"内外有别"(separate spheres)的意识形态提供基础,进而将男人与女人分别划归公领域与私领域的。这样的框架构成了形容性别差异的隐喻,且相当契合正在力争上游的欧洲中产阶级的价值观。

　　然而,这个转变过程并不像拉克尔或希宾戈所描述那般直截了当。界定女人的方式在公元 1700 年之前就已经出现变化。例如,玛丽·费塞尔在《地方身体》(*Vernacular Bodies*,2004)中指出,小册子、传单、医书还有其他的文本都开始质疑单性模式,而高文的《家中的危险》(*Domestic Dangers*,1988)则利用法庭的呈堂证词指出,18 世纪之前一般的男女就已经开始强调性差异。研究者由此对近代早期医学的性别建构提出了更细致的分析,并指出16 世纪和 17 世纪有越来越多的医学、宗教、政治、法律与社会论

---

① 重商主义(mercantilism)是近现代时期盛行的政治经济思想,其核心主张之一是人口多寡是国力强弱的关键,因此关心并主张促进人口的增长。——译者注

述,在探讨两性的根本差异以及女性较为低等的观念。16 世纪的解剖学研究开始推翻以模拟方式来理解女性身体的早期观念。有关女性身体的方言著作越来越不帮传统观点辩护,[①]而是把焦点放在受精与怀孕上;解剖学研究则日益将焦点放在她们与男性的不同之处,借此强化女性地位较低的社会主流观念。17 世纪的解剖学者指出了女性的大脑和神经系统不同于男性之处,认为这对女性智力造成了限制。医疗人员相信,女性由于月经、怀孕和泌乳而拥有独特的生理功能。他们观察到,疾病在女性身上的表现不同于男性,也会考虑其处方对女性身体的影响,且必要时会因此而调整处方。18 世纪关于两性差异的概念亦非一成不变。随着受众的不同,关于男性本质与女性本质的观念常有所改变,且会混合体液学说与当代学说的看法。同样的现象也可见诸性别角色的观念:相较于内外有别的僵化意识形态,不同的个人经验会有不同的责任划分。因此,男女表征的转变与性别角色并非清晰一致:男人和女人既不同又相似。

　　虽然拉克尔的命题受到了挑战,但历史学者不甘就此放弃探讨对性别差异的认识在 18 世纪发生了怎样的变化,以及性与性别差异又是如何融入新的文化典范的。到了 18 世纪晚期,性别差异的主流观念变得更加鲜明,中间阶层对女性的新期许也更加显著。然而,性别概念的改变并未遍及各处,也不仅限于启蒙时期。当时有着各式各样的性别模型,但其中不少是以男女之间有着自然差异或是生理差异的观念为基础的,这其实是越来越强化基本的性刻板印象,当时受到了各类政治理论家的支持。这些观念强调女

---

① 当时拉丁文是欧洲通用的学术语言,法文、英文、德文等日后成为民族国家国语的语言,则被称为"方言"(vernacular languages)。——译者注

人纤细的本性可见诸女性的服装、矜持与德性,并且企图将中产阶级女性局限在家庭中。

到了 19 世纪,医学理论更明显地被用于性别角色的社会文化建构中。在法国、英国与德国出现了大量以阴柔本性(feminine nature)为主题的医学研究,提出了一套有关女性身体与能力的科学认识,并认定女性有先天的生理学特质。这些观念构成了妇科(gynaecology)这门强调女性独特生物学特征的医学专科的发展基础。医学作品将女性描绘为受到其身体的奴役,并且用卵巢与神经系统的关系来解释女性身体的脆弱。卵巢被视为女性特质的精髓,是了解女性身体乃至一切女性疾病的关键。在此架构中,青春期和月经被认为是特别危险的时刻,例如,此架构基本上认为,女性在月经期间身体不适、不稳定且无助,特别需要医生的照顾。这样的医学论点又强化了以下的社会建构:女性反复无常、容易疲劳且缺乏自制;她们特别容易情绪不稳定,因此只适合待在家里。医学理论宣称女人在身体上与心理上都受其身体制约,身体与心灵容易出现弱点。女性的行为如果逾越文化建构的界限,很容易就被贴上退化或病态的标签。这些观念又被用来支持女性不适合接受大学教育、从事职业工作与投票等论点。

关于精神错乱的医学观点很好地说明了这种性别化的观点。16 世纪与 17 世纪,许多人觉得女人比男人更容易罹患精神疾病。从妇科毛病到难产之类的生理病痛,乃至孩子死亡这类的创伤性事件,都被认为是女性罹患精神疾病的原因。18 世纪将阴柔(effeminacy)和神经疾病紧密关联起来。医疗人员认为,女性的生理机能使她们比男人更容易精神错乱,而且她们发疯的方式也与男人不同。到了 19 世纪,医生认为卵巢跟大脑以及神经系统的能量彼此相关,因而进一步以生殖功能来解释精神错乱。女性的生命周期被认为充满各种危险,有可能让女性走向精神错乱。月经被认为是女性容易精神错乱的原因之一:太多或太少、太迟或太早都非常危险。青春期是个危险的时刻,生产则带来了产褥期精神病(puerperal insanity)的危险,病情从短期的产前忧郁到无法治愈的精神病不等。主流医学认为女性特别容易受到生殖器官引起的波动所影响,因此某些精神状况为女性所独有。歇斯底里就是最明显的例子,后来还出现高度紧张又过于脆弱、无法从事体力与智力劳动的神经衰弱的女性形象。疯狂与歇斯底里的女人成为某些小说的特色,例如夏洛蒂·勃朗特(Charlotte Brontë)的《简爱》(*Jane Eyre*,1847)以及威尔基·柯林斯(Wilkie Collins)的《白衣女人》(*The Woman in White*,1860)。当时的文化很流行这样的医学观点,这反映了当时对于女性社会地位的焦虑。

　　这些诠释有明显的阶级差异,维多利亚时代关于女性身体能力与生活方式的预设是以中产阶级的认知为基础的。当这样的认知套在工人阶级女性的身体上时,就显得问题重重,尤其是脆弱及身体软弱这样的形容并不适用于她们。19世纪,许多工人阶级女性的生活现实和当时有关生殖身体的医学理论以及居家生活的观念格格不入。部分医生对这个问题的解释是,工人阶级女性的器官运转要比中产阶级女性来得好,后者总是觉得情感和智力都让她们精疲力尽。也有医生担心工人阶级女性是感染的来源,到了19世纪末,这种恐惧促成了关于退化的辩论以及对性病散播的焦虑。

　　女性在多大程度上与此种建构合谋,还有待确定。有些女人利用女性天生病弱的观念来获得好处,以生病为借口来逃避家庭与婚姻责任(参见第二章)。女性并非全是医学权威被动的牺牲品:女人同样关心身体的生殖功能。她们和医生一样关切月经的规律性,当她们认为出现不正常的行为或状态时,也会寻求医疗协助。南希·塞里奥特(Nancy Theriot)研究了 19 世纪英国与美国的医学文献,指出医生是如何"学会将病人对身体不适的描述归类为'不正常'的,像是无法处理家务、没有保持身体清洁的习惯、喜欢使用粗鄙的语言"。[①] 身体或心理的解释反映和建构了女性的身体经验和生活经验,而女性也反过来利用了这些解释。从 19 世纪的慈善工作者与早期女性运动是如何使用女性身体和母职的关联来支持她们家庭之外的角色的,就可以清楚看出这点。虽然孩子的利益经常被摆在母亲的权利之前,而且即便是女性权利的支持者,也认为女性的要求必须受到男性的节制,但在 20 世纪初期争取社会福利的女性运动里,人们还是使用母职与家庭的观念来塑造关于女性活动家的修辞(参见第十三章)。

本节指出了关于女性身体的医学概念是如何影响有关女性社会地位的辩论的,以及这些辩论是如何影响医学理论的。认为女性天生软弱与低级的医学概念,被改写成反映女性本质与角色的社会、文化与政治观点。认为女性的身体与社会位置是以生育为重心的成见很难推翻,但重要的连续性依旧存在。例如 20 世纪 20 年代与 30 年代的科学家认为,性荷尔蒙研究是理解性别差异的关键,而这种看法仍是牢牢地将女性身体与生殖联系在一起的。虽然荷尔蒙学说对经期的理解,让月经变成小事一桩,但 20 世纪 40 年代和 50 年代仍强调女性身体的生殖功能。例如,战后意大利男性医生对母职的讨论仍旧结合生物学和道德观,强调女性的母性。然而,女性不见得是男性医疗霸权的被动牺牲品;女性不但被期待

[①] Nancy Theriot, "Negotiating Illness: Doctors, Patients, and Families in the Nineteenth Century", *Journal of the History of Behavioural Sciences* 37(2001), p. 355.

着扮演维护自身健康的角色,也协助建构起有关女性身体本质与生殖重要性的医学理论。即使早期女性运动已经在操弄并利用医学观念,但这些行之已久的医学建构要到 20 世纪 70 年代才受到严重挑战。女性主义者和女性团体站到批判医学的最前线,以此表达了对于医生控制着女人与生殖的焦虑。这个发展鼓舞了对医患关系的性别面向做进一步的检视,然而,对许多女性而言,医患互动的改变仍旧太过缓慢。要到 20 世纪 90 年代的生物医学研究指出男性和女性对疾病的反应不见得都一样,性别差异建构才有望指向更正面的治疗方法。

医学与性经验

性史和女性身体的文化建构及医学建构有密切关系。尽管女性主义学者已经分析了女性的性经验过去是如何遭受检视与规范的,但法国哲学家福柯的作品仍大大影响了对性存在的历史评估。福柯在他为自己的《性经验史》(*History of Sexuality*)所写的“导论”(1977)中提出,性经验是话语实践的产物。他解释了性的身体何以在 18 世纪与 19 世纪成为焦点而受到一系列限制,在 19 世纪晚期又是如何被医疗化的。即便说福柯倾向于忽视非医学论述,像是宗教或法律的辩论,而且过度重视 19 世纪,并视之为现代性经验观念出现的关键时期,但他的作品仍鼓舞学者研究性经验的建构与监督。

许多关于医学与性经验的研究都强调医学专家的角色,包括内科医生、精神科医生与性学家;但其实也可透过探讨法律、宗教、道德、医疗或文化等其他的论述来研究性经验,不过,这些论述彼此错综交杂难以清楚区分,例如,医学和道德论述到 20 世纪都还彼此交织,阶级也仍会引发讨论。虽然历史学者对维多利亚时代中产阶级专业人员的性经验著作所知甚详,但对一般民众态度的相关资料知道的很有限。检视不同的阶级文化,就会发现不同的性经验建构。关于医学如何影响民众的认识与实践,以及女性在其性经验建构过程中共谋或抵抗的程度,还有许多有待探问之处。不管是对历史学者还是对当时的人而言,性经验都值得进一步探讨。

宗教与医疗彼此重叠的论述,影响了近代早期有关性经验的辩论。对教会而言,性是个道德议题,医学著作则重述了希波克拉底和盖伦的生殖学说,认为孩子的产生同时需要男性与女性的种子(seed)。这些学说断言,女性种子的产生和女人的快感有关,尤其是性高潮。即使他们主张女性种子在怀孕过程中只是次要角色,但他们仍旧认为性快感是生殖所必需的。在此同时,体液观点认为女人是湿而冷的,男人则是干而热的,因此性交会让女人的体温升高。这自然使得女人性欲旺盛。

17 世纪出现的新胚胎学说,挑战了上述观点。解剖学和显微镜的研究显示,并不是先有性快感才会产生女性种子,而是所有女性的身体都有卵。这些研究支持的观点是,不管女人在性交过程中有没有体验到快感,都有可能怀孕。这和女性的经验可能也较为吻合。这些生殖理论影响了启蒙时代对于性差异(sexual difference)的思考方式。受到宗教、政治、哲学与文化辩论,以及伴随工业化而来的社会经济变迁的影响,性经验与性差异的观念被用来强化社会角色与性别角色,并以此标榜阶级差异。结果是近代早期充满性欲的女人,在 18 世纪时开始演化成被动、居家的 19 世纪理想女性。

大多数的历史学者都认同女性性经验的医学与文化表征在 18

世纪出现改变的观点，然而，此一转变究竟多彻底，却仍有争议。例如，有研究指出 18 世纪的色情文学通常将女性描绘为诱惑者，而非被动的；对未婚妈妈的叙述进一步显示，并非所有女人在性方面都是被动的。通俗的产婆手册很少提到新的解剖学与生理学观点，这表明新的生殖理论的影响力有限。对许多历史学者而言，18 世纪是性解放的顶点，要到 19 世纪才出现比较压抑的论述。

如果说 18 世纪是个过渡时期，传统的说法则强调 19 世纪的性经验是如何被医疗化的。然而，在 19 世纪的大部分时间里，正规医疗人员通常尽量避免讨论性。大多数情况下，只有在响应广大的社会辩论或公共卫生辩论，像是讨论卖淫与性病的关系或是女性在社会中的角色时，他们才会讨论到性。因此，有关女性性经验的医学观点和新近出现的中产阶级女性角色模范与端庄的观念，有着密切的关系。塑造这些医疗观点的是阶级、宗教与道德的价值观，以及男性有着天生的性冲动而需要受到控制，女性则天生对性没有兴趣的预设——这样的观点代表了性的双重标准，也是中产阶级女性端庄观念的柱石。医疗人员诉诸的并非医学证据，他们先是使用以既有生理学模型和文化偏见为基础的伪科学来支持无欲女性的理想。他们否认女性性愉悦的观念，其定义下的正常女性性经验仅限于生殖。女性性经验因而成为败德或疯狂的可能迹象。这些观念和英国外科医生威廉·阿克顿（William Acton）的著作有密切关系。历史学者热衷强调那些性经验不符合此模范的女人是如何接受医学治疗的。最具体的粗暴例子是，英国外科医生伊萨克·贝克-布朗（Isaac Baker-Brown）在 1866—1867 年对女性进行阴蒂切除手术所引发的丑闻。

上述讨论所呈现的只是有关女性性经验的诸多观点之一。若说对于工人阶级文化的研究挑战了女性在性方面都是保守而假正

经的看法,那么,女性性经验的观念亦非静态不变。虽然福柯宣称
性在 19 世纪晚期医疗化了,但这段期间正规医疗人员关于性的著
作和讨论仍旧非常保守节制。因此,性经验概念之所以在 19 世纪
70 年代开始转变,和医学只有间接的关系。卫生观念、管制卖淫的
关切,以及第一波女性主义大声说出对性病传染的恐惧也攻击了
性的双重标准。女性主义者鼓吹一致的性道德,逆转早期的建构,
宣称女性才拥有对自身性存在的控制能力,而非由男性控制。要
到 20 世纪初,在更为热衷鼓舞女性激情的时代,这些观点才较为
人所接受。

　　这并不意味着医学完全沉默。例如,奥地利的奥托・魏宁格
(Otto Weininger)与理查・冯・克拉夫特－艾宾(Richard von
Krafft-Ebing)或是英格兰的哈弗洛克・艾利斯(Havelock Ellis)等
性学家的作品,以及西格蒙德・弗洛伊德(Sigmund Freud)对歇斯
底里女性的研究,都试图创造出新的范畴。他们强调婚姻、母职及
异性恋对女性健康的重要性。虽然弗洛伊德强调成人的性经验并
非生物因子所预先决定的,但是,性学家为了响应 19 世纪末对于
卖淫与性病的焦虑而强化了中产阶级的道德。他们提出异性恋的
科学根据,重新肯定母职的传统概念,并强调女性必须合乎理想地
响应男性的宰制。同样地,弗洛伊德的女性性经验观假定阴茎是
主要的性器官,并且将不符合母职这一模式化观念的女性归于
病态。

　　在 20 世纪 20 年代与 30 年代,关于控制生育、优生学与鼓励生
育的讨论,鼓舞了对女性性经验的积极讨论。地方与全国性社团
及一些女性杂志加入推动性改革的游说,社会科学家则开始质疑
生物决定论。性学与弗洛伊德式概念聚焦于性经验在婚姻关系中
的适切表现。英格兰的玛丽・斯托普斯(Marie Stopes)和荷兰的

特奥多尔·凡·德·威尔德(Theodor van de Velde)的著作极受欢迎。他们的著作大力主张异性恋女性的性冲动是正常的,不过就像心理学和医学论述一样,他们也强调婚姻的重要性。既有的社会风气很难推翻,这既是因为大多数人对于性与生殖十分无知,也是因为许多女性似乎想要扮演比较被动的性角色,于是把性、性经验和生殖区分开来的改变非常缓慢。出版审查制度,尤其是在英国,限制了性学在民间的传播。在法国,通俗的婚姻咨询手册依旧认定女性没有性本能,天主教会也鼓励这样的观点;在土耳其,国家强迫女性接受处女检查,试图借此来控制女性的性行为。

关于性的公开讨论在 20 世纪 20 年代与 30 年代还是相对罕见,但是到了 50 年代,性经验讨论的重点不再是生育,而是快感。人类学者和社会学者开始主张性角色是由文化决定的,而性学则向夫妻传授性态度与性技巧。阿尔弗雷德·金赛(Alfred Kinsey)对美国人性生活的大规模研究(1948 年与 1953 年)的著作对社会产生了强力冲击;美国神经学、心理学与社会科学的新研究著作开始把性和性别区分开来。对许多人而言,20 世纪 60 年代标志着性革命的开始。一般常把这个改变归因于避孕药的发展,然而,要评估性态度的转变,就不该忽略战后重建与社会经济变迁在新的社会态度来临的过程中所扮演的重要角色。对许多人而言,避孕药等同于无忧无虑的性活动和性实验,但是它的使用也激起关于性经验、避孕及其道德后果的激烈辩论,并且让女性在避孕过程中更加依赖医疗人员。

近现代时期针对女性的社会角色,出现广泛的社会、文化、政治或经济辩论,并援引了医学所提供的论述框架;然而,就女性性经验而言,医学很少是主导性论述,即便 19 世纪晚期的性学提供了一套理解性差异的新科学语言,但它仍旧捍卫社会规范。这些辩论的重点常是生殖和女性性经验的关系，此一联系要到 20 世纪才逐渐削弱。关于女性性经验的观点，其所涉及的不是简单明了的医疗化过程，而是医学观点与社会观点之间的复杂互动。

规范女性性经验

虽然医学不是界定女性性经验的唯一权威，但就监控女性性经验而言，传染理论和医疗人员仍旧重要。历史学者在探讨性经验是如何受到控制时，检视了性病防治措施是如何结合对异常行为、性经验与性别的担忧与关切的。相关规范具体体现了对于女性性经验的医疗与文化成见，并且赋予了医疗人员相当大的控制女性身体的权力。检视 19 世纪与 20 世纪的性病防治措施，就能探讨过去围绕着女性性经验的迷思与矛盾。

由于女性罹患性病的病征不易觉察，因此 19 世纪的医生认为她们是性病的主要带原者。在这一套论述当中，关于婚外性行为、卖淫与梅毒的说法，为欧洲政府针对妓女身体的做法提供了依据，法国卫生学者帕朗-杜沙特雷（Parent-Duchatelet）的观点就是很好的例子。欧洲各地采取的预防策略大致类似，这些措施经常被称为管制主义（regulationism）。法国在拿破仑时代（1799—1815）实施之措施影响下，管制做法包括妓女的证照制度、医学检查以及在发现性病后便予以强制治疗。女性性经验的性别观点制约了这样的做法：它创造出妓女这个独立的女性范畴，其所认可的性标准是宽待男性性行为、将女性性行为归于病态。这套管制措施把卖淫与性病联系在一起，强化了以下观点：工人阶级的女性性经验是危险的。

英国的《传染病法案》（Contagious Diseases Acts，1866—

1886）是监控女性性经验最恶名昭彰的做法。历史学家透过研究这个法案来探讨当时和医学、道德及女性地位相关的议题。该法案是作为一项公共卫生措施而制定的，用于在军队驻扎的城镇或港口预防性病传播。它授予特勤便衣警察认定可疑妓女的权力。女性一旦被认定涉嫌卖淫，就必须自愿登记为妓女，或是到治安官那里证明自己的清白。登记的女性被迫每两周接受一次海军或陆军医官的内诊。拒绝的话，治安官可以强迫她接受检查；若被发现罹患性病，就会被遣送到性病医院接受治疗和道德教育。如同其他欧洲国家一般，此法案将道德病态和医学病态混为一谈。

《传染病法案》引起强烈反对，而反对法案的运动有两个清楚的面向。对运动领导人约瑟芬·巴特勒（Josephine Butler）而言，这个法案羞辱女性，而且将一套针对女性的双重性标准予以体制化。反对法案的社会运动者宣称，医学检查是一种器械强暴，此一法案等于国家认可男人买春与性侵犯。反对法案的人当中，有些人抗议法案对自由的侵犯并拥护女性权利，但也有些人认为法案的道德立意错误，必须加以阻止。后者常被称之为社会净化运动，他们希望透过更进步的立法来管制性经验。结果《传染病法案》遭到废除，并在 1885 年通过《刑法修正案》，把合法性行为的年龄从 13 岁提高到 16 岁，并提出进一步监控公共性经验（public sexuality）的机制。

英国废除法案的抗争鼓舞了欧洲各地类似的运动。在第一次世界大战爆发之前，管制卖淫及性病预防是公共卫生和福利辩论的重大课题。和英国的情况一样，这方面的讨论同样有其社会面与医疗面。他们涉及广泛的议题，包括都市环境治安与监控性行为，乃至自由和医疗权威的问题。废除法案运动者起先的目标是要挑战既有的性标准，但透过他们的运动却创造出新的监控策略，并强化了中产阶级的性道德观。结果出现了三种不同做法：法国与德国仍采用原有的管制主义，英国则采取自愿的做法，斯堪的纳维亚国家则出现"卫生国家主义"（sanitary statism），采取专门针对性活跃群体的措施。这三者都针对性行为活跃的单身女性，结合了医疗措施和感化政策，这反映出阶级观念以及对女性身体、观瞻与行为的认知。优生学和鼓励生育的政策进一步将女性性行为政治化，开启了20世纪初强调母职的政策，并以母职来界定女性性经验（参见下文讨论）。

当时对性危险女性的看法，具体表现于性病防治政策中。这些措施的目标是女性，特别是违反社会规范的工人阶级年轻单身女性。20世纪的公共辩论虽然挑战了性道德，但是性病和道德以及女性性经验的联系一直持续到1945年之后。性病防治措施结合道德面向和卫生面向，宣扬了性活跃的女性是潜在传染源的强烈意象。到了20世纪60年代与70年代，焦虑的主要来源不是卖淫而是滥交。婚外性行为与少女的性经验仍旧被视为病态，并且是公共卫生运动的焦点。就规范女性性经验而言，医学是中产阶级道德主义强有力的代理人。

怀孕与生产

由下而上的历史的研究兴趣，鼓舞历史学者检视医患关系与病人的医疗经验。虽然许多这类研究经常疏于考虑医患互动的性别面向，或只把焦点放在识字阶层。然而，女性在接受治疗的时候，往往会经历一种三角关系。亲友与家人经常扮演守门人的角色，这在某种程度上决定了女性所能得到的护理，并影响了许多女性与治疗者的互动。女性通常是因为怀孕和生产才会和医疗进行有规律的接触，不过她们的财务状况限制了其所能接受的治疗。

怀孕与生产深深地影响了女性对生病的看法。虽然生产的死亡率要比一般认知低很多，近代早期欧洲大约百分之一的生产会导致母亲死亡，但对许多女性而言，怀孕与生产带来的是疾病、伤害甚至残障。17世纪的牧师拉尔夫·乔斯林的日记强调生产不只危险，而且他妻子大部分的身体不适都和怀孕与生产有关。大多数女性会从轻微的并发症中复原，或是因为社会经济或政治的限制而无法养病，只能在日常生活中设法调适生产带来的疾病。19世纪70年代之后对避孕方法的使用增加，这有助于降低生育率，但是对20世纪初期的母亲而言，生产所带来的痛苦仍是难以抹灭的记忆。

由于生产对女性健康的重要性，以及女性身体常被呈现为生殖的身体，所以历史学者常把焦点放在生育的四个主要领域：生产的场景、男医生和女助产士的专业对立、法律面（堕胎与杀婴）以及医疗化。借由扩大探讨的范围，人们可以探索从怀孕到生产的女性经验，进而揭露出阶级以及对女性的医学建构和社会建构是如何影响健康护理的，这使得更丰富地理解医学和生育的关系成为可能。

一般常认为20世纪60年代口服避孕药的发展改变了性态度，这成为性革命的滥觞。医学提供了女性控制生育的技术。这种技术决定论的看法忽略了一个重要的事实，就是即使19世纪末之前对性与避孕相对无知，从前的女性仍有办法控制自己的生育。这通常和医学没有太大关系。16世纪与17世纪，教会的反对限制了医生所能提供的避孕信息，然而，口述传统和通俗著作提供了丰富的知识来源。禁欲、不插入的性关系、提早抽出以及延长哺乳，都被视为控制生育的方法，而且18世纪开始出现使用避孕膜的避孕方法。当这些控制家庭人口的方法都失败时,堕胎提供了另一个解决办法。法院的记录显示,女性透过服用堕胎剂、把器械伸进子宫或是以催经为借口寻求医疗协助来进行堕胎。

生育率会随着国家、地区和阶级而不同,例如穷人有更高的生育率;然而 19 世纪 70 年代之后,欧洲生育率的整体趋势是下滑的。一般认为,这标志婚姻关系的性质发生了剧烈的改变,也是现代社会发展的特征。历史人口学者对此提出许多不同的解释,其中之一是使用避孕方法的增加。虽然医疗人员常常排斥倡导节育,甚至宣称它是危险的,然而在 19 世纪随着节育逐渐为人所接受,机械性的避孕方法被积极地推向市场。① 不过节育有着清晰的阶级面向:芬兰较高的社会阶级大多使用机械式的避孕方法,而德国和英国的证据则显示,贫穷的女性仍然依赖传统方法,像是性交中断、禁欲或堕胎。

女性子宫帽或女性保险套等新的阻断式避孕方法在 20 世纪 20 年代和 30 年代开发出来,节育的相关信息普及度也有可观的提升。促成这现象的因素包括优生学、自由主义、女性主义和社会主义影响,以及玛丽・斯托普斯及其他避孕运动者对节育的成功宣传和避孕方法普及程度的提高。历史学者认为,以上种种对限制家庭人口数量有显著影响。尽管医学界仍有所抗拒,但是在两次世界大战之间,各阶层的女性都提高了对子宫帽这类女性避孕方法的使用;不过,传统方法也仍持续使用。尽管生育控制诊所会提供新避孕方法的咨询,而且医学界也警告性交中断会导致精神疾病和不孕症,但不是所有人都喜欢或信任新的避孕方法。堕胎仍

---

① 相对于避孕药、杀精剂等"化学式避孕法",机械式避孕法指的是用安全套这类方式机械性地阻绝精子与卵子的接触。——译者注

旧是相当普遍的做法。在鼓励生育的国家,像是法西斯主义的意大利或者共和时期的法国,避孕器材的销售受到限制,民众只有少数的选择。

战后对人口膨胀的焦虑使得生育控制更广为人所接受,过去对避孕的道德疑虑到了 20 世纪 50 年代就已削弱。虽然性交中断法仍相当受欢迎,但要求堕胎合法化的压力日益升高,而英国、法国和意大利则修法让女性可以合法地选择堕胎。20 世纪 60 年代引进的避孕药,使得许多女性更愿意也更容易进行生育控制,也重新燃起对家庭计划的兴趣。尽管在 20 世纪 70 年代出现对避孕药副作用的恐惧,但是在 20 世纪结束之前,已有超过七千万名女性使用口服避孕药。

事情的另一面则是助孕医疗。提高生育率是近现代时期的重要关切。通俗的助产手册以及性咨询的作品,提供了受孕的实用建议。20 世纪 20 年代与 30 年代,医学界努力发展改善受孕率的技术。荷尔蒙研究带来对排卵更深入的理解,进而向女性提供了认识与管理生殖的新科学技术。20 世纪 60 年代发展出的助孕药物很快为人所采用。体外受精术(in-vitro fertilization,IVF)则更具争议性。这个做法起初在 20 世纪 40 年代引发了强烈愤怒。然而,英国妇产科医生帕特里克·斯特普托(Patrick Steptoe)和生理学家罗伯特·爱德华兹(Robert Edwards)慢慢发展出一套技术,即使用腹腔镜从卵巢取出卵子,使其受精后再送回子宫。这个程序在 1978 年成功造就了第一位"试管婴儿",引发媒体积极报道。新的技术具有相当的争议性:体外受精术带来困难的道德问题,以及对代理孕母正当性的关切。尽管有这些顾虑并出现了一些丑闻,但体外受精术仍很快就受到欢迎。

医疗并非一怀孕就停止涉入,等到生产时才又开始。女性主义历史学者指出，医学不只关切治疗，更关切行为。近代早期，怀孕的不确定性引起医学辩论。女性和医生常把怀孕误以为是腹部绞痛、胀气，或是危险的经血无法排出，有些女性则利用这种不确定性来进行堕胎。因此，大多数医学作品都强调辨识怀孕并不容易。17 世纪的讨论焦点是胚胎如何形成，而另一方面，医学观念把畸形儿归因于性行为过度或不正当性行为，这明显重复了宗教的超自然观点。在日常层面，医学文献则向女性提供了预防流产的建议和促孕的滋补疗法。

来自通俗医学手册与产科手册的证据显示，怀孕在 19 世纪进一步医疗化，即使怀孕时期很少做医疗检查，但对如何辨识怀孕的迹象以及怀孕女性的适当举止都有详细建议。基于传统的养生观念，怀孕女性应该从事温和的运动，避免穿太紧的衣服，避免心情激动且应该吃清淡的食物。这样的养生法强化了女性特质的社会与生物学建构。对于怀孕时常见的毛病，像是恶心、消化不良与头痛，医疗人员也提供了治疗的建议。虽然一般觉得医疗人员不太能控制这些症状，但还是认为他们能减轻让许多怀孕女性不舒服的常见毛病。

直到 19 世纪晚期，人们还是把注意力焦点放在怀孕时造成困扰的症状或主要的毛病上。医疗人员最感困扰的是流产，以及那些会导致女性流产的疾病。医生在著作中强调，怀孕女性若有任何毛病一定要看医生。因此，生产不是医生唯一登堂入室的机会。20 世纪发展出的判断是否怀孕的实验室测试方法，以及产前诊所的发展，不只让医生有办法检查出不正常的产科现象，同时也扩大了医生在怀孕时所发挥的作用。到了 20 世纪 20 年代，前往诊所、接受检查与检验成为怀孕的例行公事。再过十年，英国怀孕的母亲可以向医生申请补品，并可透过地方的婴儿福利诊所或家庭出诊，进行定期产前检查。这样的趋势在 1945 年之后持续发展。20 世纪 50 年代引进的超音波可详细监测胎儿是否畸形，此技术起先引起了一些不安，但随后成为常规做法。到了 20 世纪晚期，一些技术检测和基因检测的引进更扩展了这种监控。

历史学者认为此医疗化的过程在生产时最为明显。传统上认为男性医疗人员在生产时所发挥的作用日益增加，并取代了女性的控制，这代表医学战胜了迷信与无知。18 世纪引进的产钳被广泛地视为医疗化的第一步，接着 19 世纪更加强调卫生，20 世纪则出现产科手术改良与医院生产案例的增加。虽然此一线性叙述随后受到历史学者的挑战，他们认为医疗化不只剥夺了女性的行动力，而且让她们在生产时暴露于更大的危险中；然而，所谓 18 世纪之前男性很少涉入生产的看法却历久不衰。

既有的叙述是在近代早期的欧洲由女性和产婆主导生育。16 世纪与 17 世纪，产婆除了提供私人生产协助之外，也透过地方政府成为都市公共卫生政策的一部分。许多产婆拥有执照而取得了相关医疗的主导地位，其中有些比如巴黎的露易丝·布尔乔亚（Louise Bourgeois）更是技术高超的医疗人员。然而，产婆并没有垄断接生。在整个欧洲，产婆都是由男性的行会团体所控制（参见第九章）。有关接生和妇科的著作通常是以男性内科医生与外科医生为诉求对象，17 世纪男性作家出版了一系列探讨生产、剖腹技术、异位怀孕和难产的书籍。对女性身体与胎儿的解剖学研究显示，男性进一步涉入此一领域。出现难产时，会请来外科医生，不过男性的介入往往不止于此。男性医疗人员被认为是某些产科问题的专家，疑难病例常会求助于男性医生。但我们也不能认定男性医疗人员的做法和女性医疗人员有什么不同。

尽管男性在近代早期就已经涉入生产，但历史学者仍常认为

18世纪是生产管理出现关键改变的时期。包括男助产士（man-midwife）的兴起、产钳使用的增加及慈善生产机构的设立，后者为已婚且名声良好的贫穷女性提供怀孕与生产期间的机构护理。然而，此一演变过程既不单纯亦非必然，也不完全是新器械与新医疗方法所带来的结果。以下几点因素的结合，包括医疗市场的成长、专业的考虑、寻求男医生协助的流行、促进人口增长与降低死亡率的努力、专业机构的增加，都促使生产护理的性质发生转变。虽然产钳的引进可以在困难的情况下较为安全地分娩，但女性助产士训练课程的设立——例如在德国的情况——显示，女性并未系统性地被排除在接生过程之外。同样地，所谓此一变迁纯由男性医疗人员所推动的说法，也经不起检视。阿德里安·威尔逊（Adrian Wilson）对英国生育的社会史研究显示，女性在接生工作的变化中扮演着积极的促进角色。威尔逊的《男性助产士的构成》（*Making of Man-Midwifery*，1995）指出，识字的与上层阶级的女性中兴起了一股新女性文化，这创造出对男助产士的需求，因为这批女性想借此突显自身的社会地位。

这里无意低估当时出现的改变。对于那些付得起男助产士出诊费的女性而言，聘请男助产士成为一种流行，同一时期也可看到产科医院与孕妇慈善机构的增加，这些机构的目的是将医疗护理延伸至贫穷的已婚女性。女性主义历史学者批评称产科医院基本上是个父权机构，不只扯了女性医疗人员的后腿，同时还把生产的控制权从母亲手中转移给了男性医疗人员。然而对个别医院的研究质疑了这样的看法。这些研究显示，它们并不是许多人所设想的那种严格苛刻的机构。妇产科医院的成长并不意味着生产马上遭到医疗化或男性宰制。它们很有可能创造出了一个由官僚控制的符合中产阶级道德标准的环境；然而，里面大多数的工作仍由女性人员负责。只有难产的时候才会动用男性产科医生，而且他们的医疗活动并不吻合那种强迫或暴力介入的形象。

图 4.2 描绘的是传统的生育场景。产科医院的成长与男助产士的出现并没有带来剧烈的改变。传统做法与生产文化依旧延续。就算男助产士从女助产士手上抢走了精英客户，但女助产士仍旧广泛地为穷人与中间阶级服务。直到 1850 年之前，女助产士的协助仍是常态，改革助产的努力是为了管控女助产士，而非取代她们。同样重要的是，女性也有其选择。虽然个人经验不一，但女性亦欢迎医疗的介入。例如，尽管生产时使用氯仿（Chloroform）在 19 世纪 40 年代与 50 年代引发了医学与宗教的辩论，但许多女性其实是欢迎氯仿及后来那些其他控制生产疼痛的方法的。

然而，产科医院的设立确实创造了生产的新机构空间，并影响了产科的发展。尽管 19 世纪的产科医院仍和大多数女人的怀孕产子经验不相干，然而，欧洲的发展趋势是从家中生产转移到医院生产，1930 年之后尤其如此。随着医学的改进，像是磺胺药与输血的引进，加上更好的产前照顾，产褥热、毒血症以及出血减少，此一转变也使得生产变得更为安全。随着生产被界定为医疗过程并被机构化，怀孕女性变成病人。即使此一过程曾遭到抗拒，但怀孕女性与医疗人员确实改变了他们关于生产地点的预期与习惯。

慈善机构和政府加强了对怀孕的政策介入，这也有助于生产的医疗化与机构化。科学母职观以及医生和其他医疗人员在怀孕生殖上的权威性受到了肯定。欧洲国家更积极地提供怀孕生产的相关服务，满足保护孕妇的需求（参见第十三章）。从 20 世纪初开始，促进生育的关切强烈影响了社会福利，法国第三共和国时期（1870—1940）尤其如此。相关政策包括从对女性工作与避孕的管控，到投资产前和产后的护理。大萧条的经济氛围，以及透过女性

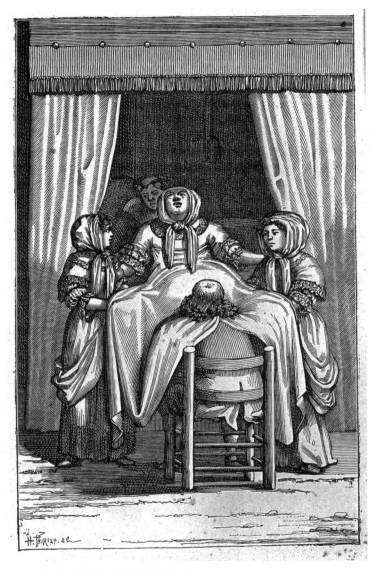

图 4.2　生育场景，17 世纪荷兰。
图片来源：Wellcom Library, London。

回归家庭运动来保障男性就业，在 20 世纪 30 年代刺激了生育运动的发展。这些政策在纳粹德国（1933—1945）特别激烈；在其他的地方，国家政策希望做到降低婴儿死亡率、保护国家的未来力量并保障母亲的福利，因为这时候已经开始注意到母亲的健康与婴儿的存活密切相关，因此发展出产前与生产的服务。于是，助产步骤标准化与机构化，并受到男性医疗阶层的控制。两次世界大战之间意大利成立的"国家妇幼局"就是个鲜明的范例。这导致的后果之一是，直到 20 世纪晚期之前，助产士对生产的管理几乎都没有专业控制。

除了纳粹德国在意识形态上注重居家生产之外，其他国家以更为介入式的与机构化的模型取代了自然生产。医院的产妇病床增加了，为富裕阶层服务的产后休养中心变得很流行。北欧国家很快就采用医院生产，其他国家随后跟进。欧洲还引进新的处置方法和止痛方法，如用来移除疼痛记忆的无痛分娩法（twilight sleep）。1935 年之后，使用磺胺药物来治疗产褥热使产妇死亡率快速降低；1945 年之后，使用药物和氧气来催生以及剖腹生产，带来更进一步的医疗处置方法。欧洲各地由于社会经济状况和政治因素以及生产服务的普及性不同而有所差异，但到了 20 世纪 70 年代，在医院生产和使用合乎资格的助产士、卫生访视员、综合科医生与妇产科医生，以及他们所提供的意见，成为常态。

机构化的转向容易被认为是国家或医生所推动的现象。事实上，随着 19 世纪晚期的"女性问题"（women's question）挑战了既有的社会与政治制度，女性在妇幼福利上的改革努力最为明显。虽然女性主义者批评女性运动者太过狭隘地把焦点放在怀孕生产上，但是，这种评价低估了上述议题的重要性，以及它们是如何为社会政策及女性在其中所扮演的角色铺平道路的，也低估了因此受益的女性人数。许多女性欢迎新的产妇服务。不论女性还是医生都认为生产是件危险的事。女性在怀孕与产后都担忧宝宝的健康，因此她们寻求医疗人员的帮助，并欢迎对生产的医疗管理，尤其是她们开始认为在医院生产安全且能够减少疼痛。这并不意味着医院的照顾标准或卫生都很好，事实上常常不太好，但女性仍旧使用这些新的生产服务并由此获益。这些好处来自更好的产科护理标准，以及较少的产前和产后并发症。20世纪50年代之后，女性的知识水平和期望都提高了，她们希望能推广这些服务的压力也随之增加。

然而，对社会福利的性别解释经常忽略阶级。中产阶级母亲与女性健康护理的提供者，和医疗人员与国家官员通力合作，推动了生产的医疗化与机构化，不过她们这样做的同时，也卷入了对其他女性生活造成限制的政策的制定中。例如在1914年之前，法国的女性运动成功地利用促进生育的关切与民族主义，施压要求国家保护母亲。然而1918年之后，同样的观念被用来将女性赶出劳动市场。贫穷女性要取得训练有素的助产士与机构的服务，仍旧相当困难。造成此种限制的原因包括：国家社会福利的财政状况与普及程度、家庭收入以及慈善服务的地理分布和性质，后者通常集中于都市区。

如果我们检视孕妇从受孕、怀孕直到生产的护理经历，就可看出16世纪到20世纪的医疗化过程。男性医疗人员经常对生育控制保持沉默，不过就孕妇护理与生产而言，从近代早期到现在，他们都提供了建议与协助。由此可见，这个转变与其说是从女性文化转变为男性医疗介入，或是在18世纪突然发生转变，毋宁说是渐进的改变与进一步的机构化，在这一过程中，女性具有能动性且经常是自愿的伙伴。尽管阶级经常是个重要因素，但以上叙述指出，20世纪对医学与母职的批判，不该扭曲我们对怀孕生产护理的历史看法。

扩展阅读

- 关于性别的最好阅读入门是 Merry Wiesner-Hanks，*Gender in History*（Malden，MA：Blackwell，2001）以及 Laura Lee Downs，*Writing Gender History*（London：Hodder Arnold，2004）。

- 虽然大多数关于女性与医疗的作品都集中探讨现代时期，但 Mary Fissell，"Introduction：Women，Health and Healing in Early Modern Europe"，*Bulletin of the History of Medicine* 82(2008)，pp. 1 - 17 一文概括了近代早期的情况；Monica Green，"Gendering the History of Women's Healthcare"，*Gender and History* 20(2008)，pp. 487 - 518 一文则挑战了关于女性与医疗的传统叙述。

  Thomas Laqueur，*Making Sex：Body and Gender from the Greeks to Freud*（Cambridge，MA：Harvard University Press，1991)对性知识与性别知识的转变提出了挑衅性的评估；

  Mary Fissell，"Gender and Generation：Representing Reproduction in Early Modern England"，*Gender and History* 7 (1995)，pp. 433 - 456，以及她的 *Vernacular Bodies：The Politics of Reproduction in Early Modern England*（Oxford：Oxford University Press，2004)展现了更长的变化年表；

  Londa Schiebinger（ed.），*Feminism and the Body*

(Oxford：Oxford University Press，2000)这一作品集收录了探讨关于女性身体认知的经典文章。

　　Barbara Duden，*The Woman Beneath the Skin：A Doctor's Patients in Eighteenth Century Germany* (Cambridge，MA：Harvard University Press，1991)是最早研究女病人如何理解健康与疾病的著作之一；

　　Nancy Theriot，"Negotiating Illness：Doctors，Patients，and Families in the Nineteenth Century"，*Journal of the History of Behavioural Sciences* 37 (2001)，pp. 349 - 368 一文强调女性的行动对医学观点的影响。

- 关于性史，Robert Nye，*Sexuality*（Oxford：Oxford University Press，1999)提供广泛且深思的介绍；Timothy Gilfoyle，"Prostitutes in History"，*American Historical Review* 104(1999)，pp. 117 - 141 一文是关于卖淫及其管制的优秀的史学回顾。

- 关于生育控制的文献，最好的入门仍是 Angus McLaren，*A History of Contraception*（Oxford：Blackwell，1990)。

- 关于 20 世纪，Kate Fisher，*Birth Control，Sex and Marriage in Britain，1918 - 1960*（Oxford：Oxford University Press，2006)一书是对生育控制所扮演角色的生动评估。

　　Lara Marks，*Sexual Chemistry*（New Haven and London：Yale University Press，2001)一书勾勒出关于避孕药的历史。

- 对于怀孕和生产有许多很好的研究，可参见 Jacques Gelis，

History of Childbirth: Fertility, Pregnancy and Birth in Early Modern Europe （London：Polity，1991）以及 Adrian Wilson，*The Making of Man-Midwifery: Childbirth in England，1660 - 1770* （Cambridge，MA：Harvard University Press，1995）；Ann Oakley，*The Captured Womb: History of the Medical Care of Pregnant Women* （Oxford：Blackwell，1986）则提出了对女性主义的解读。

- 关于比较性的研究，可参见 Irvine Loudon，*Death in Childbirth: An International Study of Maternal Care and Maternal Mortality*，1800 - 1950 （Oxford：Clarendon Press，1980）。

自助医疗与医疗市场

　　病人在面对疾病时从来就不是被动的。在近代早期欧洲，许多人会先行自我诊断，或是请家人或社区成员诊断。病人及其家属，特别是女性家族成员，会评估病情有多严重以及护理要花费多少金钱、时间与带来多少不便，然后从各种医疗方式中寻求协助。近代早期欧洲有多元的医疗文化，病人及家属并非被动地受制于医者。就选择治疗方法与咨询医疗人员而言，他们是具有独立判断与选择的历史行动者。许多人会先使用家中或商业的疗法，如果病情没有改善，才会从许多不同类型的医疗执业者当中进行选择并加以咨询，或者他们会混合不同类型的护理方式（参见第九章）。

　　历史学者使用医疗市场这个概念工具来勾勒这些选择。哈罗德·库克在《斯图亚特时期伦敦旧医疗体制的没落》（1986）一书中首先提出此一概念。医疗市场的概念受到 20 世纪 80 年代自由市场意识形态的影响，对病人与治疗者之间的市场关系提出一套模型，用于理解医疗服务供需之间复杂微妙的互动。此一模型主要应用在近现代医疗，它鼓励历史学者将病人设想为主动的行动者，而将（不论正规或非正规的）医疗人员视为企业家，检视社会与商业因素对医疗知识的影响。把焦点放在医疗市场常会忽略文化因素,分析时会偏重竞争而忽略合作,然而,此一模型确实有助于历史学者了解病人如何寻求护理与进行协商。医疗市场在 18 世纪与 19 世纪变得日益复杂,使得病人与家属在家庭内外都能取得越发多样的医疗护理。从这些史学潮流中所涌现的,是一套关于医患互动的市场模型,行动者和选择的问题是形成医疗结构、病人选择执业者,以及使用民间医疗和自我治疗等议题的核心。正如安德鲁·威尔在《社会中的医疗》(*Medicine in Society*,1992)一书中所说的,结果呈现出一个更为丰富的医疗世界。

　　本章检视"选择"的概念。并不是把焦点放在市场中各式各样的治疗者上,而是采取一个以病人和家庭为中心的视角,把焦点放在个人与家庭上。本章还以民间医疗(popular medicine,其定义是普通人的医疗)与自我治疗(self-medication),以及江湖郎中与独家秘方的角色为出发点,检视医疗多元主义,进而探讨医疗市场的性质,同时也讨论医疗的社会经济环境是如何帮助人们理解宗教、生活习惯与政治抗议等社会议题的。本章所探讨的关键课题包括民间医疗与学院医学的界限,并透过检视病人所拥有的治疗机会(包括民间医疗到成药等)来探讨病人如何回应疾病,以及这种情况如何使得病人成为自己的治疗者。

民间医疗与自助医疗

　　在一个疾病无所不在的时代,近代早期的男女都在设法保养自己的身体,甚至透过闻身上的味道来监控自己的健康(参见第二章)。面对无法逃避的疾病现实,大多数人对医疗都相当有兴趣。受过大学教育的医生要到 19 世纪晚期才能够宣称在治疗上取得了少许成功,大多数城镇的正规医疗人员数量不足以应对医疗需求,因此许多人采用多样的医疗措施,诉诸自助医疗与家中即可得的治疗资源,或是求助于所谓的民间医疗。

民间医疗、地方医疗(vernacular medicine)以及民俗医疗(folk medicine)这几个名词通常可以通用,都用来形容近现代时期自助医疗的做法。民间医疗和女性及家庭领域有密切关系,经常被贬低为正统医学之外的医疗,或是不科学的民间信仰。然而,随着学者拒绝过往的医学进步史观,他们的研究显示,民间医疗包含了相互重叠的多种医疗体系,形成了一种共同的心态,创造出个人、集体、地方与区域的实践。历史学者对于学院医学与其他形式的民间医疗或另类医疗如何互动越来越感兴趣之后,就开始怀疑学院医学与民间医学的严格区分能否成立。

从16世纪到18世纪,人们清楚地明白,照顾自己与亲人的健康是毋庸置疑的责任,基督教传统与医生都巩固了这种信念(参见第三章)。这个责任在家庭中通常是由女性承担,她们还被期许具备一定程度的调配处方技能。历史学者常认为,对正规医学的怀疑与失望是自助医疗一直流传的原因,然而,自助医疗不全然是缺乏信任或疾病宿命观的表现,它反映了健康与责任的社会观、文化观以及经济现实,因为自助医疗要比向医生求诊便宜许多。此外,它也反映了正规医疗人员不足的状况。利用地方资源自给自足,是当时普遍的现实需要,民间医疗正符合此需要。民间医疗立足于家庭且简单易行,是近代早期欧洲最普遍的医疗护理形式。

民间医疗并非铁板一块。它环绕着口语文化与印刷文化以及家庭与社区网络而形成,正如英国历史学者洛伊·波特在《病人与医者》(*Patients and Practitioners*, 1985)一书中所指出的,民间医疗对应着各式各样的社会经济状况、识字程度、阶级与社区的认知，乃至于个人的处境；它受到宗教信仰、性别与地理的影响。这样的地方面向造就了民间医疗的形貌、意义与应用范围。物质、社会与文化的环境影响了它，而它也在此环境中得到使用。在这样的架构下，与其认为有个铁板一块的民间医疗，毋宁说存在着各式各样的民间医疗，以及医疗多元主义。这种状况延续到 18 世纪，直到医学著作与商业处方的大量增加，创造出更为全国性的模式。

在一个人人必须为维护自身健康负责的时代，某种程度的医疗知识是不可或缺的，但若近代早期欧洲的民间医疗是兼容折衷的，那它和正规医疗就并未完全隔离。历史学者已经指出，精英文化和民俗文化有所关联而且彼此互动。这同样适用于医学，爱德华·詹纳（Edward Jenner）关于天花预防接种的研究就是鲜明的例子。挤牛奶的女工在感染牛痘之后就很少罹患天花，这样的地方知识是他的灵感来源。尽管民间医学衍生自学院医学，但重点并不在于学院和民间的观念有所交集，也不在于真正的知识与其败坏的版本相对立，而是关于疾病与健康的医学知识与民间知识分享了有关身体与不适的共同观念。

正规医疗人员宣称他们拥有更高的知识与专业能力，然而，医患互动有其共通基础。一般人常以家务类比来理解身体，但直到 18 世纪晚期，他们和饱学的医生都利用体液理论，都认为治疗的目标是维护或复原平衡（参见第二章）。近代早期医学的另一支柱是交感（sympathy）的观念，人们因此认为他们可以透过将疾病转移到其他物品或植物来治疗自己。在医疗人员与普通民众共享的这个框架下，两者都用类似的方法来面对特定的不适，而且都认为魔法对疾病有强大的影响力（参见第三章）。到了 17 世纪，虽然有人认为魔法能够引起疾病或对疾病加以治疗的想法逐渐失去了基础，但研究当时的家用治疗书籍，我们会发现 16 世纪到 18 世纪之间,民间医疗使用的许多成分和医生推荐与药剂师贩卖的处方非常相似。不论民间医疗还是医生的处方,都经常使用黄花九轮草药酒(Cowslip wine)来治疗儿童麻疹,用大黄来通便,也常使用蚱蜢与燕子等动物制成的药物。两者对于食物、生活起居,以及自我节制在疾病预防与治疗上所发挥的作用持相似的看法;不过大多数的民间处方更强调使用泻药与舒缓症状。对于这些处方的使用,正规医疗人员与普通民众可能会提出不一样的解释,然而其相似性是当时医疗的重要特征。普通民众和医疗人员交流观念与信息,因而有共同的医疗文化。

虽然民间医疗和正规医疗人员所开的处方配药有许多共同的特征,但前者具有高度的弹性,且为历史与文化所决定。病人和家属发展出一种冗杂而形式多样的自助医疗,其影响因素包括范围广泛的知识来源、观念与传统以及自然药材与商业处方的价格与取得的难易程度。民间医疗会配合地方情况或信仰,并透过口述传统、家庭配方与记事本来传递,稍后则透过民间医疗著作与历书流传。这些作品拥有广大的读者,具有参考书与实用手册的功能,向普通民众提供了丰富的医学知识。

自助医疗涵盖了疾病处理和对健康的积极追求。食物、饮料以及生活习惯(包括运动)都很重要。草药、花与根茎、矿物质与动物成分,这些容易种植、收集与使用的材料,构成了 16 世纪与 17 世纪的主流疗法。某些特定的植物或成分有特殊的疗效,例如用大黄来治疗便秘,用鹅油来治疗风寒,用槲寄生(mistleoe)则有助于治疗肿瘤。某些物品或吉祥饰品依傍魔法或迷信而具有了治疗的力量。人们佩戴含有珠宝、骨头或珊瑚的幸运符,以此来保护婴儿或治疗肾脏疾病;鲨鱼牙齿的化石(还有人认为是毒蛇的舌头变成的石头)则被当作毒药的解药。这些传统处方有时还搭配其他的自助道德疗法，像是草药、素食或戒酒等，这些做法在 19 世纪变得很时髦；人们又撷取一些渊远流长的观念，如养生、饮食与生活习惯对健康的重要性。

一般人容易认为，自助医疗的使用者仅限于没有受过教育的人；然而，认为只有下层人士才需要自己处理日常病痛之看法是经不起检视的。民间医疗是每个人的医学，不过精英阶层看起来更偏好含有番红花或珍珠等奢侈成分、更具异国色彩的配方。大多数家庭都对医疗事务有相当的认知，不论收入高低，所有群体都积极保护并管理其健康（参见第二章）。城乡之间的做法也没有严格差别。历书和其他详细描述家庭配方或草药配方的文本都很普遍。它们预设读者都有基本的医疗与植物学知识，诊断与治疗建议都能够在家里或由药剂师准备。家用与医用的草药容易种植采集，而且除了最偏远的地方之外，各地都有药剂师在营业，可以轻易地从药剂师那里购得草药。公元 1700 年之后，使用商业贩卖的材料与配方变得更为常见，病人则会花更多的钱来购买独家药方。到了 18 世纪，一般人对于使用独家药方，就像使用传统草药配方与调整生活习惯一样适应了。

自我管理和自我医疗是对微恙的惯常反应，遇上疾病、意外与紧急状况也常是如此。人们对这些方法表现出相当的信心，因为它们看起来是有效的；这种有效可能是拜自然痊愈和某些成分的药性有效而来的幸运巧合所赐，不过还有其他影响因素。自助医疗让病人、家属和社区有办法主动采取治疗行动，并且根据他们对疾病的认知来采用相应的治疗方法。就算有些人是情势所逼不得不如此，但也有些人的动机是虚荣心和想要节省资源。在 19 世纪晚期之前，由于医疗工作者在治疗上的成效有限，自我医疗不见得会比其他的选择来得更差。有许多人定时呕吐和服用泻药以排除过多的体液，也结合不同医疗体系来使用各式疗法。家庭、朋友彼此交换意见、处方和治疗方法，这通常又反映了家庭与地方之信息、权力与权威的网络。许多家庭都备有催吐剂、泻药以及止痛药〔像是畅销的"詹姆斯医生药粉"(Dr. James's Powder)〕。鸦片的广泛供应使人们容易得到止痛剂，而18世纪独家药方的市场发展提供了更多自我医疗的机会。威廉·巴肯(William Buchan)的《家用医学》(*Domestic Medicine*)在1769年出版，其中告诫读者要避免自己施行某些外科手术。这不只证明一般人懂得包扎伤口，甚至会接骨，还说明有些人会尝试更大胆的手术。

大多数人认为自我治疗和寻求医疗人员的护理是彼此互补的，医生也根据这样的状况进行应对。他们采用和病人共通的观念与语言。17、18世纪医疗手册的刊行数量大增，以及后来的作品数量增加都反映了在传播有用知识与致力于改革民众习惯过程中的启蒙信念。它们对社会各阶层的医学信念与实践都有重要影响。这类作品可分为两个主要范畴：以受过教育的读者为对象的养生(regimen)书籍，以及非常强调自助的实用建议手册。法国出版了许多保健小辞典，而英国资产阶级革命(1640—1660)的出现与书籍出版审查制度的放松，使得大量以英文写就的出版物得以出版。家用医学著作也快速增加，像是塞缪尔·迪索(Samuel Tissot)的《民众保健指南》(*Avis au Peuple sur la Sante*，1761)，或是克里斯托夫·胡佛兰(Christoph Hufeland)的《延寿艺术》(*Die Kunst das menschlichen Lebens zu verlängern*，1797—1798)，都大受欢迎。这些作品所提供的生活保健指引中包括药物处方和各种常见病痛的治疗方法。在提供这类信息的同时，它们也达成一个有点自我矛盾的目的：它们自认拥有医疗权威，要保护公众免于无照医疗人员的伤害，同时也让每个人都能获得医学知识。然而,这些著作不是信息的唯一来源。报纸刊载各式各样的医学与科学课程、疗法与医疗新发现。虽然这些作品并没有完全取代口述传统,但它们有助于医疗知识的普及化,并且鼓励进行自我医疗。

彼得·伯克(Peter Burke)在其开创性的著作《近代早期欧洲的民间文化》(*Popular Culture in Early Modern Europe*,1978)中宣称,到了 1800 年欧洲精英就放弃了民间文化,使之专属于下层民众。在 18 世纪,魔法疗法的支持率确实下降了,而 19 世纪出现了越来越多对"谬误民俗"的攻击,民间医疗被等同于迷信与无知。在受教育者与穷人的医疗信念之间,以及在专业医疗与民间医疗之间,出现了壁垒分明的分化与紧张;而政府对医疗保健的介入改变了医疗市场的结构。

然而,从 19 世纪的书信与日记得来的证据并不支持所谓精英医疗观念在 18 世纪取代了民俗做法的看法。正规与非正规的医疗在这段期间确实发生冲突,然而传统做法有其功能,信仰有助于了解日常生活的病痛,因此在这个热病、儿童疾病、意外与小毛病极为普遍的时代,传统做法仍旧蓬勃发展。不只乡下的穷人抱着传统疗法与信念不放,由于向医疗人员求诊所费不少,因此自助医疗在许多男性和女性劳动者的生活中仍有一席之地。民间医疗的观念被医学边缘派所吸收。骨相学或是梅斯梅尔术这类的运动,不只提出理解自然世界与心灵的方法,同时也让人们有机会进行自我实验,并在医疗上自己作主。但普通人对于健康与疾病的处理方式,不仅止于欣然接受另类医疗,还包括支持集体策略。医院的兴建(参见第八章)、公共卫生(参见第十二章)以及济贫(参见第十三章)的发展,都是民众推动的。这些集体策略是另一种民众响应医疗需求的方式,不只超越了个人与家庭的层次,也使医疗专业的权威正当化。

就个人与地方层面而言，在整个 19 世纪，中间阶层与贫穷的家庭都求助于非正规的治疗方法，尤其是在罹患轻微或不会恶化的病痛时。例如在 19 世纪 70 年代的德国，阿德尔海德·波普（Adelheid Popp）的兄弟罹患开放性脓疡，波普提到，"家中的所有药品不管好坏都用上之后，我的母亲跑去城里找一位老妇人，向她购买据说具有神效的药膏。"①在许多乡下地区，贫穷的劳动者仍旧维持着一套由地方信仰、迷信、知识与疗法构成的机制，这帮助着他们了解这个世界。传统疗法与做法在城镇中仍旧流行。信念与做法有其延续性，但并非一成不变，而是会适应新的环境。像是病菌理论这类医学新观念，被整合到关于疾病及其预防的民间知识中（参见第二章）。在新的商业疗法出现之后，某些习俗与疗法被放弃；有些则被重新包装，例如各种形式的鸦片药方。可支配收入的增加与独家药方的发展，是消费革命的一部分，这使得种类空前繁多的量产成药充斥市场，创造出许多自助医疗的机会。在人们的需求下，药房数量增加，提供了许多居家使用的药方。治疗消化不良的药方和咳嗽糖浆等成药可舒缓症状，杀菌肥皂则让女性创造出远离病菌的住家。医疗人员回应民众对医学建议的需求，并且热烈参与当时关于饮食与生活习惯的辩论，出版了许多指南书籍。地方上的民间医疗文化轻易地就和医生提供的医疗融合在一起。

病人继续支持自助医疗，其理由和过去有许多相同之处，包括价钱、病情的严重程度、能够自我掌控治疗的方式，或根本就是绝望挣扎；这些自助的做法成为地方文化与家庭传统的一部分。地

---

① Ute Frevert，"Professional Medicine and the Working Classes in Imperial Germany"，*Journal of Contemporary History* 20(1980)，p. 650.

方报纸、书信与日记的证据显示,民众对于正规医疗仍不信任。疾病与传染病的高能见度以及报纸的夸张报道,吓得病人继续进行各种形式的自我医疗。历史学者相当热衷于强调,病人的主动性与选择是如何影响医疗多元主义的,但我们也不该忽略社会经济与其他的限制,包括寻求有照医疗人员协助的难易程度,以及民众普遍健康不良的状况,这些因素经常导致必须采用某种自我医疗。即便过度强调对正规医疗的敌意是不明智的,但19世纪确实存在一股强调自助的强大意识,再加上正规医疗人员的收费高昂,这些都鼓励病人自己动手治疗。正如乔治·斯特尔特(George Sturt)在《60年代的小男孩》(*A Small Boy in the Sixties*,1977)中所回忆的,人们之所以冒险,是因为看医生太花钱了。

认为20世纪面对生物医学的力量,自助医疗和医疗多元主义就此消失的看法也是不明智的。由于成药的发展,以及继续相信定期服用某些药物或维他命加上饮食运动就可以带来健康,许多人负起维护自身健康的责任并起而行之。即便国家福利的扩张让更多人能够定期看医生,但自行服药者仍为数众多。个人和家庭有其策略,包括混合使用自家药方和成药。在家里自行调药或是购买药材,在20世纪30年代仍旧十分普遍;英国在1939年这一年,大约就在品牌成药上花了两千两百万英镑。英国战时的调查显示,大多数人不仅会使用包括阿司匹林与头痛药粉,以及通便药与镇定剂在内的各种药物,而且会平衡考虑病情的严重程度、治疗的费用、个人对医疗人员的看法,以及医疗人员对于特定病痛的态度来继续自行处理某些病痛。在报纸发行量增加与自助书籍流行的影响下,另类医疗体系和民间医疗的生命力似乎惊人得顽强。民俗疗法与成药经历了自身的合理化过程,或者是采取新的商业形式,或者是结合裸体主义(nudism)或素食等与民俗健康运动联系起来。

战后欧洲国家医疗服务的加强，并没有使病人一生病就跑去找他们的医生或高技术的医院。传统做法和民间信仰，像是感冒要多吃东西、发烧要禁食等，仍旧是民众的民间医疗知识来源。自我诊断与自我治疗仍有空间，特别是针对那些不太严重的病痛：诸如头痛、恶心、花粉热与感冒（这只是众多例子中的少数）。成药、维他命以及从石膏到血压计等各种医疗产品的公开贩卖，使得自我医疗成为一种购物现象，也向消费者提供了许多自我治疗的机会。自20世纪60年代起，对医疗处置、药物及其副作用乃至个别医疗人员的怀疑日渐增加，这不只助长了对医学的不信任，也使得民众希望可以掌控自身的医疗情况。对某些人来讲，这意味着支持商业渠道的另类医疗，特别是顺势疗法；对其他人而言，运动或时髦的保健做法成为通往健康的快捷方式。因特网在21世纪头十年的发展，使得健康指南可以轻易地免费取得，因此药物销售在网购方面蓬勃发展。当网友在线选购疗法，或在不同医疗系统与治疗方式中做选择时，他们的关切与态度和近代早期的前辈们其实很相似。

虽然另类医疗与传统草药疗法越来越受欢迎，但民间医疗的角色与有效性还是经常遭到忽视。历史学者（甚至现代医疗研究者）日益认识到，轻易对过去的医疗下判断，或斥家用疗法为过时或错误是很危险的。正如前面的解释所指出的，这样做预设了和正规医学的二元对立，忽略了民间医疗与学院医学的重叠。这点在19世纪与20世纪依然明显。例如在罹患流感时，医学界和一般人都强调需要休息、丰富的营养与缓解症状。鸦片是对许多病痛都有效果的一种流行药物，医生也经常开这样的处方。民间医疗也不是一成不变的，民间知识经常吸收医学新知。例如病菌的概念就被整合到民众对疾病的认知中。而正如南希·托姆斯（Nancy

Tomes)在《病菌福音》(*The Gospel of Germs*，1998)中所指出的，卫生观念的推销改变了日常生活的每个层面。认为民间医疗是落伍的这种想法，会导致我们看不到它在帮助民众理解疾病、提供缓解，乃至社会经济与政治上所发挥的功用。寻求民间医疗可能是一种选择与策略，它反映的是医疗护理的亲民程度与价格；或者说它具体呈现了关于健康与疾病的民间概念、自然主义(naturalism)或整体论(holism)的广泛社会关怀。与其鄙视民间医疗，我们更应该把它视为近代早期和近代欧洲，个人处理疾病与健康不可或缺的手段。

郎中、走方医与商业医疗：1500—1800

民间医疗无所不在，而走方医与商业医药的发展，代表着自我医疗的动力以及医疗市场的成长。关于商业医药的讨论，人们常把重点放在经济面以及 18 世纪消费经济的诞生。波特的《贩卖健康》(*Health for Sale*，1989)是关于此一主题最重要也最吸引人的研究作品。波特认为市场是现代性的推动力，而走方医则是医疗的资本主义生产模式。在波特的研究出现之前，历史学者不假思索地鄙视走方医，这样的观点对走方医的事业、病人，以及出售其疗法的医疗环境都不公允。18 世纪晚期以来，正规医疗人员对走方医进行日益猛烈的抨击，造就了一种扭曲的情形，这些攻击揭示的是正规医疗人员的不安，而非走方医的性质(参见第九章)；然而，走方医的定义确实问题重重。这个术语源自英文"quacksalver"的缩写，很可能来自 16 世纪，是用来描述一些治疗者和万灵丹推销者的。正规医疗人员用"走方医"这个谩骂的标签来攻击特定的治疗者、疗法与新成立的专科领域，借此来谴责那些和他们竞争的医疗形式。正规与非正规医疗人员的区分也不是那么简单的。走方医借由医生的头衔来取得地位名声,他们来自不同背景。正规的外科医生、内科医生和药剂师都会贩卖廉价处方和疗法,他们当中也有许多人认可专利药物。理解走方医的方法之一,是把这些商业疗法的贩卖者当作发展医疗商业的企业家。

16世纪与17世纪的城镇扩张与贸易发展,带给病人向各种医疗人员求助与购买药物的新机会。选择与多元主义是医疗市场的核心,游走或定居城镇的江湖郎中,会在全欧洲贩卖治疗常见病痛的简单药方。在乡下或人口稀少的地区,走方医和他们的疗法构成了医疗护理不可或缺的一部分,这反映了经济状况、自助医疗与选择的观念。这些治疗者结合身体护理和民间文化知识。他们贩卖吻合民间疾病观念的处方,且善于利用对体制医疗日渐增加的不满。走方医将戏剧与医疗推销结合,在各处都深受群众欢迎。

17世纪随着走方医和成药的蓬勃发展,可用的疗法越来越多。有些疗法变成家喻户晓的品牌,像是首度出现于1660年的“达菲的万灵药”(Daffy's Elixir),直到20世纪20年代还有广告宣传,而且还有好几个品牌相互竞争。性病的强大污名使得保持隐私变得至关重要,这让性病疗法成为丰饶的市场。随着健康与治疗日益等同于吃药,而中间阶层开始寻找家庭药方之外能用钱购得的药方,商业疗法蓬勃发展起来。出版物与报纸市场的扩张以及邮政系统的成长,使得全国范围的医药销售变得可行,而且可以委托旅馆老板、书商与摊贩等第三方来进行销售。与此现象同时出现的是廉价消费品与非民生必需品或奢侈品的生产扩大。法律对医疗的规范力量很小(在英国尤其如此),而医疗又受到需求与选择的推动,所以商业医药能够蓬勃发展。

正如洛伊·波特在《贩卖健康》一书中雄辩地指出的,18世纪

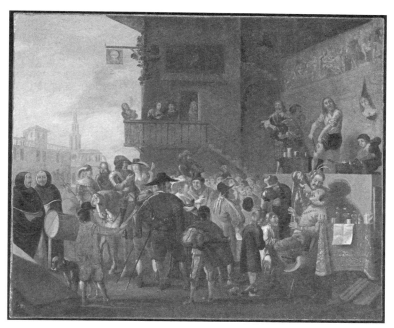

图 5.1 在酒馆外的舞台上，一群走方医吸引了大批围观者。出自一名佛兰德斯画家的油画，大约作于 1640 年。

图像来源：Wellcome Library, London。

是商业医药与走方医的黄金时代。若说在全国层面上，国家的管制体系与经济决定了此一市场的性质，那么商业药物与成药就成了医疗市场扩张的标准特色，它取代了家庭药方并挑战了正规医疗人员。这样的看法经常见诸史学文献。历史学者指出，18 世纪的大众对各种医疗来者不拒，随着需求的增加，治疗者的种类与数量也戏剧性地增加了。因此走方医既反映也推动了从家庭疗法到商业医药的转变，并且强化了健康是种商品的观念。商业医药满足了病人的需求，吸引了医疗企业家，在一个原本就相当多元的医疗市场,它增加了寻求治疗或舒缓病情的机会。

此一分析有相当大的价值。商业与非商业医药的界限在 18世纪日益模糊,在国家与专业控制相当薄弱的时代,走方医获益于医疗市场的成长。这个现象和工业化、都市化有关,波特指出,在走方医兴盛的英格兰尤其如此。虽然此一说法没有充分地考虑到18世纪并非所有社会部门都参与了消费热潮,但它有其启发性。新的标准化方法与工业生产有助于制造商业疗法。人口的快速增加创造出新的大众市场,城镇的数量增加与规模扩大使得商品与服务的贩卖变得更为容易,而批发与零售的新渠道出现——例如,药商的数量戏剧性地增加——也满足了需求。商业的创新、传播的改良、识字程度的提高以及地方出版社的成长,都是影响全国市场的关键因素。出版物的增加造就了科林·琼斯所谓的“购物的巨链”(Great Chain of Buying)(以及“销售的巨链”),其基础是小广告,这使得推销产品和创造品牌需求都变得更加容易。① 更好的邮政网络使得全国性的货物销售变得更加简单直接。这些因素加起来,鼓舞了跨越地域、阶级、职业与性别的消费欲望。

消费社会的扩张创造出促进医疗商业发展的理想环境,而医疗也变成这个消费新世界的关键因素。强调个人与家庭健康的维护以及根深蒂固的自助医疗习惯,为丰富多样的医疗商品销售提供了理由与语言。随着可支配收入的增加,用在健康上的开销也水涨船高。这凸显出对医疗服务的强大需求。在这个日益成长的市场上,医疗的多样性与独特性是明显的优势。对许多医疗人员而言,获取金钱与名声的机会取决于对这个市场的利用。

---

① Colin Jones, "The Great Chain of Buying: Medical Advertisement, the Bourgeois Public Sphere, and the Origins of the French Revolution", *American Historical Review* 101(1996), p. 25.

商业医药的价格其实相当高，对于穷人而言尤其如此，因此还有其他因素才能解释为何18世纪的商业医药会出现如此惊人的成长。有学者引用尼尔·麦肯德里克(Neil McKendrick)关于英格兰18世纪消费革命的观点①，认为开始崇尚感性与社会的上行下效是关键因素；中间阶层变得更有自信，而开始追求仿效上流阶层。然而，期许与仿效是有待深究而难以细究的观念，特别是购买商业医药的人可能赋予它们不同的意义。在洛伊·波特看来，还有其他因素发挥了作用，从虑病②文化的发展，到商业医药在让病人与家属安心并让他们对自身病痛进行某种控制的价值——这样的论点反映了当时的关切。波特进一步论说，医疗市场的成长使得病人和医疗人员频繁接触，进而鼓励人们对健康的关切，并且出现了一种新的趋势：报纸广告宣传与商店出售日益多样的医药，病人会更多地加以尝试。而另一面则是对正规医疗的怀疑和对医生的不信任。治疗的复杂性是18世纪的特色，不同医疗体系会彼此竞争，大多数的医疗人员则采用折衷做法，这给了走方医提出自我主张的空间。

18世纪的走方医包含的范围很广，从偶尔兼差的治疗者、走方贩子到大规模的资本家。不过，大多数走方医是小规模的企业家，而不是贫穷的土包子或边缘人。他们中有些人可能缺乏医学训练，但有些则受过正规医疗教育，甚至可能是内科医生或外科医生。其中少数人会大量贩卖他们的医药，并取得了可观的财富。就像他们的前辈一样，他们贩卖各种药丸、药粉、口服锭剂、药水、甘露、膏药、软膏、擦剂与药油。有些药物有专利，使得生产者具有

---

① Neil McKendrick, *The Birth of Consumer Society* (Bloomington, IN.: Indiana University Press, 1982).

② 虑病的患者不断怀疑自己罹患疾病，为此忧心忡忡。——译者注

垄断权,但大多数都只是独家秘方。此外还有大量的医疗器材,包括假牙、眼镜和各式各样的纱布。有些走方医提供特效药,有些则贩卖万灵丹。生产者自吹自擂:咳嗽药物也可治疗头痛,舒缓神经的药物还可减轻痛风。许多商业医药具有乱枪打鸟的性质,当时的人也很清楚某些医药所宣称的疗效简直就是奇迹。

尽管如此多样,18世纪的走方医还是有几个共同点。走方医反映了消费者的选择和医疗护理的经济情况:走方医的药方比正规医疗人员的处方来得便宜,而且透过报纸广告、杂货店与药房,他们的医药在全国都可买得到。它们既方便又容易取得,这反映出消费者进行自我诊断、选择自己的疗法和自我治疗的愿望。因此,走方医的疗法含括所有的医疗问题,但有些医疗类别特别突出,像是令人绝望的病症或者是被污名的疾病,这些仍旧是秘方的沃土,而18世纪的性病治疗仍被视为某种地下行业。

18世纪商业医疗的爆炸性成长,关键就在于走方医对其医药方式的营销。他们借助其他商业领域所用的广告方法,将他们的产品和任何方便有趣的东西结合在一起。走方医们使用公关伎俩,激烈谴责他们的竞争对手,并且为他们的疗法或万灵丹申请专利,像是"卡特小肝药丸"(Carter's Little Liver Pills)或是"穷人友膏"(Poor Man's Friend Ointment)。他们使用的方法和正规医疗人员的宣传手段大同小异,但走方医也会利用新的商业形式与出版物,同时会将这些手法用到极致,以博取顾客的注意。广告是成功的基础,许多广告都很大胆,并且使用通用的语汇,经常高度赞美特定疗法的好处,或是引用社会名流的支持。走方医是老练的心理学家,他们操弄顾客对保证与隐私的渴求,他们玩弄潜在的虑病倾向以及通俗流行和科学时尚,以此来销售满足所有需求的各式各样的医药。

　　然而,走方医并不是只想剥削每个冤大头的无学识骗子。如果我们接受这样的断言,不只是同意了当时对走方医的批评,同时也是采纳了一套现代化与专业化的修辞。走方医不是某种纯粹的医疗"异己"(other),而是和正规医学有密切的关系。事实上,合格的医疗人员发明了一些极为畅销的商业医药,像是"詹姆士药粉",并且经常为它们的有效性做宣传。走方医是多元医疗体系的一部分,而且就像民间医疗一样,他们和其他形式的护理互补。走方医的许多疗法和医生的处方很相似,许多走方医依循传统的治疗方法,或是将民间疗法重新包装。例如,大多数药剂师贩卖的鸦片制药或专利医药,其实只是一般疗法的商业版本。成药的吸引力很广泛,各个社会阶层都会使用。救济穷人的慈善组织与国家机构都购买成药,而医生和药剂师也使用它们。走方医创造出大众市场与品牌医药,他们透过贩卖医疗商品与医疗器材来赚钱,而非透过他们的技术专长。

　　上述现象会让人想问:"这样的医药有效吗?"就许多方面而言,这个问题容易误导人。正规医疗人员对于走方医以及成药的攻击是出于自利,但究竟走方医是否诚恳与具有能力却是个难以论断的问题。在法国与英国所做的调查显示,成药和正规医生所开的处方有着惊人的相似性,但主要的检验还在于当时人的评价。尽管走方医受到正规医疗人员的反对,但当时正规医学在治疗上没有多大的优势,人们还是认为走方医和成药在疗效上和正规医疗人员旗鼓相当。

　　历史学者经常用经济的角度来讨论 18 世纪的商业医疗,他们也在专业化与医疗化的架构下研究反对非正规医疗与商业疗法的运动。来自走方医的竞争确实使得正规医疗人员相当焦虑。16 世纪与 17 世纪对走方医的攻击焦点放在了诈欺上。18 世纪对于秘方成分的恐慌达到新的高度,其背景则是启蒙运动对诈骗的关切,以及强调新发现必须得到检验。走方医成为最佳的攻击目标。正规医疗人员宣称,不论病人的症状为何,走方医都卖给他们同样的药。这样的攻击是启蒙运动里反对不实说法的一部分。万灵药抵触当时医疗的主流看法,后者强调每个病人都是独特的个人,需要一套复杂的疗程。在英国和法国都有人对独家药物进行化学研究和临床调查,揭发其成分并加以谴责,还有人经常警告大众不要把钱花在潜在的毒药或无效的治疗上。到了 19 世纪,这样的关切挑起对商业诈欺和不实成分的广泛恐惧。

随着医疗竞争激烈化,走方医被谴责为夸大宣称及违反医疗正统。正规医疗人员表示,走方医的治疗没有任何好处。到了 19世纪中叶,批评者稍微调整其立场。走方医和秘方越来越被批评为毫无价值或有潜在的危险。医生们宣称,攻击走方医是种公共责任,是用以保护无助而容易受骗的人,免得他们因为对慢性疾病与不治之症的无知与焦虑而被不检点的人剥削。然而,此种攻击基本上来自对知识上与商业上的竞争的不安。相当多的医疗人员投资于培训,并致力于塑造专业身份,对于走方医的攻击也随之强化。走方医被视为营利行业与商业化的代表,正规医疗人员在塑造其专业身份时,急切地想和此保持距离(参见第九章)。正规医疗人员认识到,走方医将大众意见抬到了高过专业判断的程度,认为走方医冒犯了他们所景仰的专业标准。因此,对走方医的指控反映了对竞争、对专业医疗与民间医疗的对立,以及对医疗究竟是营利生意还是令人尊重的绅士行业的恐惧。

18 世纪独家药物的大量出现,促使正规医疗人员寻求更多的法律管制,以保护自身利益与大众安全。当然,企图对医疗进行管制,并非 18 世纪或 19 世纪独特的现象,近代早期欧洲的药典列出了可用的处方,并且在地方和全国层面上实施医疗证照措施(参见第九章)。随着医疗市场的扩张与正规医疗人员感觉受到威胁,管制医疗的行为也得到强化。对走方医与竞争的恐惧,成为医生团结一致地要求管制的触发点,一般认为这个过程对专业化非常重要。监控治疗行业与医疗活动的需求,得到国家的支持。证照体系得到修正,新的措施如英国于 1868 年通过的《药剂法》(*Pharmacy Act*),还有芬兰在 1928 年提出的对专利药物进行管制,都是用来控制某些药物的销售。正如历史学者马修·拉姆西(Matthew Ramsey)所指出的,对欧洲政府而言,销售危险药物是比不良医疗更紧迫的威胁,也更容易界定与取缔。[1]

　　然而,反对走方医与独家药物的运动经常没有效果。商业化的现实、财产权的性质,以及从商业药方广告获得相当利润的出版业所拥有的日益强大的力量,都限制了采取行动的空间。国家与证照单位有其极限,他们往往行动不一致,这使得有效的管制受到阻碍。近代早期的证照做法有其缺陷,其实施范围往往仅限于都市地区。18 世纪与 19 世纪的证照制度,对管制走方医销售处方的效果也同样收效甚微。法国在这方面的努力包括皇家医学会(the Société Royale de Médecine)在 18 世纪 80 年代和 90 年代的活动、1810 年成立的帝国委员会的工作,以及 1820 年创设的皇家医学院(Académie Royale de Médecine),但它们对秘方的管制都成效有限。立法和证照系统无法禁止秘方,也无法提供一套能够应付 19 世纪制药工业快速成长的架构。取缔很难有效进行。法律的漏

---

[1] Matthew Ramsey, "Academic Medicine and Medical Industrialism: The Regulation of Secret Remedies in Nineteenth-Century France", in Mordechai Feingold and Ann La Berge (eds), *French Medical Culture in the Nineteenth Century* (Amsterdam: Rodopi, 1994), p. 25.

洞、偏远地区和交通不便、官员人数过少，以及走方医和独家药方的广受欢迎，都限制了法律的有效性，而让走方医以及独家药方和专利医药物的销售者一直生意兴隆。

1800 年之后的商业医疗

从史学文献常会得出一个误导的推论，那就是现代医疗的兴起和国家福利的发展取代了走方医药方，或使得走方医转型为另类医疗执业者。这样的看法忽略了成药大众市场的成长，且夸大了医院医学或专业化的力量。医疗企业家在公元 1800 年之后不只没有被排挤出去，还一直蓬勃发展着。有些走方医欣然接受另类医疗，但有更多人利用独家医药所带来的商业机会。号称能治疗任何病痛的药方充斥市场。随着编辑限制的放松，以及插图的改进，18 世纪的营销策略继续得到采用，而广告则变得越来越夸张。市场仍旧高度分化，范围包括在乡下市集叫卖的走方医、各式各样的药剂师与药商以及制造商。知名品牌药物依然蓬勃发展，而随着各种万灵药和特效药的种类增加，新的品牌也陆续出现。即使许多这类药物和正规药物在成分上有所重叠，但两者的供应脉络却相当不同。

促使走方医的疗法在 18 世纪戏剧性兴起的那些力量，在 19 世纪继续激励着商业医药的市场。詹姆士·沃伊克（James Woycke）关于德国专利药的研究指出，这些药物持久的吸引力来自它们融合了"传统民俗与工业做法"，不过市场的压力也发挥了作用。[①] 可

---

① James Woycke, "Patent Medicines in Imperial Germany", *Canadian Bulletin of the History of Medicine* 9(1992), p. 52.

支配收入的长期增加、出版业的成长、交通的改善以及药物价格的降低，都促使市场扩张与竞争更加激烈。这些商业医药的定价合理，而且有社会名流、政治人物、医疗人员与皇室成员的支持。这些因素再加上积极的广告宣传，特别是女性杂志的广告，刺激了对量产营销之处方药的需求。德国到了1871年时有一千种以上的专利药物在市面上贩卖。

然而，19世纪的医疗市场的结构日益复杂，以至于某些商业医药，特别是那些由制药工业发展出来的药物，和医生处方及合乎伦理的治疗联系起来。即便有些专利药或独家药方仍被指为危险，但医疗企业家还是利用工业生产与商业发行的现代业务方法，将成药打造成了合乎伦理的、非处方药的新形式。营销渠道扩张使这些医药可以在杂货店、合作社与药房轻易取得，而且还可透过日益发达的邮购方式来购买。这样的需求为英国的博姿药房（Boots the Chemist）这类连锁药店的兴起提供了背景。这些药房不仅贩卖他人的独家药方，也贩卖自己的品牌。

到了20世纪初期，品牌医药成为一门兴旺的生意。这时开始出现有关药物伦理的压力，人们要求透过有声誉的商家来销售成分标准的药物，并且开始引入对危险、有毒或添加物质的管制。新的健康运动，比如维他命狂热、把食品与健康联系起来〔保卫尔（Bovril）、奥秀（Oxo）和家乐氏等品牌都是显例〕，以及强调健康、体能与美丽对国家的重要性，都扩大了医药与健康产品的市场。在德国，大众眼中的医学危机和对正规医疗人员的不信任，助长了对商业医疗与另类医疗的支持。其他国家对正统医疗的焦虑并没那么明显，但商业医疗大众市场的持续成长是个全欧洲的现象，其所借助的是新的商业做法与药物能够恢复健康的传统观念。新的量产技术使得医药成为商品文化的先锋，帮药丸加上糖衣的做法使得它们更容易被吞服。医疗创业精神获得新的形式,并得到进一步精炼;德国的拜耳(Bayer)或英国的宝威(Burroughs Welcome & Co.)等化学制药公司就是个中翘楚。它们利用科学现代性与公开透明的观念来转移外界的怀疑;它们投资研发实验室,不只为医疗人员提供处方药,还制造利润丰厚的成药。这使得在独家医药当中出现了秘方与伦理药方的新区别。到了 20 世纪 40 年代,商业医疗与非处方药成了产值数以百万计的国际生意,这显然也是个人应对日常生活病痛的方法。

走方医、商业医疗和医学知识

有人认为走方医是无知与非理性的,而他们所贩卖的疗法是危险的,历史学者则开始反对这样的看法,并且指出走方医和商贩所提供的医药经常和正规医疗十分相似。走方医和正规医疗人员使用类似的药物,这样的证据表明两者的界限并不严格。因此,与其注意正规医疗与非正规医疗的差别,不如将之设想为商业化医疗与非商业化医疗的分化。正统医疗和走方医的交集远大于分歧。

商业医疗的促销者把他们的产品和主流挂钩,做法包括给予药物名称、附赠印有医疗指南的卷标与手册,或是引用医学权威的说法。就成分而言,当时的许多研究都显示,走方医的医药和正统医药的差别其实很小。例如在近代早期的意大利,药剂师和走方医使用相似的成分,而且都信奉希波克拉底—盖伦的传统。他们都调配并贩卖病人用以自我治疗的药物;直到 19 世纪晚期,正规医疗人员和走方医的区别往往只是他们和顾客互动的方式。

走方医和专利药物的制造商会利用最新的流行,并使用正统医学的语言,同时吸收医学的新方法。1840 年引进乙醚与氯仿的医疗用途之后,止痛药大众市场大为扩张;19 世纪晚期随着大众对于病菌学说日益熟悉,市场出现了消毒肥皂和石碳酸喷雾器。这些产品都宣称运用科学知识。即使 19 世纪 80 年代随着现代药理学的成长以及化学合成药物的引进,独家医药和处方医药的差异增大,但商业医药的制造者很快就吸纳了这种发现与价值观,并投资实验室研究。在比切姆(Beecham's)或博姿等药房的转型中,最能清楚地看到这点;这两家药房建立了世界上规模最大的培养厂来生产青霉素。这是一种双向的关系,制药公司也投资独家药方与维他命,这成了他们重要的收入来源。

走方医与商业医疗对正统医学的医疗运行有多方面的贡献。透过对不同技术的实验,走方医的想法和医药得以进入主流。例如用电流来进行治疗,这样的做法在 19 世纪中叶随着医疗人员重新界定电疗背后的社会理念与哲学合理性而从边缘变成主流。当阿司匹林在 1899 年由拜耳公司引进时还是种独家药方,但它很快就变成"世纪之药"(Drug of the Century)。更重要的是,正如波特在《贩卖健康》一书中所指出的,走方医的出现证明了没有医生的生活会是多么不舒服,而且他们对社会的医疗化也有贡献。例如,杰罗姆·K. 杰罗姆(Jerome K. Jerome)的小说《三人同舟》(*Three Men in a Boat*,1889)的主角,就因为专利养肝丸的传单而十分不安地跑去找医生。

商业医疗因此有一些重要而互相矛盾的功能。它们的成长促成民众医疗习惯的改变,并使他们偏好使用成药。而对它们的反对则造就了医疗改革以及正规医疗人员的自我认知与自我管理,商业医疗允许病人规避医嘱,也有助于社会的医疗化。最重要的是,商业医疗促进了医疗的商业性以及自我治疗机会的增加,对于身处医疗市场变迁中的病人而言，他们接触到的不见得只是正规医疗人员，还包括民俗疗法、独家疗法、商业疗法与家用疗法，而选择和行动的能力对他们仍然至为重要。

扩展阅读

- 关于医疗市场的概念，最好的阅读入门是 Frank Huisman，"Shaping the Medical Market: On the Construction of Quakery and Folk Medicine in the Dutch Historiography"，*Medical History* 43（1999），pp. 359 – 375，或是 Patrick Wallis and Mark Jenner（eds），*Medicine and the Market in England and its Colonies*，*c. 1450 – c. 1850*（London: Palgrave Macmillan，2007）。

  Mary Lindemann，*Medicine and Society in Early Modern Europe*（Cambridge: Cambridge University Press，2010）提供了有关近代早期欧洲自助医疗的绝佳概述。

- 关于前工业时期英格兰民间医疗的性质，Roy Porter（ed.），*Patients and Practitioners: Lay Perceptions of Medicine in Pre-Industrial Society*（Cambridge: Cambridge University Press，1985）这本论文集提供了扎实的介绍。

  Lucinda Beier，*Sufferers and Healers: The Experience of Illness in Seventeenth-Century England*（London: Routledge，1987）则对中间阶层进行了更为详细的检视。

- 关于法国与意大利的情况，可参见 Colin Jones and Laurence Brockliss，*The Medical World of Early Modern France*（Oxford: Clarendon Press，1997）以及 David

Gentilcore, *Healers and Healing in Early Modern Italy* (Manchester: Manchester University Press, 1998)。

- 关于 18 世纪的走方医, 最好的研究仍是 Roy Porter, *Quacks: Fakers and Charlatans in Medicine* (Stroud: Tempus, 2003), 这是作者为 1989 年所写的开创性著作《贩卖健康》所作的插图版作品。

- 关于 19 世纪与 20 世纪专利药物的著作很少, James Woycke, "Patent Medicines in Imperial Germany", *Canadian Bulletin of the History of Medicine* 9(1992), pp. 41 – 56; 以及 Carsten Timmerman, "Rationalization 'Folk Medicine' in Interwar Germany: Faith, Business and Science at 'Dr Madaus & Co. '", *Social History of Medicine* 14(2001), pp. 459 – 482 说明了专利药物的重要性。

- 若对医疗多元主义感兴趣, 参见 Waltraud Ernst (ed.), *Plural Medicine, Tradition and Modernity, 1800 – 2000* (London: Routledge, 2002), 该作品涵盖了多种脉络。

- 对另类医疗感兴趣的读者, 可参见 W. F. Bynum and Roy Porter (eds.), *Medical Fringe and Medical Orthodoxy, 1750 – 1850* (London: Croom Helm, 1987), 以及 Roger Cooter (ed.), *Studies in the History of Alternative Medicine* (Basingstoke: Palgrave Macmillan, 1998), 这两部作品都是优秀的论文集。

- 关于讨论另类医疗是如何适应、生存与兴旺起来的, Roberta Bivins, *Alternative Medicine: A History* (Oxford: Oxford University Press, 2007)是一部深思熟虑的研究作品。

解剖与医学

冈瑟·冯·哈根斯（Gunther von Hagens）的具有争议性的巡回展览"人体奥妙展"将解剖过的尸体（当作艺术？）拿来展示，引起了可预测到的反应——大部分是厌恶。冯·哈根斯热切地想要表明，解剖过的人体是我们必须理解的令人赞叹的对象；他的做法延续了文艺复兴时代解剖学者的看法。即便我们不能指责历史学者是用同样的方式看待人体，但他们确实是同样着迷于解剖学，以及它和身体观、疾病观的关联，而且历史学者和过去的解剖学家一样，关注解剖学如何反映社会、宗教与文化的关怀。大多数历史学者都同意，解剖学在 16 世纪与 17 世纪发生了重大的改变，其探讨焦点起先是重新发现古典文献，接下来则是质疑这些古典文献；这个运动不只促成了对身体图谱的重新绘制，也确立了现代医学的基础。几乎没有历史学者会否认，到了 18 世纪晚期，随着医院医学（hospital medicine）这种医学风格吸纳了理论上与技术上的创新（参见第八章），病理解剖学与临床解剖学发挥了改造医学的重要作用。然而，我们仍旧可以重新考察这样的历史编年，思考实践的改变为何比历史学者在传统上所设想的更为不易。

本章将探讨从文艺复兴到 19 世纪中叶的解剖学史，考察新的理解人体之方式是如何透过解剖学而产生的,并探讨对解剖学研究造成影响的各种知识、哲学与宗教因素,还有解剖学与尸体解剖是如何成为正规医疗人员的重要培训和新的医疗知识形式的核心的。本章并不认为 18 世纪中期到 19 世纪初期这段时期是决定性的转折点,而是要探讨概念的连续性,以及解剖学研究对医生培训、临床研究与医患临床互动的冲击。

解剖学与意义的追寻

文艺复兴时代(大约从公元 1300 年到 17 世纪中期)的解剖学史经常强调实地观察战胜了以阅读古典文献为主的、传统的大学学习风格,以此突出来自帕多瓦(Padua)与博洛尼亚(Bologna)的观念和技术是如何很快就在北欧被采纳的。在 20 世纪 90 年代之前,历史学者大多同意以下的论点:随着人体解剖普遍成为医学教育的一部分,出生于佛兰德斯的医生安德里亚斯・维萨里(Andreas Vesalius)在 16 世纪末所发起的改变,带来了人体观念的转变。此一改变是希腊、罗马医学的再现与再兴(可称之为"医学人文主义"),也是古典文化(Classical culture)的复兴;随之又代表了和盖伦著作的决裂——盖伦是一位在罗马帝国工作、讲希腊语的医生。随着 16 世纪的解剖学家对盖伦提出挑战,他们不仅论证已知的知识,更开始进行原创的观察研究。

在 15 世纪末期与 16 世纪,解剖学的性质是否真的出现了概念的转变,以及各种知识、哲学与宗教观念以何种方式影响了解剖学,都有待讨论。中世纪时期的解剖学相对停滞,而且是基于解剖动物来描述大体的人体解剖;到了 15 世纪末期与 16 世纪,对于解剖学的兴趣再度燃起。解剖学对医学所有领域都有其重要性:它能指出生病的位置,有助于诊断,并影响了描述疾病的方式。它整合了对结构与功能(或身体运转方式)的研究——后者的研究现在被称为生理学。然而,解剖学研究不只具有医学性质,在当时它也是哲学与神学讨论的一部分,而且会使用到相同的学科研究方法。在 15 世纪末与 16 世纪初的文艺复兴中,人文主义者热衷于重现与复兴古希腊罗马的文化,这同时也鼓舞了解剖学。人文主义者相信古典学问,特别是古希腊人的学问代表知识的巅峰。因此,16 世纪初期解剖学的目标就是要对构成医学知识基础的古典文献能有更好的了解。某些重要希腊文献的普及,撑起了对解剖学的兴趣,尤其是 1531 年出版了盖伦的《论解剖步骤》(*On Anatomical Procedures*)的新译本,该书描绘了进行解剖的步骤。这股致力于批判性评估古典文献的风潮,提高了解剖学这门学问的声望。宗教改革这项 16 世纪改革天主教教会教义与实践的运动,导致神学出现动荡不安,也进一步将理解人体的需要合理化。解剖学提供了一种探讨上帝作品与造物性质的方法(参见第三章)。16 世纪的解剖学不只是实用的技艺,或尸体解剖这种血腥的操作:文艺复兴与宗教改革对医学造成了冲击,也影响了解剖学。

解剖技巧也有进步。虽然解剖学相当倚重古典文献,然而,尸体解剖以及为数更少的活体解剖等实践,逐渐界定了 16 世纪解剖学者的工作。一般认为透过解剖尸体来教授人体解剖学是在 14 世纪起源于博洛尼亚。解剖教育在 15 世纪扩展到欧洲其他大学,而 16 世纪随着解剖课程的增加,在大学与医院开始兴建常设的解剖教室。这些发展反映了对正规医疗人员的需求有所增加,并出现了一套学生必须上课、阅读古典文献,并观察年度人体解剖的医学培训体系。解剖的尸体来自被吊死的罪犯,他们不是死于疾病,而且通常是年轻人或中年人,这样的尸体对解剖学者特别有吸引力。虽然罪犯不是解剖尸体的唯一来源,例如瑞典会使用自杀者、疯人与乞丐的尸体,然而,解剖和惩罚的结合渊远流长。

尸体解剖在 16、17 世纪是公共事件,会在一群观众面前进行,这也鼓励某些解剖学家刻意追求戏剧化。解剖通常在尸体不会太快腐败的冬天进行,历时三天,它具有教育、社会与宗教功能,并且成了确认和交流观察结果的手段。其目标是向学生与医疗人员展示人体的内部,并向一般观众展现上帝的技艺,以激发他们的敬仰之情。因此,尸体解剖和解剖学是个结合仪式与教学的事件。其公共性质也使当局能掌握有多少具尸体被解剖,同时也让内科医生和外科医生得以展示他们的知识并借此赢得声望。[①] 然而,尸体解剖还是问题重重,一方面它是公众奇观;另一方面,将身体与灵魂分离的危险激起了民众的不安。因此,解剖学和尸体解剖在 16 世纪具有一种有歧义的地位。

维萨里的解剖学

关于解剖学的实证研究经常强调,出生于佛兰德斯的安德里亚斯·维萨里是 16 世纪解剖学重新振兴的核心(就算不是独一无二的)角色。维萨里在 1537 年取得帕多瓦这座城市里地位崇高的大学解剖学教职,之后就立即着手重整其教学课程。他借助自己解剖尸体来展示人体解剖学,他还绘制解剖图来阐明其口头讲授的内容,并说明古典文献流传下来的知识应该以何种方式加以理解,若有必要又该如何修正。一般的记载宣称,维萨里是在将盖伦

① 内科医生和外科医生长期以来在欧洲是两种不同的职业身份,各自有其培训渠道、专业组织和不同的证照。这种情况到 19 世纪才出现转变。详情请参见本书第七章与第九章这两章的讨论。——译者注

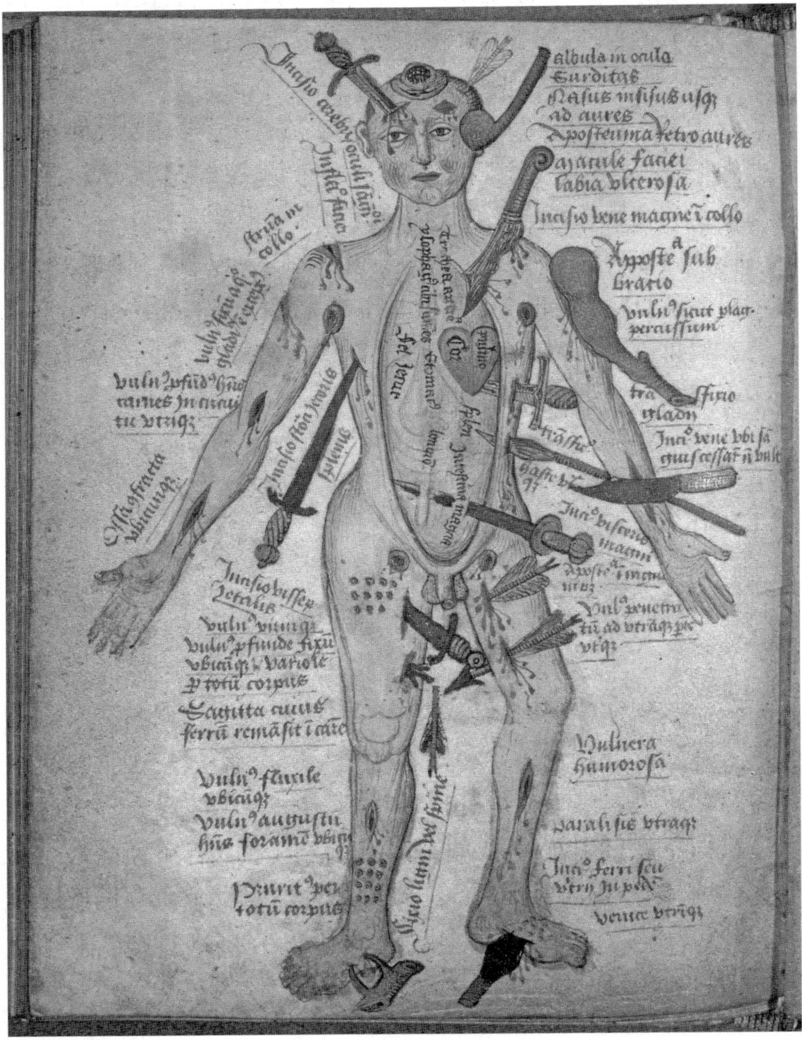

图 6.1 《受伤的人》，15 世纪中叶的解剖学插图。
图像来源：Wellcome Library，London。

著作由希腊文翻译为拉丁文的过程中发现了里面的错误，之后他便强调内科医生和外科医生应该直接研究身体，而非只是阅读既有的文献。

维萨里确实对盖伦的解剖学著作提出了质疑，并且批评后者只依靠动物解剖，他主张必须透过实地观察来重新检证盖伦的发现。此外，维萨里亲自执行尸体解剖的所有工作，包括切割、展示及教学，而这三者原本是由示范助手、教员与外科医生分工执行的。这样的做法很快成为全欧洲的解剖学模范。然而，维萨里的著作是对现有知识的批判与重造所构成之复杂混合体。他早期的著作，也就是众所周知的《六张解剖图》（*Tabulae Anatomicae Sex*）反映了他在巴黎的学生时代所接受的人文主义传统培训。此书介绍了刚翻译的盖伦著作《论解剖步骤》里面的观念，并且受到当时关于放血疗法的辩论影响。就像当时其他的著作一样，他把解剖学放在自然哲学（或自然科学）的架构中。他的《论人体构造》（*De Humani Corporis Fabrica*，1543）配有大量插图，从解剖学角度阐述了理想的人体状态，这成了衡量其他人体的标准。在《六张解剖图》大受学生与同侪欢迎之后，维萨里才在《论人体构造》中呈现出完整的人体。维萨里在书中一再强调解剖学作为医学基础的重要性，并且断言公开的人体解剖之价值在于它是种学习何谓正常、何谓异常的方法。

维萨里并不认为他的著作是在反对盖伦，他强调他的解剖学比盖伦更准确，但这样做是为了要复兴盖伦的解剖学实践，并呈现改正后的盖伦解剖学。两者的分歧在于细节。就许多方面而言，薪水微薄的维萨里从事的是自我宣传。他不谈其他地方的解剖教学，并且采取极端的立场来强调自己的看法。我们可以从维萨里所使用的语言和图像看到这样的倾向。《论人体构造》以丰富的插图将解剖学的真实情况予以可视化，以结合科学与艺术的方式呈现人体解剖学。

历史学者借由《论人体构造》一书来理解此书出版之前的解剖学状况，然而，与一般认知的印象相反，维萨里并不是当时唯一的解剖学者。16世纪新兴的印刷文化持续成长，解剖学在此过程中蓬勃发展。其他常被忽略的著作显示，别的解剖学者同样专注于眼见为凭（autopsia）的观念，并且致力于发表关于解剖学的评论，以此作为复兴盖伦解剖学的相关实践的广泛努力的一部分。早在维萨里之前的50年间，解剖学者就开始质疑盖伦描述的细节，指出他的错误并加以增补。例如，在维萨里之前，已经有其他的解剖学者注意到盖伦只解剖过动物，而且大多数的解剖学者和外科医生早已认为最好是透过解剖人体来研究解剖学。其他的解剖学者经由出版著作与进行公开解剖，同样对传播日益发展的解剖学知识有所贡献。

然而，《论人体构造》一书产生了立竿见影的影响：维萨里争议性的观念引起热烈的辩论，《论人体构造》一书还被盗版并且被广泛仿效。传统派攻击维萨里竟胆敢纠正盖伦，此种看法在天主教国家最为强大，那里的学者试图捍卫以盖伦著作为基础的天主教版解剖学，然而，当时还有许多人觉得维萨里敢于超越既有的解剖学知识，开创出了一个新的视角。维萨里的批评者与支持者先是跟随他的脚步，接下来则做了进一步的研究，并经常修正维萨里的发现，解剖学随之成为医学研究的重要部分。解剖学对普遍性原则的追求使得对盖伦的信仰开始被取代，这点可清楚见诸维萨里在帕多瓦的教职继任者法布里休斯（Fabricius, Girolamo Fabrizio）的著作中。公开的解剖变得更加频繁，而解剖学的语言也开始弥漫于布道、戏剧与其他文学作品之中。观察人体内部的

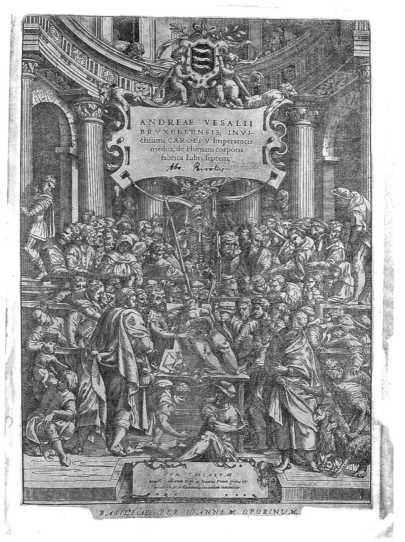

图 6.2 维萨里《论人体构造》(1555)的封面。
图像来源：Wellcome Library, London。

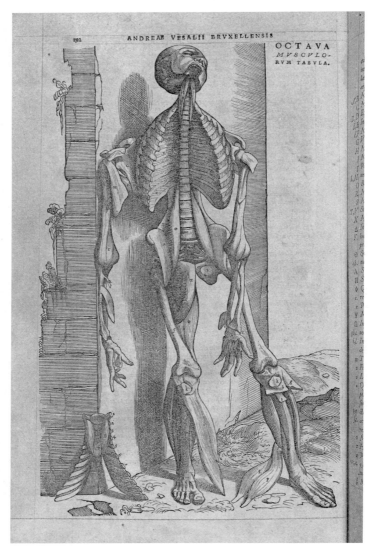

图 6.3　维萨里《论人体构造》的插图之一。
图像来源：Wellcome Library，London。

过程变得既现代又令人兴奋，不过这种兴奋还伴随着恐怖。

虽然文艺复兴时代的解剖学在理论上还是有些保守，而解剖学研究大抵还是以书本为基础，且是透过讲课来加以传授，但是 16 世纪的变化确实增加了人们对人体构造的观察知识。追随维萨里的解剖学者强调解剖学对医学知识的价值，这样的行动在 17 世纪获得了更多的动力。然而，这在某种程度上反映了一种轻描淡写的修辞手法，因为解剖学者在标榜其工作的庄严性时，却淡化了解剖的本质，解剖学被呈现为一种理解造物的方法，成了一种既现代又需要渊博知识的学科。①

17 世纪的解剖学与观察

在 17 世纪，解剖学的重要性持续增长，而且随着验尸和人体解剖越来越频繁，解剖学还帮助塑造了病理学的传统与方法。关于身体的新哲学的提出，更多地要归功于新的研究方式，而非稍早强调的对古典文献的重新评估。随着解剖学者、外科医生与内科医生用新的方法来探讨身体及其内部器官，对人体更为标准化的看法也浮现了。这些强调观察与经验主义的观念是传统上所谓的科学革命的一部分。

17 世纪的解剖学获得了物质空间——解剖室或解剖剧场以及博物馆——并透过印刷术的进步而得到了更多的观众。大多数的欧洲大学都兴建起解剖教室，并且以解剖学作为自然哲学（自然科学）与道德哲学（或伦理学）的桥梁。这带来的结果就是对解剖用

---

① 当时的欧洲社会认为靠手艺维生的工匠的地位远低于大学学者，因此解剖学者标榜学理，却刻意不强调动手实践与技艺的重要性，以免自贬身份并损及解剖学的学术地位。——译者注

的尸体的需求有所增加。随着医院变成解剖展示与研究的重要地点(参见第八章),这样的需求在某种程度上是透过对病人死后进行解剖检查来达成的。这点在罗马特别明显,17 世纪初当地医院进行解剖已经成为惯例。一年一度的公开解剖仍持续举行,在这些公开解剖的场合会讨论解剖学的哲学与神学意义;为专业人士或一般大众印行的解剖学著作,则满足了想要了解身体内部秘密的知识渴求。

外科医生与内科医生观察身体的性质与运作,他们在解剖学中的实验方法反映出经验主义与观察的价值,此种价值观影响了17 世纪的知识探究。威廉·哈维(William Harvey)是这种研究方法的代表人物,他在 1609—1643 年担任圣巴塞洛缪(St Bartholomew)医院的医生,他的论血液循环的著作是这种研究方法的代表作。哈维在帕多瓦受训,在意大利医生的影响下,他进行了许多人体解剖,也做了多次的动物活体解剖来探讨心脏的运动。如同 16 世纪的解剖学者一样,他的著作带有实验的性质,主要探讨的是生理学。他强调个人经验与观察的价值。透过尸体解剖和活体解剖,哈维宣称,血液在人体中循环。在《心脏与血液之运动的解剖探讨》(*Exercitatio Anatomica de Motu Cordis et Sanguinis*,1628)一书中,哈维描述了他证明心脏作用的一系列实验。他认为血液循环是一个可以观察到的事实,并且视循环为解剖学者的研究领域。

哈维的发现影响深远而且常被认为很现代,这样的看法失之偏颇,因为他的研究其实出自旧有的关怀。哈维是个传统派,熟悉盖伦的著作,且受到亚里士多德的自然科学著作影响。他对于血液循环的观察建立于亚里士多德强调的心脏是人体最重要的器官、重新检视古典文献的努力以及既有的解剖学研究。他的作品并没有和旧观念断然决裂；他在书中提出的新学说引起的反应不一。不过他的观念和他对观察性知识的支持有助于新的哲学诠释，并且启发了更进一步的实验研究与解剖研究，包括早期（并不成功）的输血研究。

外科医生和内科医生透过解剖和验尸得到的观察发现，明确肯定了医学的理性基础。在 17 世纪的内科医生和外科医生回应当代的哲学议题与神学议题的同时，也出现一系列创新的人体模型，这点可见诸英国医生托马斯·威利斯（Thomas Willis）的解剖著作，以及他对找出灵魂位置的兴趣（参见第三章）。虽然新工具的应用（例如显微镜）对这种研究方式有所帮助，不过人体模型主要是受到更广泛的机械论哲学辩论所影响；机械论试图用物理原因来解释所有的自然现象。这些观念和笛卡尔及牛顿所提出的力学原则与哲学原则有关。这些著作大部分是哲学著作而非医学著作，它们具有相当的经验性和目的论性质。

欧洲学术文化支持新哲学观念的原因为何仍待公开讨论，但是各种力量的结合鼓舞了所谓的"新科学"，这种"新科学"受到强调观察与实验之重要性的新哲学潮流的影响（参见第十章）。在英格兰，哲学家培根强调要有一套归纳与实验的方法，而法国哲学家和生理学家皮埃尔·让·卡巴尼斯（Pierre Jean Cabanis）以及英裔爱尔兰自然哲学家罗伯特·波义耳（Robert Boyle）都宣称真正的知识来自经验。这些观念影响了医学思想家，并支持了对解剖与生理构造进行重新评估。例如英国医生托马斯·西德纳姆（Thomas Sydenham）虽然讨厌解剖学，但却强调观察是医学的关键。荷兰医生弗朗西斯克斯·德·拉·鲍伊·西尔维斯（Franciscus De la Boe Sylvius）和赫尔曼·布尔哈维（Hermann Boerhaave）在他们任教的莱顿大学都支持西德纳姆关于观察的看法。布尔哈维受到机械论哲学的影响,他的《医学原理》(*Institutiones Medicae*,1708)主张理解身体与疾病的关键在于解剖学的系统研究方法。在布尔哈维的主持下,莱顿引进了临床教学与尸体解剖,取代了帕多瓦而成为医学教育的中心,并且将其培训风格和培训出来的医疗人员输出到欧洲其他的医疗机构。

　　然而,这不是个单向的过程。哲学与政治思想同样受到新的身体观所影响。法国自然哲学家与数学家笛卡尔就深受解剖观念的影响。他对解剖学研究稍有涉猎,并将解剖学与生理学的发现,整合进一套将身体视同机器系统的哲学架构中。他对身体与灵魂的明确区分(被称为笛卡尔式的二元论),提出了一套带有争议性的身体观。对笛卡尔而言,机械论是自然的本体论(ontology of nature)或解释方法,他认为自然界所有的事物都只具有机械性质。他的观念提出了一套看待身体的崭新方式。

　　许多哲学家追随笛卡尔的脚步,接受将机械论或把身体当成机器(或手表)的隐喻作为一种解释方法,他的身体观被整合到了医学中。例如布尔哈维就修正了笛卡尔的解释,他将身体看成一个水力系统,认为血液和其他液体必须流动才能保持身体健康。不过,笛卡尔将身体视为机器的观点不是唯一的模型。有些人看到机械论研究方法的限制,此种关怀激励了对身体运动原因的研究兴趣。生机论者(vitalists)认为物理学和化学法则无法完整解释生命,而是存在一种将生物和无生物区别开来的生命力(vital force),这种学说对不同功能的性质有不同程度的强调。生机论者因此提出了或可称之为生理学过程(physiological process)的相关问题。这些彼此竞争的观念有着复杂的互动,由此显示了17世纪随着医学理论被重新阐述,以及关于身体的医学辩论愈演愈烈,正在形成一套有关解剖学的新知识与新语言。

17世纪的解剖学成为医学研究中深具活力的领域。研究者增加了解剖知识的精确性，但更重要的是，解剖学成为发展新身体观的工具。尽管解剖学者对人们如何理解身体有所贡献，但解剖学对学院医学理论或治疗方法并没有提出重大挑战。医学仍旧根深蒂固地植根于传统的做法，解剖学与实践之间的关联很有限；当时的人也注意到了这一点。不过，就算解剖学与哲学探讨的相关观念对医疗实践的影响很有限，但从此以后医疗人员还是透过解剖学与尸体解剖来了解人体的运作，并日益视解剖学为医学训练的基础。

启蒙时期的解剖学：1700—1789

到了18世纪初，大体解剖学的知识已经相当先进，并且人们开始透过解剖知识来解释疾病。解剖学已经稳固地建立为一门进步的学科，解剖学者探讨病理过程、男女身体差异和种族差异等重要课题（参见第四章、第十四章）。显微镜的改良使得解剖学者能够对身体的形态与结构进行更细致的观察。随着病理解剖学和病理学的逐渐重叠，研究兴趣开始聚焦在局部疾病（localized disease）①。

18世纪对疾病观察与病理解剖的重视，激励着解剖学者探讨身体与疾病征候的关系。因为对诸如心绞痛这类疾病可能发生的器官部位（organic site）感到好奇，医疗人员开始对病人进行尸检。外科的性质、地位以及外科医生培训的改变，不只带来了新的技巧

---

① 医学界过去主要以全身的体液平衡与否来解释疾病的发生。18世纪在解剖学的启发下，越来越多的医生试图找出导致疾病的局部病变，以特定部位的病变（lesion）来解释疾病的发生。前者常被称为全身病理学（general pathology）或液体病理学（fluid pathology），后者常被称为局部病理学（localized pathology）或固体病理学（solid pathology）。——译者注

要求,同时刺激了对解剖教学的需求(参见第七章),另外,这与医院在健康护理方面不断变化的角色结合起来了(参见第八章)。医疗人员经常引用布尔哈维的教导,而且越来越强调有必要在病人死后进行尸检,以便观察和理解疾病。早期的体液学说将疾病解释为总体生理的不平衡,病理解剖学则挑战了这样的看法。这使得解剖学更为贴近医学的理论与实践。这种对病理解剖学及相关疾病观念的兴趣是现代临床医学兴起的关键。

尽管在 18 世纪的许多著作中都可以发现此一研究方法的精进,但在意大利医生乔凡尼·巴蒂斯塔·莫尔加尼(Giovanni Battista Morgagni)的《论疾病的位置和原因》(De Sedibus et Causis Morborum,1761)一书中,这得到了最精要的概括。在意大利的社会与医学界拥有有利地位的莫尔加尼按照意大利解剖学的传统进行工作,其目标是要揭示解剖学在临床上的用途,并且将症状关联到身体内部的状况。为此,他研究了疾病从发作到死亡的整个过程,在症状和病理变化之间建立起一系列完整的环节。《论疾病的位置和原因》搜集了数百个病例,描绘了疾病在身体中出现的位置,告知医生应该注意活人的哪个部位,以及他们在尸体中能够发现什么。

其他的医生进一步发展了莫尔加尼所表达的观念,以及他所强调的建立疾病征候与症状的关系。[1] 以伦敦与格拉斯哥(Glasgow)的汉特兄弟(the Hunters)以及爱丁堡的蒙洛家族(the Monros)为中心,英国发展出一个病理解剖与临床解剖的重要学派。此一学派的特征在苏格兰医生与解剖学者马修·贝利(Matthew Baillie)

---

[1] “症状”(symptoms)是病人的感受,例如头昏、疲倦等;“征候”(signs)是检查的发现,如体温偏高、脉搏不正常等。——译者注

的研究当中最为突出。在《人体某些最重要部位的病理解剖学》（*The Morbid Anatomy of Some of the Most Important Parts of the Human Body*，1793）一书中，他断言死后解剖检查是诊断及临床医疗的重要助力。就此，贝利强调可以在器官中找到疾病所导致的结构变化。受到这种研究取向影响的医疗人员，开始对疾病做出精确的描述，并以此界定不同的病理状态。他们的著作有助于病理解剖学观念的传播，而在更广泛的层面上，18世纪的医疗著作对于病理与临床解剖学的注重为一种新的医学风格奠定了基础，其所强调的是症状的探讨并不见得可靠，而是应该通过病理变化来了解疾病。

随着正规医疗人员越来越有市场、内科医生和外科医生强调经验的根本重要性，以及对实际解剖课程的需求增加，正规医疗人员接受培训的场所与方式也有所改变，有关解剖学与身体的新观点也被纳入了培训课程中（参见第九章）。起先，医疗企业家满足了这样的需求；这也是当时日益增长的学术知识文化和科学兴趣的一部分，反映了启蒙时代对理性的追求，以及对于观察与经验的重视。在伦敦，威廉·汉特（William Hunter）在其兄弟约翰的协助下，以他在大温弥尔街（Great Windmill Street）的私立学校首开风气，强调观察疾病的病理征候并加以解释，以此来理解病人的症状。汉特兄弟的学校确立了透过解剖研究这种新的方式来看待身体与疾病的理念，这对整合医学与外科至为重要。这些新观念引起了争议，例如在天主教的西班牙，医学培训和解剖学仍旧相当保守，然而欧洲的解剖演讲与课程都增加了。虽然有些解剖演讲就如同近现代的公开解剖一般，仍以娱乐与教育大众为目的，但随着培训正规医疗人员的观念出现改变，越来越多的演讲和实践课程，以在学或年轻的医疗人员为对象。满足求知欲与病态偷窥欲之间的界限,刚开始还常常相当模糊,但后来解剖课程变得越来越具有志业的性质。在 18 世纪,随着临床训练在解剖学校与医院变得越来越制度化,许多解剖课程的设计是要让外科医生拥有实用的解剖知识,而意大利的多梅尼克·卡图诺(Domenico Cotugno)以及巴黎的皮埃尔·约瑟夫·德索(Pierre Joseph Desault)这类的外科医生兼解剖学者,则把人体的知识置于临床培训的核心。

如此一来,解剖学校与解剖课程对尸体的需求变得很难满足。虽然巴黎医学院在传统上有权取得死亡囚犯的尸体,英格兰外科医生公会(Surgeons' Company)、医生院(College of Physicians)以及皇家学会(Royal Society)都拥有解剖死刑犯尸体的权力,然而这些法律安排仍不足以满足数量日增的解剖课程与解剖学校。在文艺复兴的意大利就有解剖学者从事盗尸,到了 17 世纪中叶,此种供应来源已经开始激起公众的不安。在 18 世纪,解剖教师由于害怕引发暴动或是名誉受损,因此把尸体供应的工作外包,于是出现了更有企业精神的做法。在 18 世纪初期,这样的行为开始变得像是一门行业,在巴黎、伦敦及其他教学中心,盗墓、贿赂以及从刑场与医院盗取尸体,都变得司空见惯。集体坟墓以及都市区大多数教会坟场的简陋状况,使得盗墓相对容易。鲁斯·理查森(Ruth Richardson)在《死亡、解剖与穷人》(*Death*,*Dissection and the Destitute*,1989)一书中指出,这造成的后果是人体变成一种商品。丑闻开始流传:例如,1783 年从巴黎传出,解剖学助手燃烧死者的脂肪来取暖。盗尸与解剖由于冒犯了对待死者的观念,引起了敌意甚至激起了暴力骚动。然而,尸体交易确实影响了某些机构与知识,而非仅是助长了有关解剖的骇人听闻的描述。一个机构能取得多少具尸体,会影响其声望及其所能产生的知识。

到了 18 世纪晚期,解剖学的学科地位已经非常稳固。它成为医疗人员培训制度的一部分,有助于确立医学的经验观察基础。病理解剖则为了解身体与疾病提供了工具。然而,这些观念起初对医疗究竟有何影响则较不清楚。许多医疗人员仍旧在整体论或全身性的架构下,以传统疗法来治疗疾病。不过,在 1794 年之后的半个世纪,病理解剖与临床解剖将在医学与临床治疗上取得新的重要性。

巴黎医学时代的解剖学：1789—1830

18 世纪末与 19 世纪初,病理与临床解剖学对于医学转型的重要性,被认为是一场革命,也是现代化的范例。这场革命和"巴黎医学"及"临床医学"关系密切。这些术语成为历史学者用来指称一种新的医学风格的简写,其特点是病理解剖、医院中的临床观察、身体检查以及统计学的使用。随着西北欧成为改革与创新的地点,此一新风格在 19 世纪上半叶主导了医学。虽然新的病理与临床解剖学和过去的一般解剖学或病理解剖学有所不同,但历史学者对于连续性的问题存在分歧。在 1789 年的法国大革命之后,巴黎医学的结构转变与医院医学的兴起究竟带来了多大改变,是这场辩论的核心。虽然巴黎对医学的改造功不可没,但其贡献的性质为何,是史家检视的问题。

这场辩论的关键是欧文·阿克尔克内希特(Erwin Ackerknecht)及福柯的史学著作。阿克尔克内希特影响深远的《巴黎医院的医学》(*Medicine at the Paris Hospital*, 1967)一书将现代医院医学的诞生定位于 1789 年之后法国的政治革命与技术革命。阿克尔克内希特关切政治与社会变迁,他宣称革命后巴黎发生的事件塑造了一种类型独特的医院医学,并且在 19 世纪上半叶主导了医疗发展。福柯在《临床医学的诞生》(*The Birth of the Clinic*, 英译本出版于 1973 年)一书中采用不同的研究路数,并提出一套对现代医学的诠释,他将焦点放在 1794 年之后半个世纪所出现的医学知觉与经验之结构。福柯对权力与知识的体系感兴趣,他关切的是语言、知识与经验之间的关系。他以巴黎临床医生的解剖观念与病理观念为模型,揭示与大革命后的巴黎关系密切的局部定位病理学(local pathology)是如何代表了和过去的彻底决裂。福柯宣称,在巴黎临床医生的工作中,疾病不再是演绎的主题,而是某种可以透过解剖来观察的东西。他相信这创造出一种新的看待疾病的方式,或者说是一种临床注视,其凝视焦点是器质性的变化。和其他历史学者不同的是,福柯并不认为这在本质上是一种进步。他辩称这种临床注视将病人客体化,而这样做又使得医生的权力凌驾于病人之上。对福柯而言,这些论述带来了医院医学的新风格,其基础是身体检查、验尸(如果这种疾病是致命的话),以及统计分析(参见第八章)。

尽管两者的研究方法与目的不同,但福柯和阿克尔克内希特都把焦点放在医学观念与方法的转变上。他们都认为,从病人主导临床互动的"床边医学"(bedside medicine)转变为医生主导的"医院医学"(hospital medicine)风格,关键在于 1794 年之后巴黎所发生的事情。他们的著作鼓励其他历史学者把巴黎放在典范转移的中心,旧典范是对疾病的理论研究,而新典范则是在解剖室与病房的实际应用,后者是 1794 年之后半个世纪的医学特征。就此观点而言,法国医学在大革命后的改革,以及巴黎出现的改变所创造出的结构与安排,提供了一个理想的环境,让新的理论正统得以兴盛发展,病理解剖学则不再专属于少数精英,而是成为实用的专业方案。

　　不过,把和病理解剖相关的理论观点与孕育它们的环境分离看待是不明智的。1789 年法国大革命之后出现的政治与社会动荡以及意识形态潮流,和自由主义、进步论与个人主义都有所关联；它影响了法国社会大多数层面,并在欧洲引发回响。革命企图推翻既有的阶层关系,试图废除医院与旧精英,重新建构法国医学的专业风貌(参见第八章)。新的体系成立了,然而稍后我们会更详细地指出,他们并没有废除医院,反而是将培训制度化,并且调整了专业阶层。新的规定要求住院病人必须接受检查,死亡后则被解剖。这个新方法提出了关于健康与疾病的新概念。这些改革所反映的,既是革命志士的期望,也是 1793 年到 1814 年漫长的战争所带来的现实状况。

　　1794 年,法国医学教育界展开了根本的改革,他们建立了"健康学校"(Ecoles de Santé),人人都有资格报考这些学校,而且入学者可接受免费教育。在这些医学校当中,巴黎是最为卓著的。这些改革使得医生有权利检查与解剖巴黎医院收容的大量病人。其所创造出来的新氛围,让听诊器的发明者雷奈克、鼓吹敲诊法之价值的让·尼古拉斯·科尔维沙(Jean-Nicholas Corvisart)以及其他的巴黎临床医生,能够发展出新的诊断方法和理论取径。新的诊断技术让医疗人员能够断定体内器官的病理变化,肯定病理解剖知识的重要性。例如,听诊器就以能揭露肺部的病变而成为巴黎医学的象征。新的理论取径又强化了巴黎的临床病理方法。例如,泽维尔·比夏(Xavier Bichat)由于进行了详细的解剖描述工作,因而将器官再细分为膜与组织。他的工作焦点放在生理过程以及疾病在体内的表现上,进而肯定了组织病理学的重要性。这种风格的病理解剖学通过身体检查或验尸将症状与病变联系起来,进而鼓励人们对疾病做出更精确的定义。学校引进了新的课程,重点放在实际经验的训练,以及强调解剖学、观察与身体检查的重要性上。医疗证照制度的改革打破了传统的位阶,将外科医生与内科医生的功能合一,这使得法国医生能以局部定位的、结构的与解剖的方式来看待疾病。

将众多具有才能和创意精神的医生聚集在社会经济与政治的变迁氛围当中,以及医疗改革对创新的鼓励,在巴黎创造出了欧洲其他地方所没有的环境。来自欧洲各地与北美的学生聚集在巴黎。他们上的课程强调的原则是实地教导、观察,以及每个学生都必须动手解剖。巴黎还有其他的优点:学费低,学生被集体安排到病房观察一种新类型的病人——被多拉·温纳(Dora Weiner)称为"公民病人"(citizen patient)——这些病人提供了临床检查与验尸的素材。公立医院、尸体的大量供应以及教学结构的改革,创造出适合发展病理解剖的环境。巴黎的访客将他们所接触到的观念带回家乡。

尽管难以逃脱巴黎的影响力,但我们仍旧要问,巴黎在推动新医院风格上究竟发挥了多大的作用。20 世纪 90 年代的研究认为,所谓巴黎医学在制度上与个人层次上的独一无二,其实是个荒诞的说法。这个说法在某种程度上要归功于当时的人与后来的历史学者长时间的建构。持不同看法的修正论者并未忽略大革命后的巴黎具备有利于变革的环境,但他们揭示出更为复杂的故事与编年纪事。

卡罗琳·汉纳威(Caroline Hannaway)与安·拉·伯格(Ann La Berge)在《建构巴黎医学》(Constructing Paris Medicine,1998)一书中指出了巴黎的首要地位是如何在 18 世纪 90 年代之后首度出现,并且在 19 世纪势头大增的。随着德国医学日益取得主导地位,法国临床医生为了保持其地位,因而强调巴黎对医学的重要性。

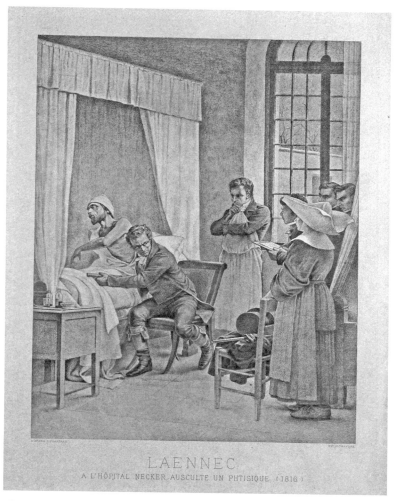

LAENNEC
A L'HÔPITAL NECKER AUSCULTE UN PHTISIQUE (1816)

图 6.4　雷奈克于 1816 年在巴黎的内克尔医院（Necker）对一位病人使用听诊器。这幅相当浪漫化的图像把雷奈克和听诊器（一根相当简单的木管）连接在一起。他手握听诊器，而其他关心的医生和医学院学生则在旁边观察。

图像来源：Wellcome Library，London。

>>>

巴黎医学是被制造出来的,此一概括名称隐藏了内部的争论、多样的观点,以及病房过度拥挤的现实,而正是前两者赋予了巴黎活力。只要往深处挖掘就可以看出,1794 年之后的半个世纪,巴黎的医学与解剖学之性质,很难用单一观点来概括。

改变既不突然,也不如一般所认为的那般深远。1789 年之前的巴黎并不是化石,而早已是医学与科学研究的中心,医学、科学与知识的精英在巴黎聚会,讨论其发现。革命之前,巴黎医学校的主要面貌已经成形,而且在 18 世纪末既有的医学体制也受到严苛的检视。因此,在 1789 年之后巴黎所发生的事情,并不是和过去的戏剧性绝裂。同样的说法也适用于解剖学对理解疾病的重要性,和它在医生培训过程中的地位。新的观念、技术与潮流并非无中生有。上一节已经指出,在 1789 年之前,解剖学在临床医学中所担任的角色已经改变了。16 世纪、17 世纪在巴黎与伦敦,就已经出现对病理解剖学课程的支持。18 世纪下半叶,许多欧洲外科医生与内科医生对于病理解剖学已有程度不一的兴趣。在伦敦,私立的解剖学校与医院学校已经开始提供整合内科与外科的医学培训,并强调病理解剖学的重要性。在 18 世纪中叶,尽管尸体的取得还存在一些问题,但实际的解剖课程已是常见的医学教育特色。

巴黎也不是唯一强调疾病的解剖定位以及病理解剖学的地方。从 17 世纪中叶开始,医生就在寻找能够解释疾病的基本病理生理学原则(pathophysiological principles)。17 世纪伦敦的医生已经定期在医院解剖病人的尸体。在阿姆斯特丹的情况也是如此,在尼古拉斯·蒂尔普(Nicolaas Tulp)和西尔维斯的影响下,人们会对死去的病人进行解剖检查。在 18 世纪,内科医生与外科医生日益用定位的、结构的与解剖的方式来看待疾病;他们当中有许多人觉得"经常解剖病人尸体大大有助于确定疾病的诊断与预后"。[①] 18 世纪生机论者的观念、莫尔加尼以器官为基础的病理学和贝利对于组织病理学的兴趣，与比夏的著作有许多相似之处。病理解剖学和组织病理学在英国吸引了相当的注意。例如，爱丁堡的医生威廉·库伦（William Cullen）使用系统病理变化和症状序列来建立其强调神经重要性的生理学概念，这对 18 世纪的医学思想产生了相当显著的影响。就很多方面而言，18 世纪出现了思想的交叉融合。

　　因此，巴黎临床医生对于解剖学、病理解剖学、观察与解剖的强调，不是那么新颖。他们取材自 18 世纪已经开始通行的观念，带来了丰富的成果，并且赋予了既有病理概念以实用的形式。然而，将巴黎医学脉络化的新解释并不会贬损其角色。大革命之后的巴黎提供了政治、物质及社会制度的架构，使得病理与临床解剖学的新观念能够蓬勃发展至欧洲其他地方所达不到的程度。在法国和巴黎发生的改革培养出一种气氛，使得病理解剖学可以获得一群能够接受的听众，并且成了人们日常生活中的一部分。这些观念之所以获得认可，是因为法国培训医生的方式改变了，而欧洲其他地方又复制了这些改变。因此，与其贬低巴黎的重要性或是强调它的独特性，不如采取不同的角度来论证巴黎医学存在的连续性并挑战原先的荒诞说法。

巴黎之外的解剖学

　　关于解剖学以及病理解剖学对医学与医学教育的影响，相关

---

① 引自 Philip Wilson，"An Enlightenment Science：Surgery and the Royal Society"，in Roy Porter（ed.），*Medicine in the Enlightenment*（Amsterdam：Rodopi，1995），p.378。

叙述经常止于19世纪初的巴黎。然而,解剖学与病理解剖学仍旧是19世纪医学与医学教育的支柱。解剖学校在19世纪初十分兴盛。虽然随着医院学校和大学系所的兴起,解剖学校开始走下坡路,但解剖学与病理解剖学仍旧是正规医疗人员培训中的重要一环。解剖学系将此一知识制度化,而有企图心者则利用解剖学的教职作为获得高层职位的垫脚石。一般认为,病理解剖学和临床观察相结合起来,象征着疾病的自然史,也是一种提高医学知识的方法。这样的研究取向在英国特别有影响力。

越来越多的机构提供解剖课程,对尸体的需求也随之增加,解剖学者不会过问尸体是打哪来的。英国的尸体买卖达到新高峰。威廉·伯克(William Burke)与威廉·黑尔(William Hare)这两人常被视为盗尸的代表。然而,他们从事的其实是另一种勾当。在1827—1828年之间,伯克与黑尔杀害了16个人,把他们的尸体卖到爱丁堡的一间解剖学校。在伯克与黑尔案发之后,盗尸者就开始被视为潜在的谋杀犯。

破获伯克与黑尔的谋杀案只是这个既有行业最公开的例子。在英国,解剖的尸体难求是公开的秘密。19世纪20年代,人们提出了许多不同的改善尸体供给的方案。其中,功利主义改革者(utilitarian reformer)杰里米·边沁(Jeremy Bentham)提出的想法最获官方重视。他借用巴黎的模式,勾勒出一套可以使用在劳动收容所中死去的无依无靠者的尸体——亦即那些没有亲人或朋友来领回的尸体——的制度。解剖和贫穷联系在一起,而这样的关系在过去只存在于解剖与犯罪之间。尽管伯克与黑尔的案例导致了恐慌,但当时适逢议会选制改革引发了激烈的辩论,搁置了此一法案的立法,直到新的盗尸案再度激起公愤和关于盗尸的辩论。1832年通过的《解剖法》(Anatomy Act)纳入边沁的想法,目的是要保护体面的家庭、终止尸体买卖并增加尸体供应。如此一来,《济贫法》就成了官方的尸体供应者。在这套办法下,穷人的尸体被用来满足解剖学者与医学教育者的需求。

1832 年的《解剖法》引发穷人的愤怒,盗尸者则被边缘化;随着医学生人数的增加和对尸体需求的增加,又出现了其他可以解决尸体持续短缺的安排。全国性的督察组设法减少了公开的丑闻,并发展出一些办法来增加尸体的供应。来自医学校的证据显示了他们是如何竞争尸体,习以为常地接受来历不明的尸体,或是利用与当地劳动收容所或精神病院的合作,并且为了获得稳定的尸体供应而不顾体面与解剖法的规范的。历史学者认为英国尸体的供应不足巩固了伦敦医学校的地位,因为他们可以从自己医院的太平间得到足够的尸体。诚然,有一些私立学校无法适应新的形势,但情况不见得都是如此,也不该认为大都市必然居于主导地位。

尽管解剖学与病理解剖学取得了内科与外科研究的骨干地位,但到了 19 世纪中叶,其地位开始受到挑战。若说 18 世纪晚期与 19 世纪初期新的理解疾病方式要归功于解剖学者对于疾病定位的强调,那么生理学这门学科的兴起则提供了思考疾病进程的新方式。对于结构和功能的兴趣,在传统上是分不开的,然而,人们越来越重视组织与细胞这些更为细微的结构,以及生理学的解释。起初,生理学具有临床和解剖的性质,并且把焦点放在器官上。然而,到了 19 世纪中期,许多的医学进展——像是对于消化的研究——越来越与生理学有关,并为生理学实验的开展创造了基础设施。过去的研究兴趣一直集中于解剖剧场、博物馆与解剖室,而今则主张更具实验性质的研究取向,更强调实验室与基础科学对医学研究的重要性(参见第十章)。

虽然在 19 世纪下半叶,实验生理学和细菌学带来了关于如何

理解疾病与身体运作的主要知识的发展，但这并不意味着解剖学
与病理解剖学遭到边缘化。随着解剖学系的扩张，对于新建解剖
教室与教学设施的投资持续增加。许多在 19 世纪与 20 世纪发展
出来的新诊断技术是建立在病理与临床解剖学的原则以及疾病定
位的基础上的。从 X 光到核磁共振影像（MRI），新的仪器是由解
剖学的诊断观点所发展出来的。显微镜的应用鼓舞了组织学研
究，这有助于病理学细胞模型的发展；此一进展和德国的研究者有
关，特别是鲁道夫・菲尔绍的著作。解剖学研究的持续影响并不
仅局限于组织病理学和细胞病理学。解剖学的研究取向对于神经
学学者，以及 19 世纪晚期神经病理学的发展都至关紧要（参见第
十六章）。新的染色技术与系列切片（serial sectioning）技术、切片

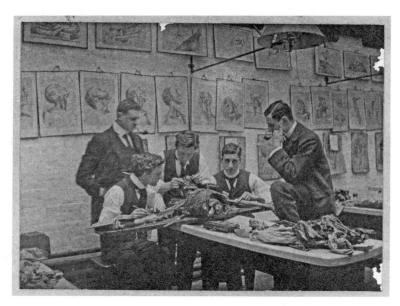

图 6.5　解剖室内部。
图像来源：Wellcome Library，London。

机(microtome)与整形外科重建术,刺激了有关复杂结构(例如脑或胚胎)的新观点的出现。在解剖学、生理学、胚胎与病理学之间也建立起了密切的关系。尽管有这些贡献,但解剖学已不再拥有19世纪初的首席科学地位。不过,这无损于它对医学的重要性,只是显示出解剖学地位的再度改变。

结　　论

直到19世纪为止,解剖学一直占据着双重地位:既是一场公开展示,也是一种解释身体与疾病如何运作的方法。在文艺复兴时期,它在正规医疗人员的训练过程与理解疾病的方式当中取得了中心地位。即使解剖学经常带有争议性,但它仍旧成为最具价值的知识以及一种用来探讨更广泛的神学问题与哲学问题的方法,并且它有助于提出对身体的新看法。18世纪对于疾病局部定位的日益强调强化了病理解剖学和临床医疗的关联,这样的观念影响了巴黎医学和医院医学的研究取径。虽然本章指出巴黎作为病理和临床解剖学的中心位置应该受到质疑,但此种思考方式的重要性不容置疑。19世纪上半叶,许多有关疾病理解的新进展都和病理及临床解剖学有关。检视解剖学与解剖活动,使得探讨身体与疾病是如何被概念化与理解的成为可能。后面的章节将指出,要了解医学教育体系的新发展对专业化、医院的角色以及外科性质的影响,检视解剖学是非常重要的。

扩展阅读

- 关于近代早期的解剖学,有一些很好的研究。对于文艺复兴时期解剖学重要性的传统评估,参见 A. G. Debus, *Man* and Nature in the Renaissance（Cambridge：Cambridge University Press，1978）。

Andrew Cunningham，*The Anatomical Renaissance*：*The Resurrection of Anatomical Practices of the Ancients*（Aldershot：Scolar，1997）探讨了古典时期解剖学与文艺复兴时期解剖学的联系。

Roger French，*Medicine Before Science*：*The Business of Medicine from the Middle Ages to the Enlightenment*（Cambridge：Cambridge University Press，2003）检视了古典观念是如何受到挑战的。

- 关于维萨里的角色，参见 Nancy Siraisi，"Vesalius and the Reading of Galen's Teleology"，*Renaissance Quarterly* 1（1997），pp. 1 – 37 以及 Vivian Nutton，"Wittenberg Anatomy"，in Ole Peter Grell and Andrew Cunningham（eds），*Medicine and the Reformation*（London：Routledge，1993），pp. 11 – 32。

- 对帕多瓦的研究，参见 Cynthia Klestinec，"A History of Anatomy Theatres in Sixteenth-Century Padua"，*Journal of the History of Medicine* 59（2004），pp. 375 – 412。

- 关于威廉·哈维，有相当多的研究文献，其中一个好的入门是 Andrew Wear，*Knowledge and Practice in English Medicine*，*1550 – 1680*（Cambridge：Cambridge University Press，2000），此书探讨了更广泛的环境，以及解剖学和解剖活动的贡献。

- 关于病理解剖与巴黎对医学的贡献，参见 Michel Foucault，*The Birth of the Clinic*（London：Tavistock，1973）这本开

创性的著作，以及 Erwin H. Ackerknecht，*Medicine at the Paris Hospital*，*1794 - 1848*（Baltimore，MD：Johns Hopkins University Press，1967）。

Dora B. Weiner，*The Citizen-Patient in Revolutionary and Imperial Paris*（Baltimore，MD：Johns Hopkins University Press，1993）和 Russell Maulitz，*Morbid Appearances：The Anatomy of Pathology in the Nineteenth Century*（Cambridge：Cambridge University Press，1988)对此做了进一步的分析。

Caroline Hannaway and Ann La Berge（eds），*Constructing Paris Medicine*（Amsterdam：Rodopi，1998）这本论文集，尤其是编者所写的优秀的导论，描述了相关的史学史。

- 关于尸体解剖与盗尸，Ruth Richardson，*Death，Dissection and the Destitute*（London：Penguin，1989)仍是重要的作品。

Elizabeth Hurren，*Dying for Victorian Medicine*（Basingstoke：Palgrave Macmillan，2011）对这些主题在1832 年《解剖法》通过后的发展，进行了详细的解读。

- 关于 19 世纪解剖学的著作较少，但关于解剖学对医学教育的重要性，Susan Lawrence，*Charitable Knowledge：Hospital Pupils and Practitioners in Eighteenth-Century London*（Cambridge：Cambridge University Press，2002）和 Thomas N. Bonner，*Becoming a Physician：Medical Education in Britain，France，Germany，and the United States*，*1750 - 1945*（New York and Oxford：Oxford University Press，1995)，提供了良好的起点。

外　　科

写外科史并不难，外科宣称它有许多英雄事迹和充满男性气概的外科医生。我们也可以写出一部关于经验进步的故事，叙述新技术与新科技的采用，强调外科的突破。这样的研究路数强调的是外科的转变，从近代早期的极度疼痛与强调外科医生的速度，到 19 世纪麻醉与抗菌法（antiseptics）的先锋如何取得英雄式的胜利。然而，外科史远远不仅止于此。历史研究揭露出一个更加充满争议的历史，在科技、实践与专业化之间有着复杂的关系。外科反映了专业目标和身体理论以及社会经济、文化、政治与机构的脉络。外科知识在这些脉络中被建立起来，而外科手术也是在这些脉络中执行。本章是外科史导论，探讨外科知识与实践的性质在过去五百年间如何演变。本章挑战外科知识和实践是以线性方式进步的这一观念，进而探讨为何外科知识与实践的改变，既非必然也不平顺。

理解创新与实践

虽然今天已经很少有医疗史学者会以实证的方式来叙述外

科,但是仍然有个趋势是把焦点放在外科的成功、精英外科医生或是科技的影响与新手术方式的引进上。结果,对于这些新手术方式是如何发展出来的,我们所知不多;我们也不明白为什么有些新的手术方式得到采用,而有些却遭到放弃。克里斯多夫·劳伦斯(Christopher Lawrence)在《医学理论、外科实践》(*Medical Theory, Surgical Practice*, 1992)一书中鼓励历史学者检视外科问题是如何被界定的,外科医生是如何发现、改良或发明技术的,而这些技术又是如何获得采用的。托马斯·施利希(Thomas Schlich)拓展此一研究取向。他认为应该视外科史为"专业发展、概念发展与技术发展交织而成的历史"。①

　　施利希的研究路数为理解外科是如何随着时间而改变的提供了一个有用的模型,不过他所构想的外科史还可以进一步扩展,将其他因素纳入考虑。外科实践会产生意义,或者更精确地说,会产生多重的意义,它不只会影响对疾病的看法,也会影响外科的研究方向和认知。在个人的层次上,外科医生追求名声的欲望,以及他们个人的技巧,都影响了创新方法及其采用。也不该低估代际问题,老一辈的外科医生经常固守他们熟悉的旧方法。不过,这并不意味着他们必然会抗拒新的手术步骤,相反,这会确保外科实践的延续性,而这点常被忽视。机构的脉络,特别是医院对医学日益增加的重要性(参见第八章),进一步影响了外科。外科进入医院不止影响其教学,也对科技及其他创新的引进方式有所影响。历史脉络还以其他的方式影响外科,例如战争创造出新的需求,使得新的做法成为必要,其中有些又被转化到和平时期使用(参见第十五

① Thomas Schlich, "Emergence of Modern Surgery", in Deborah Brunton (ed.), *Medicine Transformed: Health, Disease and Society in Europe, 1800 - 1930* (Manchester: Manchester University Press, 2004), p. 61.

章）。20世纪的政府透过国家资助的医疗服务、研究，以及对医学创新的安全管制，对外科实践的影响日益重大，而这种影响力不仅限于外科医生所能取得的财政资源，也包括进行外科手术的场所。此外，义肢医疗公司的发展，以及病人权益运动等，同样影响了外科医生的世界。

因此，外科的历史可视为专业发展、概念发展与技术发展的互动，还要加上个人与代际的议题、制度的脉络与外在的需求。这带来的是一系列重叠而复杂的关系。

地位和培训[①]

人们对外科的认知，以及外科医生所接受的培训，都会影响特定外科手术的进行以及对外科手术治疗接受的程度。然而，正如劳伦斯在《医学理论、外科实践》这本书中所指出的，要厘清这些议题并不容易，因为整部外科史都因外科医生使用的修辞而变得复杂。有关外科的大多数证据，都来自企图以特定方式呈现其历史的精英外科医生，其说法强调外科的进步，称颂外科的成就与他们那个时代的外科英雄，这使得外科总是被联想到现代性与突破性进展上。

外科成为一门专科源自13世纪。1215年，第四次拉特兰会议（the Fourth Lateran Council）坚称高阶教士不能从事流血的工作，而这些人正是医学研究的主力。因此外科成为俗众的领域，发展出截然不同的组织形式，在北欧尤其如此。受过大学教育的内科

---

① 本节取材自 Christopher Lawrence，"Divine, Democratic and Heroic", in Christopher Lawrence（ed.），*Medical Theory*, *Surgical Practice*：*Studies in the History of Surgery*（London：Routledge, 1992），pp. 1 - 47。

医生所推行的内科医学,有别于外科医生掌理的外部操作,虽然在实际操作的层次上,两者的界限经常模糊不清。此一区分体现于近代早期外科医生的执照制度上。中世纪出现了规范职业的行会,透过学徒制与发放执照来确保执业者的基本能力(参见第九章)。由于同属行会结构,外科因而被关联到其他的手艺,像是理发师、洗浴师与杂货商。外科行会试图执行行规,并提升合作敬业的精神,不过,外科医生受训的方式还是常使人联想到生意与手工技艺。和内科医生不同的是,想当外科医生的人必须要先担任一位合格师傅的学徒;例如,在英国就必须实习七年,在符腾堡(Württemberg)则必须实习三年。外科医生的培训方式具有开店做生意的性质,批评者则将外科医生比拟为未受教育的屠夫。外科实践被认为有损身份且肮脏,部分原因在于外科处理的是生病的肉体,另一部分原因则是,许多乡下的外科医生同时也从事刮胡理发的工作。

然而,把各种不同类型的外科医生都混为一谈、当成单一的职业团体,会掩盖其内部的分化。外科医生之间有其位阶:近代早期外科医生的范围涵盖从乡村理发师到精英外科医生,所以,认定所有外科医生都地位低下是过度概括。虽然许多外科医生的社会地位比内科医生低,但也有不少外科大师是饱学之士。精英外科医生试图和手工及开店营业的污名保持距离,强调经验与学问是外科医生的标志,并限制理发师从事外科活动。他们强调养生(regimen)与药物的价值,试图拉近外科和书本学问及医学的距离。16世纪与17世纪对解剖学的兴趣大增,鼓舞了人们以新方式来看待身体,这对外科医生有利,因为大家开始重视以经验和观察来作为知识的来源(参见第六章)。战争进一步拓展了外科的领域。海军与陆军的外科医生发明新的技术来处理更复杂的伤口,而随着外科医生在军医学中扮演新的角色,他们的地位也随之提升(参见第十五章)。此一趋势有助于一批新的、有学问的外科医生崭露头角,他们的实践以解剖学、养生法与医学为基础,而且这还鼓励了用外科角度来看待内在疾病,此一观点将在 18 世纪晚期主导医学。

外科医生强调改良的重要性,借此来强调他们的地位,并且争取那些害怕手术疼痛的病人。虽然个别外科医生的名声主要来自他所擅长的手术,但 18 世纪的外科医生强调,整体来说,外科是一种高尚的职业。他们采用的做法之一是宣称外科在早期非常粗糙,但是到 18 世纪就变成了一门科学与艺术,这具体呈现了观察与经验的启蒙运动价值观。

此一转变的关键在于外科思维在医学中的影响力日增。虽然整体论的身体观仍旧存在,但 18 世纪日益以局部定位、结构与解剖的方式来看待与理解疾病。病理解剖学和医院功能的改变带给外科医生新的权力,以及看待疾病的新方式(参见第八章),外科精英则利用病理解剖学和医院来肯定他们在理论与科学上的可信度。像法国的让-路易·佩蒂特(Jean-Louis Petit)与伦敦的汉特兄弟这类 18 世纪的外科医生都强调外科的科学性,这对当时的外科医生影响颇深。精英外科医生和光凭经验、没有理论知识的医疗形象保持距离,并且用外科手术房和解剖教室来展现他们的知识,以此建构其专业身份。他们善于利用医院临床训练的潜力,并且强调观察与实验对外科知识建构的关键作用,以强化外科的科学形象。

医学性质的转变不只提高了外科的地位,还因为更加强调正规教学而影响了内科医生和外科医生的培训方式。18 世纪建立起新的外科培训中心与私立学校,像是伦敦的汉特兄弟与巴黎的皮埃尔·约瑟夫·德索所设立的学校很快就获得了重要的声望。他们利用了日益增长的对解剖学讲座和实际示范的需求，与此同时还有医疗人员为了在日益激烈的医学市场提升自身机会所做的努力(参见第九章)。即使在信奉天主教、保守且医疗改革缓慢的西班牙，也有新的外科学院的出现，这些机构的培训方法不同于过去。随着外科课程需求的增加，一些新的外科学校随之设立，像是1788年在马德里设立的皇家外科学院(Royal College of Surgery)。这加速了学徒制的没落，也削弱了外科和生意买卖的联想。

越来越多这类的学校和医院建立起关系，莱顿、爱丁堡、伦敦和巴黎则成为外科教育的主要中心。到了18世纪晚期，医院学校成为形成内科与外科知识的焦点(参见第六章、第八章)。这些学校的学生巡视病房、观察病人与进行解剖，并参加课堂讲座。医院对学生与外科医生都有利：在医院中可以遇到适合外科介入的意外伤害与紧急案例，解剖所需的尸体也能够稳定供应，这些都有利于训练敏捷的手艺与外科技术；此外医院也有足够的病人供观察与示范，私人开业或学徒制就无法获得这样的机会。外科医生成功掌控医院学校，从而取得了这方面的资源；他们越来越强调其技艺不只是经验手艺，而是以解剖学和生理学为基础的科学，这两门学科是医院教学培训和理解疾病的新支柱(参见第六章)。

到了19世纪初，精英外科医生开始与内科医生进行学术与地位的竞争。英国的外科医生院在1800年改名为"皇家外科医生院"(the Royal College of Surgeons)就象征着这样的改变。随着外科医生支持的病理解剖学学风成为疾病知识与医学教育的基础，内科和外科日益在医院附属的医学校一起教授。如同1794年之后巴黎在培训制度上将内科与外科合一，外科医生所主张的看待身体的方式既扩展了他们的能力，又提升了他们作为理性科学的

>>>

医疗人员的地位。这样的进展在说德语的国家较为缓慢,因为理发外科医生(barber-surgeon)这个传统行业,在那里与受大学培训的外科同时并存。

医学与医学教育在18世纪末与19世纪初的改变打破了旧有的医疗人员区分。在西班牙,外科医生曾经是激进分子和改革家,现在他们则是温和派与精英分子;而19世纪初期某些精英外科医生,像是英国的约翰·阿伯内西(John Abernethy)或阿斯特利·库珀(Astley Cooper)则取得了名流地位。19世纪的一些技术进展,加上将内部疾病重新界定为外科问题,进一步提高了外科医生的地位。透过麻醉法和抗菌法,外科和科学、英雄气概及医院开刀房联系在一起。成功的外科医生所取得的社会声望足以和上流阶层并驾齐驱,而精英外科医生也如此自视。

到了20世纪30年代,外科进入了"黄金时代"。此时强调的是科学,对于外科所需要的精巧手艺则保持低调,以此避免外科仅是开刀的印象。外科医生成功地和现代精密复杂的医院医学结合,得以进入医生和科学家的行列。精英外科医生确保了英雄地位,这点反映在1945年后的媒体报道以及心脏手术和器官移植中。开创性(且成功)的外科技术,提高了医学的普遍声望和大众信心。日益细密的专科分化创造了新型的外科英雄,像是脑外科医生、心脏外科医生等。这种乐观气氛鼓励进取的外科医生争相成为新技术的开创者。有时候这会导致几近鲁莽、大胆的做法,但在大多数时候外科的形象是迅速治疗和拯救生命。

外科医生看似无懈可击的地位并没有持续很久。到了20世纪晚期,此种乐观精神和外科的英雄形象受到挑战。外科受到越来越多的检视。媒体攻击个别外科医生的作为,而越来越多的医疗纠纷诉讼也增添了外科医生的焦虑。外科手术仍旧被视为医疗奇迹,但外科医生都感到备受威胁。在过去的五百年间,外科医生的医疗地位上升,成为现代英雄,但 20 世纪晚期的事例显示,这样的地位并非高枕无忧。

外科医生的技艺:1500—1700

有一种看法认为,外科在 16—17 世纪没有重大的改变;外科的性质和组织方式仍近似中世纪的做法。这段时间出版的外科著作不多,而意大利中世纪的著作,像是罗杰·弗鲁加德(Roger Frugard)的作品仍旧影响着外科医疗。来自精英外科医生的证据显示,近代早期的外科偏向保守,并专注于透过身体外部的操作来维持和修补身体。外科不如想象般的粗暴,外科医生和他的病人都对疼痛很敏感。由于缺乏控制疼痛的适当方式,大多数的手术都是小外科(minor surgery),而且通常包括术前与术后的漫长治疗。虽然这并不意味着当病人的生命受到威胁——例如发生坏死或受到严重的伤害——时,外科医生会避免大胆或广泛的手术,但有限的证据显示,外科医生大多是治疗常见、急性但很少会有生命危险的疾病。他们会处理意外、接骨、缝合与包扎伤口、放血以及肾结石(这是在 19 世纪之前常见的病痛)。皮肤也是外科医生治疗的范围,因此他们治疗烫伤、刺破水泡并进行包扎。精巧的手艺与解剖知识是必需的,但是能有效治疗的病痛有限,这使得许多外科医生不愿意在技术上和理论上多做细化。

虽然内科医生与外科医生的领域有别,但分隔两者的界限并不清晰。外科医生与内科医生理解身体与疾病的方式有其相似性。虽然外科医生采取了一种更为小范围的认知,但他们都共享以体液学说为基础的古典医学知识。正如上一节所指出的,精英外科医生热衷于强调此一共同传承，并且通过和医学建立关系来改善其地位。即便很难断定这些观念对实践有什么样的影响，但外科医生仍是近代早期欧洲最为常见的医疗人员，他们做着广泛的医疗工作，其中有许多并不属于外科的范围。许多外科医生处理疾病的外在表现，施用口服药方，并且积极从事卫生工作以及治疗性病。他们涉入内科医学，修正了一般认为的近代早期不同类型的医疗人员有着严格区分的看法。

近代早期的外科也不守旧。15世纪火药的使用使得外科必须改变。而到了公元1500年之后，外科再度强调要以学问为基础。外科从医学借取资源，强调养生法与药物的价值，并且利用印刷术来出版以方言写作的外科著作，像是彼得·劳（Peter Lowe）的重要著作《论外科的整体艺术》（*Discourse of the Whole Art of Chyrurgerie*，1597）；不过要到17世纪，才会普遍出现著名法国外科医生安布鲁瓦兹·帕雷（Ambroise Paré）那样对于手术细节的描述。外科医生也参与了17世纪解剖学的复兴与哲学辩论（参见第六章）。他们观察解剖并且进行尸检，以此来了解创伤与疾病带来的后果，这样就将他们的工作与新的知识形态联系在一起了。随着外科越来越积极介入，技术也出现有限的改变。法国与意大利的外科医生，像是帕雷、桑托（Santo）与塔格利亚科西（Tagliacozzi），担任了引人注目的创新角色。例如，人们逐渐放弃用沸油烧灼伤口的做法，这主要是为了回应病人的抗议。白内障手术与移除膀胱结石的手术都获得改良。然而有些创新，像是张伯伦家族（the Chamberlain family）所发明的产钳，或是科罗特家族（the Colot family）用来移除膀胱结石的步骤，仍旧是机密。创新以及对既有手术方式的改良，部分该归功于外科对经验与实用修辞的强调，但部分的动力则来自吸引病人的需要。

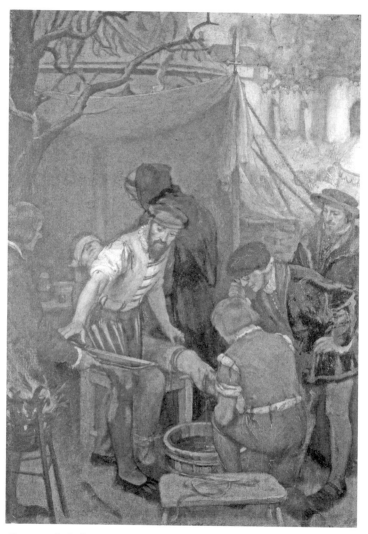

图 7.1 安布鲁瓦兹·帕雷在围攻布兰维利耶(Bramvilliers)的战场上,于截肢手术时进行血管结扎。该油画由欧内斯特·博德(Ernest Board)所作,约成于 1912 年。
图像来源:Wellcome Library,London。

尽管外科医生对解剖的复兴有所贡献,并且和内科医生拥有共同的范围,但病患疼痛的问题与审慎的必要性限制了外科的发展。很难解答解剖学和外科实践有何关系,而大多数的外科治疗都是保守的,除非必要,否则外科医生不会从事危险而复杂的手术,这是为了保护自己的声望,避免受到指责。近代早期的外科以审慎闻名,原因或许就在于此。

"剧痛的年代"? 18世纪的外科

18世纪的外科常被形容为一种血腥粗暴的艺术,19世纪的外科医生支持这样的看法,并借此强调自己带来了多大的进步。但此一形象扭曲了对于18世纪外科的看法。确实有些外科医生仍旧从事刮胡理发的工作、进行大胆的手术,并且经常为病人放血。然而,随着外科与内科的界限越来越模糊,专业角色出现重叠。在大多数欧洲国家,外科医生担任着提供一般健康护理的重要角色,对外科医生的调查记载以及机构的记录显示,他们的工作范围很广。大多数外科医生从事清洁伤口、治疗发炎与脓疡、涂抹药膏或包扎绷带的工作。放血、治疗腿疮和慢性感染是外科医疗的主要工作,而治疗性病则是外科利润丰厚的一个分支。在外伤和骨折很普遍的时代,需要外科医生来治疗骨折和处理意外事件。透过简单的疗程,外科医生能够舒缓或治疗许多常见的病症。

然而,影响外科的不只是外科医生。病人一开始通常会要求用非外科的方式来舒缓或治疗他们的病痛。结果有些病况会日益恶化,直到非得诉诸外科不可。由于必须承担后果,外科医生倾向于小心谨慎。即便诉诸外科无可避免,其所能达到的效果也有限。要减少失血和创伤,速度是首要。身体的某些部位,像是腹部,被认为感染风险极大，因太过危险而不适合进行手术。重大的外科手术通常是最后的手段：只有为了对抗坏死才会进行截肢，或是伤势严重到没有其他方法可选择时才用。外科医生回避危险、耗时的手术，避免高死亡率，怕这些会影响他们的生意。

这并不意味着 18 世纪是外科贫瘠的年代。它是外科的转型期，引进了一些新的技术，这点从法国皇家科学院(the French Royal Academy of Science)的出版作品可以清楚地看到。皇家科学院代表法国的外科精英，其出版作品赞扬新的手术方法、重建手术(reconstructive surgery)以及新外科器械的研发。随着新的器械、做法与身体模型的出现，加上医疗需求的增加，开始出现新的外科学科。法国外科广受推崇，尤其受到英国外科医生的赞赏，后者想要效法巴黎外科医生归纳式的科学方法。例如，佩蒂特发展出新的截肢手术方法，有效地使用止血带来减少失血；他的同胞雅克·戴维尔(Jacques Daviel)发展出将模糊的眼球晶状体取出的方法。英国外科也发展出新的技术和手术方法。以威廉·切斯尔登(William Cheselden)的《论结石手术》(*Treatise on a High Operation for Stone*，1723)一书为代表，出现了大量关于膀胱结石手术的著作。既有的手术步骤得到改良。对于常见的病痛发展出更好的治疗方法，像是德索有关骨折的治疗法，还有处理疝气的方式。结果外科医生的专业地位逐步提高，并出现了产科或眼科等新的外科专科。

然而，正如之前所指出的，外科权威的提高并不只是技术纯熟或创新的结果，还要考虑到外科和新的身体观的结合(参见第六章)。解剖学的发展为外科医生提供了知识学理，而解剖示范则强化了他们的集体认同。随着病理解剖成为理解疾病的关键，欧洲外科医生站到了主张这种新疾病观的最前线，为改革正规医疗人员的培训方式提供了基础。

造就现代外科：1800—1900

19世纪常被形容为现代外科演进的关键时期。这种解释不只偏好某种进步模型，而且把焦点放在了以医院为基础的医疗，以及19世纪医院和外科建立的密切关系上。对个别外科医生而言，医院的职位确实会带来专业地位。手术设备有所改善，于是到了20世纪初，医生和病人都偏好在医院从事复杂危险的手术。因此，就许多方面而言，医院所提供的环境引进了新的技术和新的外科专科。医院组织健康护理的方式、它和医学教育的关系，以及它的经费来源，对创新至为重要。

随着医院对于外科创新的重要性的增加，历史学者倾向于把焦点放在与医院有关的外科发展上。这是个相互的过程：医院是造就外科革命的技术进步的关键；而外科则有助于重新构想医院这个医疗空间，这样的改变提升了医院的地位，并创造出机构护理的需求（参见第八章）。因此叙述的焦点是，新步骤和科技进展导致出现了配备必要技术设施的新手术房。麻醉和抗菌法被标举为此一进步的关键因素，也是外科的英雄里程碑。麻醉使得更漫长的手术和更复杂的步骤变得可行；抗菌法则让身体最内部的部位得以进行手术，而无需担忧感染。这样的叙述带来一种实证的观点，即强调伟大人物的成就。虽然麻醉与抗菌法确实减少了外科手术的危险性并增加了其可靠性，而且使得外科成为可行的治疗选项，但它们的影响和采用却并不那么简单。它们并没有表现为单一的事件或突破，而是曾经遭到抗拒，并经过了一系列的修正过程。下一节将探讨此一过程，以及外科治疗是如何引起争议的。

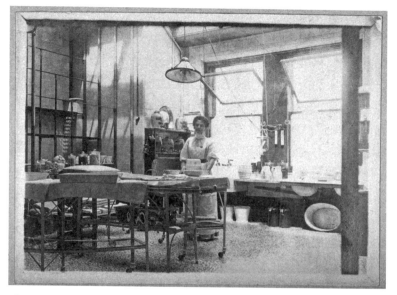

图 7.2　伦敦圣巴塞洛缪医院的外科手术房,时间约为 1890 年。
图像来源:Wellcome Library,London。

外科革命:麻醉与抗菌法

氯仿麻醉法被认为是现代外科的基石,这得益于 19 世纪的外科医生对其能力的宣扬。在 19 世纪 40 年代引进氯仿之前,手术的速度对于减少疼痛、休克和失血至为重要;这对外科造成了限制。然而,关于 19 世纪 40 年代之前的外科医生粗鲁驽钝的印象是需要修正的。18 世纪的外科作者讨论了减少疼痛的必要,并提出了减少其强度或时间的实用方法。在 19 世纪 40 年代之前,各式各样的药物被用来处理疼痛问题,包括鸦片制剂和酒,不过后者主要是用来补充病人元气的。这两者的效果都不稳定,也不令人满意。历史学者因此要问为何麻醉会在 19 世纪 40 年代出现。无痛外科手术的可能性早就被讨论过了,例如法国外科医生维尔波(Velpeau),而且化学家和医疗人员也注意到了某些物质(包括乙醚)的麻醉性质。然而,历史学者斯蒂芬妮·斯诺(Stephanie Snow)在《无痛手术》(*Operations Without Pain*,2006)一书中指出,只有转换思考模式,外科医生改变他们对疼痛的态度,麻醉法才成为可能。艾莉森·温特(Alison Winter)则认为梅思梅尔术——运用动物磁力造成病人催眠状态的做法——及其减轻疼痛的潜能,使人注意到受苦这件事。温特在《梅思梅尔》(*Mesmerized*,1998)一书中指出,梅思梅尔术这类做法对正统医疗人员构成威胁,进而促使医疗人员求助于气体化学与减轻疼痛的方法。这并不是说之前没有舒缓疼痛的需求:19 世纪早期的外科医生已经在发展他们的手术技巧,进行需要在手术台上花更多时间的手术了。在这样的情况下,有效的止痛方法日益具有吸引力。

1846 年,两场在乙醚麻醉下进行的手术被誉为无痛手术的肇始,第一场是在波士顿的马萨诸塞州综合医院(Massachusetts General Hospital,Boston),第二场则是在伦敦大学学院附属医院(University College Hospital,London)。接下来有许多人争相宣称麻醉的方法是他们发现的。短短几个月内,此一新技术在巴黎、伯尔尼(Bern)、柏林以及澳大利亚都被采用,医生和大众都在讨论如何控制疼痛。医界开始寻求新的麻醉药和方法,做法则由浅层麻醉(病人常常还清醒着)到深层麻醉,还发展出局部麻醉技术以及由脊椎注入麻醉的方法。麻醉使得外科医生重新思考他们的方法:外科医生不再只注重速度和敏捷,而是有更大的自由来进行更系统的手术。

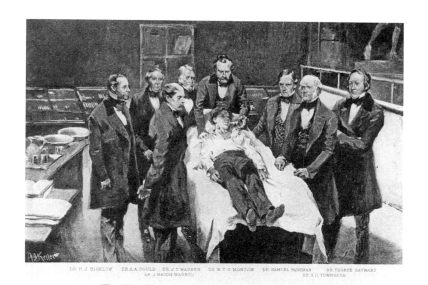

DR. H.J. BIGELOW   DR. A.A. GOULD   DR. J.C. WARREN   DR. W.T.G. MORTON   DR. SAMUEL PARKMAN   DR. GEORGE HAYWARD
DR. J. MASON WARREN   DR. S.D. TOWNSEND

The First Public Demonstration of Surgical Anaesthesia
Boston, October 16, 1846

图 7.3 波士顿的马萨诸塞州综合医院在 1846 年第一次示范外科麻醉术。此图为华盛顿·艾尔（Washington Ayer）在 1897 年所绘。
图像来源：Wellcome Library，London。

麻醉常被说成是现代医学水到渠成的现象，一提出来就广受欢迎。这并不是事实。麻醉并没有马上解决外科医生所面对的问题：恐惧、技巧、实用、成本和术后护理，仍旧是重要的担忧。不同医院的证据都显示，在 1846 年之后，执行手术的数量并没有戏剧性的增加，也不是所有的手术都在麻醉下进行。医疗期刊记载了许多重大手术是在没有使用乙醚和氯仿的情况下进行的。便利性、病人的年龄、性别与职业，手术的严重程度，地点和成本，都会影响麻醉的使用与否。

麻醉的采用是缓慢的,这反映了代际差异,但麻醉也具有争议性,特别是在 1846—1860 年之间,对于其风险的讨论,远超过对于其好处的讨论。公开辩论之初,梅思梅尔术以及冷冻麻醉术都被视为可行的其他选项,以化学方法造成的无知觉则遭到了公开反对。他还提出了麻醉给病人带来的风险问题,特别是在出现了心跳骤停引发猝死的报告之后。有些医生担心麻醉可能会影响伤口愈合,另外有些外科医生则担心麻醉会使得他们的工作不再具有男性气概。有些批评者担心,使用麻醉会增加外科医生对失去意识之病人的掌控,进而导致过度或不必要的手术。还有其他的担忧被提出来,特别是在生产过程中使用麻醉法,人们担心这会影响所谓的自然功能运作。反对声浪在 19 世纪 60 年代开始消退。因此,麻醉法并非一开始就无异议地被接受了,它引进的过程受到了许多质疑,要到 19 世纪 60 年代,病人的需求与精英外科医生的支持才一起削弱了反对的声浪。

麻醉法被认为是现代外科的滥觞,抗菌外科手术则被视为最后的突破。一般认为抗菌外科手术和麻醉法的结合,为安全而不受限制的手术提供了前所未有的机会。抗菌法确实带来了改变。术后感染减少,手术的性质与进行的环境也有所不同。外科医生变得更有企图心,其中有些人尝试新方法并逐步改良,有些人则更为大胆鲁莽。

抗菌外科手术的演变需考虑其背景。在 19 世纪中叶之前,很容易找到肮脏而令人恶心之手术步骤的例子;但过度强调这样的状况是不明智的。术后的伤口总是会有很大的交叉感染风险。19 世纪初的外科著作常以探讨感染问题开篇,还会介绍减少坏死的方法。到了 19 世纪 40 年代,外科医生被敦促要采取干净的手术做法,以及有助于伤口愈合的治疗方法,而到了 19 世纪 60 年代,术后感染的程度成为主要关注点。英国医院的死亡率——经常被称为医院病（hospitalism）——似乎失控了。有好几种解决方案被提出，这些方案大致反映了两个对立理论：接触传染论（contagion theory）和瘴气传染论（miasma theory），它们分别解释了感染是如何发生与传播的。虽然在实践上，这些传染理论有所重叠，但它们分别提出了预防术后感染的不同解决方案。

受到接触感染论影响的外科医生的工作假设是与感染源接触会散播疾病，因此必须移除受到感染的物质。维也纳的伊格纳兹·塞麦尔维斯（Ignaz Semmelweis）正是基于这样的观点，对产褥热是如何在生产后的女性之间传播的进行了观察。他在 1848 年宣称，只要医生在为女性检查之前用肥皂和清水洗手，就可以预防这种热病。虽然塞麦尔维斯的做法常被认为是无菌步骤的第一个范例，但当时他的影响非常有限。

受瘴气学说影响的那些人则主张，感染是由空气中的有毒粒子与不卫生的环境所传播的，解决方案在于环境的改善。卫生运动者已经注意到医院病房充斥着类似腐败肉品的恶心臭味，并将之归因于不健康的环境、缺乏新鲜空气和过度拥挤。英国护理的改革者弗洛伦斯·南丁格尔（Florence Nightingale）在《医院笔记》（*Notes on Hospitals*，1863）中宣传的解决方案是，遵循亭阁原则（pavilion principle）来建造医院，以利于清洁空气的流通。还有些人则强调改善清洁条件与卫生条件以避免术后感染，因此，他们支持墙壁涂白漆与更严格地清洁开刀环境里的一切事物。

尽管清洁学派激起了相当多的讨论，但真正主导抗菌法叙事

>>>

的是英国外科医生约瑟夫·李斯特(Joseph Lister)。[①] 历史学者拜纳姆在《19 世纪的科学与医疗》(*Science and the Practice of Medicine in the Nineteenth Century*, 1994)一书中宣称,这是因为较诸前辈,李斯特的抗菌原则更加以医学科学为基础。然而,克里斯托夫·劳伦斯与理查·迪克西(Richard Dixey)则认为,李斯特的声望主要建立在宣传之上。[②] 后面这种看法或许更接近事实。这是个大家所熟悉的故事。李斯特在格拉斯哥发明他的抗菌方法,用消毒剂杀死出现在伤口的感染因子,并在 1865 年进行他的第一次抗菌手术。他的原则是使用抗菌剂(石碳酸)。李斯特的方法(在 1867 年首度公布)旨在排除病菌,不过要到后来李斯特才使用巴斯德的细菌学说来正当化他的做法。通过这些论断,历史学者将李斯特的方法与病菌学说(germ theory)在外科中的应用联系起来了。

李斯特的做法确实引起相当大的注意。他透过教学培养出一批弟子,对外传播其抗菌做法。英国和欧洲的医生都来拜访李斯特,亲身观摩他的做法。德国外科医生特别信服他的方法,还针对过去手术死亡率很高的身体部位发展出新的手术方法。例如托马

---

① 李斯特主张伤口感染是由病菌感染所引起的,必须以他所设计的灭菌法来消灭可能感染伤口的病菌。所谓"清洁学派"(clealiness school)则对于伤口感染的原因看法不一,有人认为是瘴气,有人认为是类似酵素或毒素的感染源,也有人认为是病菌,乃至主张伤口感染不是单一因素所引起的,而和上述原因都有关。但不论原因为何,清洁学派主张保持清洁是预防伤口感染的关键。清洁学派大多不会严格依循李斯特所提出的复杂做法,其中有些人会用煮沸的热水来清洁器械。清洁学派的病房往往也会成功地减少伤口感染。关于清洁学派,参见以下所引用 Michael Worboys、Christopher Lawrence 和 Richard Dixey 等人的著作。——译者注

② Christopher Lawrence and Richard Dixey, "Practicing on Principle: Joseph Lister and the Germ Theories of Disease", in Lawrence, *Medical Theory*, *Surgical Practice* (London: Routledge, 1992), pp. 153 – 215.

斯·比尔罗特（Thomas Billroth）发展的肠胃外科手术，就大为依赖李斯特的方法。腹腔与胸腔手术变得更为普遍，传统手术变得更为安全。抗菌法对医疗的影响并不限于手术室，从 19 世纪 80 年代起，药房开始销售局部使用的抗菌剂，可在综合科或在家里使用。针对综合科医生所出版的手册则解释了抗菌步骤该怎么执行。

　　传统的说法有几个问题。李斯特的声望和贡献是复杂的建构产物，他的工作必须放在当时的背景中，并考虑其他外科医生的所作所为，而抗菌法的原理与使用方式如何演变也需一并考察。就许多方面而言，李斯特不是一个先锋或创新的大发明家，而是转型期的人物。例如他使用石碳酸并不是那么革命性的：当时早已有人在使用松节油、酒精和石碳酸来对付伤口感染。李斯特的方法也非毫无争议，有人批评他太过于专注局部的伤口处理，以及他的做法太过复杂而不实用。清洁学派宣称，他们能以更简单的方法达到相同的效果。虽然这场辩论刺激了外科护理的改良，但反对李斯特的声浪相当持久。李斯特也没有为病菌学说广被接受铺平道路：医生起先抱持怀疑的态度，而细菌学说要到 19 世纪 80 年代才站稳脚跟。更为复杂的研究路径，如迈克尔·沃博伊斯（Michael Worboys）的《散播病菌》（*Spreading Germs*，2000）指出，李斯特的观念和病菌实践（germ practices）有密切关联。病菌学说的引进正是围绕着李斯特所采取的这些实践以及实验方法。①

---

① 病菌学说主张传染病是由病菌所引起的。李斯特宣扬伤口感染由病菌引起，并发展出一套相关做法。然而，有些外科医生虽然承认这样的做法有助于减少感染，但并不认为伤口感染是病菌这样的生物所引起的（而可能是类似酵素、毒素的化学感染源所引起的），也有些外科医生认为虽然伤口感染是病菌所引起的，但不是所有传染病都是病菌引起的，而是有其他原因。因此，作者认为李斯特并没有直接导致病菌理论广被接受，但其做法和相关研究，确实有助于医界日后吸收并接受病菌学说。——译者注

  李斯特的追随者提出了一种特别的叙述,即赞扬李斯特担当的角色,并且将其版本的抗菌法和强而有力的科学语言及医院医学相结合。然而,抗菌法不是一蹴而成的单一事件,也不是一个人的功劳。1900 年所使用的抗菌法及其原理,和李斯特在 1867 年所提出的方法不太相同。例如李斯特起先参考的是腐败作用的病菌学说(germ theory of putrefaction)和巴斯德的实验,但到了 19 世纪 80 年代初期德国的病菌学说凌驾于腐败说。随着细菌学家辨识出引起伤口感染的细菌种类,李斯特派也修正了他们的观点。

  李斯特派采用的方法同样随之改变,原本他们所关切的是局部的状况,后来则扩展到对整体环境的强调。这是个整体过程的一部分:所有的外科医生都修正并改善他们的技术。李斯特尝试并抛弃掉不少方法,随时调整其抗菌做法。起先,他对于清洁毫不在意:李斯特在手术时会穿着之前在街上穿的衣服,而且只是用石碳酸浸泡一下他的手,没有刷洗。在 19 世纪 70 年代初期,他改良其方法,并且设计了一个石碳酸喷雾器,试图以此来给手术室的空气消毒。后来他放弃了喷雾器的做法。在手术室喷洒石碳酸引起很多不便,稍后的研究则显示,这样的做法不是很有效果;这些发现鼓励了新的抗菌化合物的引进,也激起人们对消毒的兴趣。

  李斯特也不该被孤立地看待。防止伤口感染的努力不是只来自一个小团体(李斯特派)单一或突发的创新,而是知识上和实践上许多小修正发展的产物。李斯特的学生和追随者不只采纳他的方法,且经常加以改良,使之更容易实施。在 19 世纪 70 年代和 80 年代,外科医生发展出各种常规方法(或程序)来防止伤口感染。外科医生融合清洁学派和李斯特派的做法以克服抗菌法的不足之处。19 世纪 70 年代晚期出现的无菌法(asepsis)和抗菌做法的改

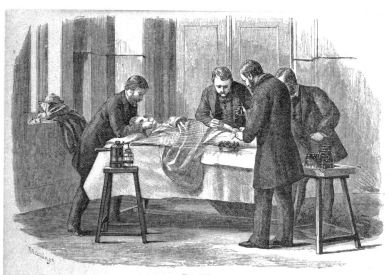

FIG. 23.

This figure represents the general arrangement of surgeon, assistants, towels, spray, &c., in an operation performed with complete aseptic precautions. The distance of the spray from the wound, the arrangement of the wet towels, the position of the trough containing the instruments, the position of the small dish with the lotion, the position of the house surgeon and dresser, so that the former always has his hands in the cloud of the spray, and the latter hands the instruments into the spray and various other points, are shown.

图 7.4　李斯特的石碳酸喷雾器的使用。
图像来源：Wellcome Library，London。

良是同时并行的。无菌法主张任何会和伤口接触的事物都必须透过清洗或加热来消毒，而这样的做法反映了强调清洁的医疗观念和道德观。

　　德国的外科医生和细菌学者很快就在这种新的外科风格中崭露头角。他们建立的手术室有不少创新，比如，消毒剂喷洒器、大而容易清洗的消毒室，以及从实验室文化发展而来的新技术，像是巴斯德锅（the Pasteur oven）和后来用张伯伦高温高压消毒法（the Chamberland autoclave）来消毒器械。其他外科医生进一步改善抗菌技术。例如，美国外科医生威廉·S. 霍尔斯特德（William

S. Halsted)在他的外科护士未婚妻对抗菌剂出现过敏反应后,在1890年引进了橡皮手套;约翰·冯·米古利兹-拉德基(Johann von Miculicz-Radecki)于1897年在白俄罗斯宣称,开刀时讲话会增加飞沫感染的机会,并主张用戴口罩来减少这样的风险。19世纪90年代晚期,消毒过的手术袍、口罩和手套等我们今天所熟悉的程序开始建立起来,医院也投资兴建新的开刀房。被视为同一套学说的抗菌法和无菌法,为外科医生提供了一套新的技艺和设备。

19世纪的外科

把麻醉术和抗菌法的引进视为现代外科的开始是忽略了19世纪40年代之前所发生的事情。通俗观点认为,在麻醉引进之前,外科医生只能操作种类甚少的手术,这样的看法忽略了在此之前,外科医生已经开始以更大的信心和能力操作种类繁多的大小手术。在18世纪90年代和19世纪40年代之间,人们累积了相当的解剖学与生理学知识,这鼓舞了外科做法的改变。法国大革命与拿破仑时期(1792—1814)的战争经验,不只刺激了对外科医生的需求,同时也使外科医生修正改良了既有的手术方法,并获得了更大的信心(参见第十五章)。外科医生从事实验并且透过研发新的手术方式来取得专业上的优势。外科医生在人体中开疆拓土,外科的领域也随之扩张。他们发明出新的截肢方法并实行新的技术;但这些新的手术方法在提出时颇具争议性,因为他们挑战了正统的做法。

19世纪40年代之后的外科创新并非只有麻醉或抗菌的做法。新的医疗科技与实验技术拓展了外科医生的领域;新的器械提供了新的知识和技术,融入了外科的实践。这都促使一些新的外科专科,以及新的观看方式出现。例如显微镜和组织学技术的改良就对外科诊断很有帮助。喉镜(laryngoscope)在 1854—1855 年间引进,使得外科医生能够观察咽喉的内部,耳镜(otoscope)则为耳鼻喉科手术奠定基础。其他的诊断工具,像是胃镜(gastroscope)或稍后的 X 光,则让外科医生能够探索身体的其他部位。

外科实践的改变并不局限于新的诊断技术或新的手术步骤,受到生理学和病理学的影响,人们对疾病的理解有所转变,而医学凝视则从人体转移到个别的器官或系统。如此广泛的改变影响了外科治疗。虽然疾病理论不是外科医生的主要关切,他们经常采取实际的做法,但是外科医生也受惠于疾病概念的改变。19 世纪初期,对于局部解剖变化的重视,让外科医生拥有了更大的介入潜力,并且鼓励一种以器官为基础的取向,这使得对内部器官进行手术成为治疗的选项。19 世纪中叶对细胞病理学的强调则为外科偏好割除有病器官或结构的做法,提供了进一步的学理基础。外科医生对于癌症采取更为介入式的做法就凸显了这样的取向。

环境、创新、科技、抗拒与对疾病理解的观念变化之间的关系表明,19 世纪外科手术的历史更为复杂,手术和手术方法都遭遇了抗拒,而进步并非必然的。甚至还可进一步论断,新技术或新科技的采用有其实际上的障碍。这样并非否认外科实践在这段时期出现的重要改变,然而强调精英或医院的外科则经常会忽略外科操作的实际限制。外科在现实上涵盖了范围广阔的医疗人员,从精英的医院外科医生到军队的外科医生与综合科医生,都含括了同样广泛的背景。虽然欧洲的外科界都共享类似的问题和做法,但外科也会因个人、地点以及地方和全国性的背景而改变。例如,英国外科医生在 19 世纪上半叶更乐于接受德国的创新而非法国的做法,而法国外科医生则认为英国对骨折的治疗相当草率。医院要到19世纪晚期才成为外科的主要场域。虽然医院吸引了专业和大众的注意力,但其职位数量相当有限,大量的小型外科手术还是得在医院外进行的。例如,一般科医生会包扎伤口和拆线,还有排脓、接骨和疝气复位;在医院不足的地区,他们还会尝试进行更大胆的手术。在19世纪90年代之前,有钱的和中产阶级的病人在家中接受外科手术是常态。大多数的外科课程都认定大部分的学生会私人开业,因此也教他们如何视状况来调整其外科实践。我们很难重新捕捉这种在家中进行的外科手术之性质,即便这样的做法并不排除创新,然而,相较于以医院为基础的外科手术,这种日常执业较少出现戏剧性的改变。

即便在医院,创新的速度也有所变化。外科医生被鼓励要小心谨慎,不要轻易走到手术这一步。经费的来源、空间上的实际考虑和代际差异都会影响外科的性质。老外科医生继续使用旧的手术步骤,诊断工具要在一段时间之后才会开始影响病人的护理,在教学医院之外的地方尤其如此。就癌症而言,因为要等到肿瘤在临床上获得诊断,这就意味着许多外科医生偏好的激进做法将错失良机,届时已不适合进行手术了。新的方法通常相当耗时与昂贵,因此不见得可行。外科尚未发展出一套公认的步骤或标准。新的外科做法不见得都会被采用,而是比较缓慢地传播,这导致手术成功率有所差异。麻醉、抗菌法和子宫切除术等案例显示,反对力量通常来自专业内部。病人也会抗拒:恐惧和疼痛使得许多人不愿意接受外科手术。

到了1900年,外科实践从紧急措施转变为更加积极地介入与强调重建。麻醉、无菌技术和病理解剖有助于发展新手术方式、降低手术死亡率,并增加对手术的信心。医院的外科和创新吸引了民众的注意力，但如同前面所说，改变并不全面，也非必然。虽然在19世纪60年代与70年代，外科的发展引起相当程度的兴奋，但外科并不完全符合现代性的观念，在医院之外尤其如此；传统的做法仍旧存在。在接受医学教育时所学到的东西，日后常被修正或放弃。创新经常受到挑战，会随着时间而演变，或相当缓慢地才被普遍接受。

外科的"黄金时代"？

19世纪晚期和20世纪初期外科的快速成长，要比任何其他时期都吸引了更多的注意力，但要如何概括这些记述却不容易。问题一部分来自以下事实：现代外科是个多样的领域。专门化成为德国医学和法国医学的特征，由此创造出不同的外科专科，它们有各自的文化和做法。外科医生对外科或是外科医生的角色看法不一。尽管1900年之后，外科与科技进步和现代性持续结合，但有些外科医生对于科学与标准化的外科走向依然感到焦虑。他们反对将外科视为标准化治疗的机械式应用。

然而，当代人却直接将20世纪的外科与进步联系在一起。癌症治疗原本感兴趣的是切除病变部位和结构性问题，在1914年之后其逐渐转变为更加关心重建及采用其他疗法来扩大手术范围。外科发展断断续续，且经常有赖于个别手术者的作为，这点明显见诸有关心脏疾病的治疗。成功的步骤获得进一步的修正并变得标准化，外科手术被延伸应用到治疗许多常见的疾病或是威胁生命的情况。尽管私人开业仍占重要的一席之地，但在改良的救护运送服务帮助之下，越来越多的外科医生在医院中工作，并且在这样的机构环境中走向团队合作和进一步的专门化。第一次世界大战

(1914—1918)的经验,以及两次世界大战之间的技术发展,鼓舞了此一转变。神经外科、心脏科和整形外科为有企图心的医生提供机会,大多数医院则设立外科专科门诊。

这些变化使得 20 世纪上半叶被称为外科的“黄金时代”。德国外科的领导地位开始衰退,创新的焦点转移到美国。现有的外科开刀房或重新装修,或被新的开刀房取代。新的手术方法经常被快速地连续引进,而过去认为是内科的问题,像胃溃疡等,现在则以手术来加以治疗。洗手和隔绝方法等预防感染的常规做法得以确立,并且演变成刷手、戴手套、口罩和穿手术袍的复杂程序。新的医疗科技,以及更大量地使用实验室诊断来评估心脏、肾脏、肝脏等器官功能,不只需要在机构中治疗,同时也影响了手术步骤和诊断的性质,这成为医疗权力的重要象征。病理学进展到能够判断肿瘤是否为恶性,这进一步影响了外科的临床决定。其他的科技,像是及早对癌症进行放射线治疗,帮助外科医生拓展了其手术的领域。

在第一次世界大战期间,应付在充满细菌的环境中术后感染的问题迫使外科引进新的步骤(参见第十五章)。外科医生诉诸更激烈的解决办法:采用清创术或切除受损的组织,因为这是细菌繁衍的温床。战争也促进数门外科专科的发展,特别是骨科、整形外科、重建外科以及心脏科。在 20 世纪 20 年代和 30 年代,个别医生受到战时经验的激励,对脑、肺脏、心脏和其他器官进行困难的手术。治疗结核病的外科干预措施得到发展,也设计出气管切开术与治疗肠梗阻等新手术。阑尾切除术在 20 世纪 20 年代和 30 年代蔚为流行,子宫切除与扁桃腺切除也是如此。外科医生开始对腹部、头部进行手术。随着信心的增加,外科医生变得更具企图心。外科缓慢地进入一个新阶段,其关注点从切除转移到重建与移植——这样的转变在 20 世纪 50 年代和 60 年代崭露头角。

　　尽管外科有所改良，但改变仍旧步调不一。抗菌步骤和无菌步骤使得术后感染不会在医院中流行，然而感染仍旧是个问题。许多外科医生会自满，特别是第一次世界大战之后，但战场经历导致医学处理感染的能力遭到质疑。手术遭遇的问题，并不总能解决。外科医生会犯错，但即使在医生没有犯错的情况下，也有相当比例的病人未能好转。外科医生的技术和病人的状况仍是重要的关键：年纪大和接受困难手术的病人，后遗症的风险最高。由于外科执业的限制不多，标准化的问题重重。许多外科医生积极从事创新、发明或修正手术方式，或引进新的器械和其他外科工具。某些手术步骤遭到大多数外科医生拒绝，因为这已超过他们的能力范围，而医学报告的内容若不符合其经验的话，外科医生通常不会采信。个人偏好很重要：个别外科医生会自行修正手术方法，调整步骤、工具和术前术后的护理。关于何种手术方法最佳、死亡率最低，发生过许多争辩。一般的外科医生和新的外科专科医生彼此争论。外科专科地位不一，有些像创伤外科，为了确保其地位而辛苦奋斗。外科医生要先被说服，才会接受新的手术步骤，这点可见诸他们对于使用放射线镭（radium therapy）来治疗癌症的抗拒。

　　此外，也需考虑机构的状况。除了主要都市的医院和教学医院，外科设施相当有限。外科技术直到 20 世纪 50 年代仍旧处于相当低的水平，而大多数外科医生的日常生活都围绕着包扎伤口、排脓以及常规手术步骤。在英国，1939 年战争的爆发以及急救医疗服务（Emergency Medical Service）的创立揭露了这样的状况。对医院的检查很快揭露出许多外地医院缺乏现代器材与设施的情况，因此，除了大都市的医院，外科并不全然符合"黄金时代"的形象。外科是在改变，但改变并不见得都很快。

外科与科技：1945—2000

第二次世界大战（1939—1945）之后到 20 世纪结束，被视为外科快速进展的时期。其特色是强调人工替换和技术创新，以及生物化学和免疫学知识的运用。骨科、神经外科、心脏外科、胸腔外科和眼外科发展出越来越复杂的手术步骤。外科在 1940 年之前由一般外科的风气所主导，之后则变得更为碎片而专门化。无论专业人员还是病人都开始日益频繁地使用脑神经外科医生、心脏外科医生或骨科医生等名词，而医院也设立了新的外科专科部门。疾病模式的改变，特别是和富裕生活方式有关的疾病，带来新的手术需求。文化风尚则带来了另一些手术需求，像是隆乳或减肥整形手术。抗生素与抗排斥药物的引进，新的麻醉剂和其他的技术创新，使得外科能够扩张到 20 世纪 20 年代和 30 年代认为是不可能的新领域，像是心脏手术；此外也让原本危险的手术成为常规，例如，对输血方法的了解和改善使得许多会大量失血的手术治疗变得可行；从 20 世纪 60 年代起，护理医学的成长更扩展了外科的领域。

计算机断层扫描（CAT）、核磁共振影像（MRI）、同位素与光纤等影像诊断方法的使用，使得外科能够更精准地断定疾病的所在与范围。就像 19 世纪的医疗人员利用科学来伸张其权威一样，这些新的诊断技术所带来的资源使得外科医生能够扩展其专业领域与声望（参见第十章）。光纤以及能够穿越小管子进入人体的器械，使得内视镜手术成为可能。这些手术步骤较不具侵犯性，需要住院的时间也较短，因而受到病人与医院管理者的欢迎。然而我们不该过度强调这些发展所带来的影响。新的科技和手术方法有其代价,而这种代价不只是财务上的。它们带来的新问题包括术后感染,也增加了健康护理的成本,对国家医疗服务带来了更大的财政负担,迫使健康护理的结构因此改变(参见第十三章)。

　　20世纪下半叶出现的不是线性的进步,新的手术和做法的实行不见得都很平顺。就像19世纪的麻醉与抗菌法一样,某些手术步骤的接受过程有着比表面所见更为复杂的历史。器官移植就是这样的例子。

　　瑞士外科医生特奥多尔·科赫尔(Theodor Kocher)为甲状腺机能低下患者所做的甲状腺移植手术研究,使得器官移植的原则在19世纪80年代为人所接受。外科医生将这个原则应用在其他的器官上,寻求取代罹病器官和组织的新技术。虽然法裔美国医生亚历克西斯·卡雷尔(Alexis Carrel)改善了器官移植的技术,并因在血管手术和器官移植的成就而于1912年获得诺贝尔奖,但器官排斥的问题使得外科医生在20世纪20年代放弃了移植手术。器官移植的做法在20世纪50年代复兴,起先是进行肾脏移植,但器官排斥的问题仍旧存在。要到抗排斥药物发展出来后,器官移植才实际可行。肾脏移植的成功鼓舞外科医生考虑进行其他器官的移植。

　　南非外科医生克里斯蒂安·巴纳德(Christiaan Barnard)在1967年首度成功进行心脏移植,这带来的宣传效果掩盖了早期的严重问题。但第一位接受心脏移植的病人在几天内就死了,高死亡率使得此种手术在初期热潮过后就被放弃了。不过,手术方法一直在改进。相关研究测试了病人筛选与排斥评估的准则,也探讨了如何避免排斥。心脏移植慢慢被重新引进,到了20世纪80年代存活率提高到了80%,然而这样的手术仍旧是最后的手段。器官移植持续制造出新的担忧,包括和器官捐赠者之间的伦理问题,以及器官供应的问题。

不是有了新科技就足够。就像李斯特的抗菌法一样，在20世纪采用的新手术步骤或科技，同样会涉及效率、用途、标准化、成功程度，以及步骤的实用性和病人的支持度等相关问题。此外，还要加上经济面向，这在国家支持的健康护理体系中尤其如此。防止感染的新外科空间和步骤被设计出来，但经费以及现有的医院基础结构延缓了它们的实施。外科需要合作，除了外科医生之间经常需要合作之外，在外科与商业、外科与其他医疗专科及辅助专科之间，以及外科医生和医院管理者之间，也同样需要合作。这样的合作关系不见得都是和谐的，其所导致的专业之间与专业内部的紧张关系，不容忽视。

结　　论

医疗成本在20世纪90年代与21世纪初期的增加，粉碎了20世纪中叶认为外科能够治疗所有疾病的乐观看法。成本效益的问题开始构成外科实践的限制。新的科技和疾病处理方式，像是化学治疗使得其他形式的疗法取代了部分的外科解决方案。虽然外科的历史显示20世纪晚期和21世纪初期其日益受制于经济与国家等外力；但长期的外科史同样表明，外科是如何受到专业、概念与技术的发展，以及机构脉络和外在需求的影响的。这样的发展不是自然、必然或自明的。透过一系列互相重叠的叙事和变化来思考外科，会构筑出更好的图景：此一图景描绘了实务、技术和知识的重要变化，但也注意到了医院以外的外科，以及代际与其他力量如何导致这些变迁的步调不一的。与其说这是则进步的故事，毋宁说它揭露出充满争论的外科史，这有助于我们质疑各种相关成见,像是进步、突破,以及医疗是如何采用新观念和新方法的。

扩展阅读

- 关于外科史的最佳记述之一是 Christopher Lawrence, "Divine, Democratic and Heroic", in his *Medical Theory, Surgical Practice: Studies in the History of Surgery* (London: Routledge, 1992), pp. 1 - 47,这本书也收录了探讨外科技术与实践的文章。

  关于概括性叙述的佳作较少,但 Owen Wangensteen and Sarah Wangensteen, *The Rise of Surgery from Empiric Craft to Scientific Discipline* (Folkestone: Dawson, 1978)一书进行了相关的详尽调查。

  近代早期的外科很少为人所注意,读者可参见 Vivian Nutton, "Humanist Surgery", in Andrew Wear, Roger French and Iain Lonie (eds), *The Medical Renaissance of the Sixteenth Century* (Cambridge: Cambridge University Press, 1985), pp. 75 - 99,该文对文艺复兴时期的外科进行了比较研究。

  Andrew Wear, *Knowledge and Practice in English Medicine, 1550 - 1680* (Cambridge: Cambridge University Press, 2000)探讨了近代早期英国外科的性质。

  David Gentilcore, *Healers and Healing in Early Modern Italy* (Manchester: Manchester University Press, 1998)和 Margaret Pelling, *Medical Conflicts in Early Modern London: Patronage, Physicians, and Irregular Practitioners, 1550 - 1680* (Oxford: Oxford University

Press，2003)，则讨论了外科的地位。

- 关于 18 世纪与 19 世纪有大量的研究文献。Toby Gelfand，*Professionalizing Modern Medicine：Paris Surgeons and Medical Science and Institutions in the Eighteenth Century* (Westport，CT：Greenwood Press，1980)说明了外科医生是如何取得医院的主导权的。

  Susan Lawrence，"Medical Education"，in W. F. Bynum and Roy Porter (eds)，*Companion Encyclopaedia of the History of Medicine*，vol. 2 (London：Routledge，1997)，pp. 1151 - 1179，以及 Thomas N. Bonner，*Becoming a Physician：Medical Education in Britain，France，Germany，and the United States，1750 - 1945* (New York and Oxford：Oxford University Press，1995)，检视了医学教育和外科的重要性。

- 有大量关于麻醉剂和抗菌剂的文献。关于麻醉剂，参见 Peter Stanley，*For Fear of Pain：British Surgery，1790 - 1850* (Amsterdam：Rodopi，2003)和 Stephanie Snow，*Operations Without Pain：The Practice and Science of Anaesthesia in Victorian Britain* (Basingstoke：Palgrave Macmillan，2006)。

  Christopher Lawrence and Richard Dixey，"Practicing on Principle：Joseph Lister and the Germ Theories of Disease"，in Christopher Lawrence (ed.)，*Medical Theory，Surgical Practice* (London：Routledge，1992)，pp. 153 - 215，以及 Lindsay Granshaw，"Upon this Principle I have based a Practice：The Development and

Reception of Antisepsis in Britain，1867 – 90”，in John Pickstone（ed.），*Medical Innovations in Historical Perspective*（Basingstoke：Palgrave Macmillan，1992），pp. 16 – 46，对李斯特以及抗菌术做了详细的重新评估。

M. Anne Crowther and Marguerite Dupree，*Medical Lives in the Age of Surgical Revolution*（Cambridge：Cambridge University Press，2007）则检视了李斯特的学生以及李斯特的观念是如何传播的。

- 关于 19 世纪外科的日常性质，参见 Anne Digby，*The Evolution of British General Practice 1850 – 1948*（Oxford：Oxford University Press，1999）。Christopher Lawrence and Tom Treasure，“Surgeons”，in Roger Cooter and John Pickstone（eds），*Medicine in the Twentieth Century*（London：Routledge，2000），pp. 653 – 670 一文则对 20 世纪的外科进行了精彩的概述。

- 关于个别外科专科的著作较少，然而 Roger Cooter，*Surgery and Society in Peace and War：Orthopaedics and the Organization of Modern Medicine*，1880 – 1948（London：Macmillan，1993）不只探讨了骨科，也对外科的性质与专技提出了质疑。

医　　院

　　医院源自中世纪和基督教，在 19 世纪站上医疗科学与医学培训的顶峰。在 20 世纪初，医院不只成为研究与新科技的关键场所，以及外科护理的首选地点，而且在医学专业结构中取得中枢地位。在接下来的一个世纪，随着医院成为现代高科技医疗的象征，其地位也得到巩固。

　　为了理解这个过程，历史学者开始探问这些变迁的动力为何。早期看法将医院视为医学发展带来的自然结果，但是在 20 世纪 80 年代之后，历史学者对医院这个主题的探讨方式出现相当大的改变。《历史中的医院》(*The Hospital in History*，1989)研究医院何以是"社会的缩影"，便具体展现了这种新取向。这本书的作者将医院创办人、赞助者，以及更广泛的社会经济与政治脉络视为医院史的核心，指出医院变得日益重要的关键在于城镇的成长、社会流动性、慈善，以及捐赠者与医生对地位的追求。对等地看待非医学因素以及专业化与医疗化，显示出以医生为中心的研究方式是不足的，并揭示出医院既是医疗机构也是社会机构。

　　21 世纪初的研究则指出医院史的新方向。新一代学者利用福利史的研究潮流，检视了病人是如何协商其护理的，也探讨了儿童医院、结核病疗养院、产科医院等其他类型的机构，以及医院的宗教角色与教育角色等其他功能，从而说明了赞助者、医疗人员与社区是如何使用医院的。研究不再仅限于 19 世纪，而是开始检视 20 世纪的医院性质，以此质疑有关国家福利的叙述（参见第十三章）。在这样的史学中，医院不再是个孤立的机构，而是如本章所指出的，医院置身于更广阔的社会、政治、专业与医疗的叙事中。

宗教与社会机构：1500—1700

　　传统观点认为，16 世纪与 17 世纪的医院是前现代的机构，发挥的医疗作用很有限，是"通往死亡的大门"；或者依循福柯的形容，将医院视为具有压迫本质的机构。这套说法强调医院在 18 世纪与 19 世纪所出现的改变，却忽略了近代早期欧洲发生的事情，以及医院在这段时期所担任的越来越复杂的角色。近代早期的医院既不边缘，也不是压迫的工具，而是提供健康护理的重要机构。

　　尽管 16 世纪是个动荡的时代——包括意大利的战争、宗教改革与反宗教改革及其对济贫的影响，还有英国的内战，但这个世纪也出现医院的扩张。医院一词涵盖各种机构，包括旅行者与朝圣者的养护院、隔离感染者的场所与收容穷人的机构，但重点越来越放在照顾生病的穷人上。虽然有许多中世纪的小型机构关闭了，特别是在乡下地区，但重要的中世纪医院获得了整修。例如在德国南部的帝国城镇，既有的圣灵医院（Holy Spirit hospitals）增加了新的建筑物。人口增加与迁徙、都市化、对于护理机构的需求增加，以及日益增长的都市疾病问题，创造出医院扩张的有利条件，人们也提供了更多的资源来成立新的医院，尤其是在都市与商业迅速发展的区域（像是意大利）。佛罗伦萨富裕的商人社群提供资源,使得该城跻身医院服务的领导中心,而那不勒斯到了 17 世纪时则已经拥有 11 所医院。这样的扩张并不仅限于意大利。巴黎的主恩医院(Hôtel-Dieu)扩大了一倍,并重新整修病房,还为受感染的病人和无法治愈的病人开设卫星医院。然而,远离主要都市中心的话,医院仍旧相当稀少。

宗教、慈善、社会经济与政治等因素,对近代早期医院的影响要大于医学。就像它们中世纪的前身一样,这些医院中有许多是由宗教修会所创办和管理的。基督教对慈善与治疗的强调仍然强烈,而当代人则广泛地将医院视为虔诚的宗教事业。宗教改革与反宗教改革再度肯定医院的灵性功能,新出现的基督教修会与护理修会致力于照顾病人,重振了地方医院,这点在 16 世纪的法国最为明显。因此,欧洲大多数的医院既是宗教场所也是医疗机构,而且是分配恩赏的渠道,具有政治与社会经济功能。显赫的公民与社团创办医院,目的是要改善贫苦穷人的健康护理情况,但由于他们持续介入医院管理,也确保医院成了重要的政治机构,是地方精英的权力基地。医院有助于贯彻传统的社会位阶,而精英则认为医院对于维护城镇的声誉以及他们个人的地位与影响力都具有很大的重要性。

宗教、地方赞助以及慈善,都是 16 世纪与 17 世纪医院扩张的关键因素,此外,市政当局也扶植医院。17 世纪更为强调福利与济贫,而医院对地方当局的重要性也随之增加。意大利的君王与地方政府开始介入福利,企图合理使用慈善资源;说德语的国家与地方当局则资助小型医院,提供专门的治疗。市政当局试图确保医院管理完善并且只收容合适的病人,不过在这方面他们只获得部分成功。对医院的介入,有时可以用来肃清其中的政治敌人,这点在英国复辟时期就十分明显;有时透过关闭无效率或腐败的基金并征收其资源,可以合理有效地使用慈善机构。在法国,这导致外省许多小型医院被关闭,更常见的是,城市与国家只在医院的经济资源出现问题时介入,就如同维罗那(Verona)的情况。

在 16 世纪与 17 世纪,国家建立起新类型的医院。1676 年,在路易十四的命令下,法国的城市建立了综合医院(hôpitaux-généraux),收容与监控贫困无依者与不守秩序的穷人。其他的欧洲国家也建立了类似的机构,像是德语区的悲悯院(Zuchthäuser)、英国的劳动收容所或是意大利的慈善收容所(ospedali di carità)都有类似的功能,不过它们并不具备系统性镇压与控制的功能,无法支持福柯的"大禁闭"观念(参见第十六章)。军方也设立了像法国的伤兵疗养院(Hôtel des Invalides,1640)这样的军事医院,提供其他功能。它们不只治疗生病与受伤的士兵,同时为陆军与海军培训医疗人员。医学在军医院的重要性,凸显出近代早期欧洲医院开始具备更多的医疗功能。

私人非营利医院:1700—1800

18 世纪医院的发展程度参差不齐,例如莫斯科 20 万名市民只有一所医院,虽然如此,但这段期间的医院类型和数量皆出现明显的增长。如果这些机构无法满足许多社区的医疗需求,那么就会建立新的医院,例如卡塞尔(Kassel)的慈善医院(Charité)或是维也纳的综合医院(Allgemeine Krankenhaus)等新设立的综合医院。机构之间的分化也增加了,有些机构成为教学医院,此外也有些新的专科医院,像是巴黎的儿童医院(Hôpital des Enfants Malade,1778)。既有的机构则扩张或重建。医院逐渐成为专门照顾生病穷人的机构,而其他类型的被收容者则被隔离到其他机构,像是劳动收容所或是精神病院。医院有了更明确的医疗功能,而且借由临床教学、讲座以及解剖的机会,在正规医疗人员培训中发挥了更重要的作用(参见第九章)。

历史学者曾透过人口或社会经济的因素来解释这种对医院的重新关注。慈善与经济、商业主义与工业化之间的关系复杂,但18世纪的确出现了支持医院的新团体和资源。医院的发展也反映出当时的宗教信仰复兴运动、启蒙运动,以及重商主义的思想,后者强调社会进步的重要性,以及人口与繁荣之间的关联,认为治疗疾病可以预防贫穷,让工人重新投入工作,并增加国家的财富。伴随都市化而出现的问题也重新界定了贫穷与社会福利,并鼓舞公民的责任感。这些观念表现在医院的基金会上。如汉堡和伦敦等城市所清楚显示的,地方的资源和网络非常重要;在其他地方,医院的设立则是由国家所主导的,例如在说德语的国家,综合医院的设立来自约瑟夫二世(Joseph Ⅱ)所进行的改革和中央集权计划。既有的机构被批评为"通往死亡的大门",批评者要求对医院进行大规模的改革,进而推出医院规划与医疗护理形式的新实验。

医院的发展在英国是最为明显的,先是在伦敦,然后整个英格兰都为医院疯狂。这波设立医院的风潮被称为私人非营利医院运动(voluntary hospital movement),其基础是随着工业化而来的经济与社会转型,以及慈善捐款的增加。1719年伦敦成立的威斯敏斯特医院(Westminster Infirmary)标志着医院性质的转变,也意味着医院设立进入一个新的、快速成长的阶段。然而,威斯敏斯特医院的出现是个意外,此一机构的支持者最初想要成立的并不是医院;相反,他们想要成立教育贫困儿童的机构,宣扬基督教及慈善精神。直到1719年才出现设立医院的想法,但此一想法很快就获得支持。威斯敏斯特医院在赞助者和病人之间建立起新的渠道,为其他的医院树立起楷模,而这也代表出现了新的医学空间。伦敦是这波医院成立运动的焦点,不过其他富庶的城镇也追随这股风潮,像是爱丁堡(1729)与温切斯特(1736)。这些新的医院是既有机构的复制品,经常只是一栋房子或较大的宅邸,而非专门为设立医院而新建的建筑。都市化、经济繁荣、都市中产阶级的发展、慈善努力的增加以及医学市场的扩充,都使得医院迅速发展起来。1735年之前除了伦敦之外没有这样的医院,而到了1800年,随着都市的复兴,出现了28所类似的医院。

虽然并非每个地方都采用私人非营利医院的模式,例如在德语区以及瑞典,国家扮演着主要的角色,但是欧洲各地都出现了类似的机构,私人非营利医院的模式也传播到北美洲。在英国,私人非营利医院作为一种公共的、参与式的机构,很快就取得了重要的慈善与医疗角色,体现了当时民间公共参与的价值观,以及独特的社会与阶层安排。在一个强调重商主义的时代,人口被视为财富的来源,设立与支持这些医院的慈善动力来自各式各样的动机,从罪恶感到感激、从对国家社会的忧心到希望引起社会效法的愿望。许多这些新机构得到了有钱人以及奋发向上者的支持,因而成为市民荣誉感(civic pride)与地方慈善的焦点;环绕着医院形成的网络,不只有助于赞助者,也能展现出他们的社会地位。建立这些医院相当容易,只需要一群意气相投的支持者、一位医生、一些护士以及一座建筑物。医院成立之后又能带给医院赞助者明确的好处。私人非营利医院将家长式统治(paternalism)的模式予以制度化与民主化,这反映的与其说是医疗需求,毋宁说是社会需求。社会经济与政治力量的复杂互动,是这些医院能如此有效地争取慈善赞助的原因。它们是一种新型慈善的表现,强调赞助者有责任监督款项的用途与使用方式。18世纪的慈善强调赠予的责任,重点由道德良善与拯救灵魂转移到提供社会性与物质性帮助以及拯救身体上。医院就受益于这样的潮流。

虽然说英国的例子凸显了 18 世纪医院的成立是复杂的因素造成的,但并不是所有人都认可医院的价值。这点在德国特别明显,那里辩论的焦点是:病人究竟是在家护理较好,还是医院护理较好。成本也是个重要的考虑,设立医院的计划不见得都能够得到支持,杜塞尔多夫(Düsseldorf)与明斯特(Münster)的失败案例就显示出这一点。即使医院顺利成立,其中也有不少在募款时遇到困难。然而,医院及其支持者在 18 世纪的转型,支撑了这段时期医院的快速增加,其所建立的医院类型在 19 世纪被广泛复制。

医院的成长:1800—1945

19 世纪,医院进入下一个成长阶段。成立了新的综合医院、大量的专科机构,如儿童医院,也设立了附属于医院的医学校,而教学医院(或是德国的大学诊所)很快地成为声誉卓著的机构。例如,在波兰,1832—1834 年之间新开了 12 所医院;挪威医院的数量从 1853 年的 18 所,增加到 1900 年的 36 所;英国医院的病床数在 1861—1911 年之间增加了三倍。现有的机构皆获得进一步的改善或现代化。医院重新改建与扩张,以应对教育与研究、新科技、护理改革以及医学实践、外科实践和卫生观念的改变所带来的新挑战,这些改变反映在医院的设计上。过去对住院病人的护理主导了医院,而今门诊部门的发展以及专业临床部门的设立,扩大了医院的用途,也让更多的病人能够得到治疗。医院在医学教育中发挥的作用日益增加。空间和资源的物质环境以及经费的来源都是创新的关键,以至于在 19 世纪末,越来越多的健康护理是在医院里组织起来的。

　　有些历史学者认为,这些医院和它们的前身有着重大差异。大革命后的巴黎是这类说法的核心,并且被称为"临床医学的诞生地"。受到阿克尔克内希特的《巴黎医院的医学,1794—1848》(1967)以及福柯的《临床医学的诞生》(1973 年英译本)的影响,历史学者把焦点放在了法国大革命(1789—1799)产生的社会政治动荡对医学意识形态与医疗权威的改变的激励上。这些动荡与改革削弱了旧政权的某些根本特征,让新的社会关系与机构得以出现。讽刺的是,革命派因为医院牵涉天主教与腐败而想加以废除,但他们的医疗改革所带来的结果是将医院重新打造为一种医疗机构。法国的医院走向国有化与世俗化,医学课程得到修订,病理解剖的重要性被加以强调,在医院中学习也更受重视,而且为了打破内科与外科的区分,医学的专业结构进行了改革。在大革命后的巴黎,相关的社会、政治与医学改革使得医院进入医疗和医学教育的核心,并且成为集权化的医学培训中心。许多临床进展,像是雷奈克在内克尔医院引进听诊器,或是科尔维沙在慈善医院推广敲诊法,都被认为和巴黎有关。这带来的是一种化约与分析的医学新风格,其基础是观察、医院病房与解剖室(参见第六章)。福柯宣称,医院病人提供了建构医学知识与医学教育的资源,医生则控制了医院和临床互动,并且成为推动医院扩张的关键行动者。这些过程带来了一种医院医学风格,其特点是观察、身体检查、病理解剖、统计学的使用以及以医院为基础的培训,这将主导 1794 年之后半个世纪的医学。

　　少有历史学者否认巴黎的变革和观念带来了重大的影响,然而,此一转型的时间点、性质和程度仍然受到质疑。正如本书第六章所讨论的,修正主义者宣称巴黎的模型是建立在既有潮流之上的,而即使认为巴黎医学开创了新纪元的人,也承认有先驱者。巴黎医学的相关特点,像是以医院为基础的训练、病理解剖学以及临床诊断,并非巴黎所独有。和"临床医学的诞生"相关的条件,早就出现在18世纪中的伦敦。18世纪期间于维也纳、巴黎、爱丁堡与伦敦,就出现专业化、临床观察、病理解剖学的发展以及训练的制度化,早在1789年之前医院就已经成为建构医学知识与培训医疗人员的重要场所(参见第九章)。

无可否认的是,疾病知识的改变,以及医院逐渐成为医学与专业结构的中心,皆有其重要性;然而都市化、社会流动、资产阶级身份、工业化与移民等相关社会因素,在19世纪仍是影响医院的关键因素。宗教因素同样重要,19世纪初的宗教复兴以及宗教修会的成长支持着医院的设立;爱尔兰的仁爱修会(Sisters of Charity)就是明显的例子。这些因素显示19世纪的历史仍和18世纪有着相当大的连续性,但另一方面,不同的工业化模式会影响医院的设立。非工业化的社会,比如荷兰,就较晚设立综合医院;而在工业化的区域,工业、移民、过度拥挤与都市化所带来的问题,及其所造成的健康不良,则创造出对医院服务的需求。地方社区会尽其所能地应对。

慈善的信念一直支撑着19世纪英国的综合医院和专科医院。一般会偏好于透过与地方政府有合作关系的慈善机构来提供机构化的健康护理,医院则是重要的慈善渠道。不只在英国,这样的现象在奥地利、法国和波兰都很明显。支持一家医院让新旧精英齐聚一堂,虽然过程无法完全免于冲突,但他们重新协商社会、政治与宗教的利益,并提供了市民荣誉感,以及应对疾病或社会议题的共同基础。中产阶级与商人将慈善、市民荣誉感与医院的社会用途结合在一起,使得英国在这段人口增长、都市化发展与疾病蔓延的时期,出现了医院数量的激增。

　　在其他欧洲国家,国立医院与私人非营利医院的混合更为普遍(参见第十三章)。在爱尔兰,地方赞助者组成了管理医院的委员会,额外的经费则来自大评委会(grand juries)或地方当局。德语国家也有同样的模式,慈善与互助组织和公家支持结合在一起。尽管混合经济(mixed economies)的护理很重要,但市政当局也积极投资医疗;例如,那不勒斯的医院在 19 世纪初期被改组,并交由委员会来管理。法国协调医疗福利的努力,让公共救助高等委员会(Conseil supérieur de l'assistance public)在 1888 年控制了巴黎的医院。十年后,许多市政当局开始对机构性的健康护理进行大量投资。

　　受到对于英国医疗卫生政策的传统看法,以及国民健康服务体系(National Health Service)建立之前医院部门的失败所影响,历史学者对于 20 世纪 20 年代和 30 年代的医院,常抱持一种阴郁的观点。这样的看法忽略了当时的医院在慈善、互助组织、私人部门与政府等不同来源支持下的发展。在不同地方,这些部门的组合也不同:德国医院的经费主要来自国家、市政府的支持以及国家保险计划,在英国则发展出一个比较多元的系统(参见第十三章)。德国和法国对医院设施进行大量的投资,后者将金钱与努力投入急迫的现代化计划中,进行了相当可观的改革。例如法国里昂的医院增加了新的设施、数千张的病床以及新的手术设备、更好的厨房和更舒服的病房,因此里昂在 20 世纪 30 年代拥有欧洲最好的医院设施。欧洲其他地方也开设了更多的地方与社区医院。另一方面,大学医院和医学校在地方或地区医疗服务的结构中,担任具有重大影响力的角色。既有的机构进一步扩张,在两次世界大战之间,英国的私人非营利医院的病床数增加了一倍。随着新的专科部门的成立,医院更加分化。使用医院的渠道也扩大了,例如在英国,医院和工人社区透过工作场所的投保规划而建立起新的关系。在此同时,地方医院之间透过分享病人以及共同举办募款活动,或是协调彼此所提供的服务,而发展出更密切的关系,不过,它们这样做常是出自财政的理由。医院提供健康护理的功能日益重要,其成长使得这种服务的性质以及医院和国家的关系引发了越来越多的讨论。

尽管政府对慈善医院一直有所顾虑,但是在20世纪20年代和30年代,国家的补助对医院的发展越来越重要(参见第十三章),这在爱尔兰和法国都很明显。随着需求的日益增加、新科技的出现以及第一次世界大战(1914—1918)导致的贫穷,慈善资源难以应对,从而造成慈善医院体系在实质上崩溃。针对此一形势,法国的地方当局被迫为健康护理提供更大比例的经费。国家的资助(到了1933年,补助已经超过了4 300万法郎)不只让现代化的计划得以施行,还创设了新的私立医院。由于经费是国家提供的,国家就有机会去影响甚至决定医院服务的性质。在英国,虽然有互助会和市政当局等新的经费来源,但私人非营利医院仍旧面临越来越严重的财政困难,这使得他们更愿意接受国家补助,并让国民健康服务体系将医院国有化。随着1945年后的社会福利计划肯定了医院在健康护理方面的中枢位置,其他地方也出现了相同的模式(参见第十三章)。

专 门 化

正如之前所指出的,医院的类型和功能各有不同。在最基本的层次上,16世纪的医院可区分为有医疗功能的医院和为穷人提供其他服务的医院。有些医院是用来隔离瘟疫的病人，有些医院收容无法治愈的病人，有些医院专门治疗像梅毒这样的新疾病，而有些医院则专为特定团体而设立，例如弃婴医院。16 世纪晚期开始成立军医院，而下个世纪济贫措施的重组则带来了新型的机构，像是法国的综合医院（hôpitaux-généraux）。

18 世纪成立了更多的专科机构。推动私人非营利医院的因素，同样有利于专科医院的成长；其他有利因素还包括病人对专门化医疗的需求、产业日益专门化所提供的相关模型，而慈善机构与行政当局隔离某些被界定为不道德群体或危险群体的做法也有推波助澜之势。在这个工业化、战争与殖民扩张的时代，其他因素也在发挥作用，这些因素结合了情感主义、道德和对国力的关切。因此，最初的焦点是为孕妇设立的机构，像是都柏林的罗坦达医院（Rotunda Hospital，1745）；性病医院，例如巴黎的沃吉哈赫疗养院（Hospice of Vaugirard，1780），或是收容精神病人的医院，例如伦敦的圣路加医院（St Luke's Hospital，1751）。这些医院提供了理解特定疾病的机会，也反映了医学思想的改变。这点在产科医院的设立上特别明显，这些机构之所以成立，是因为对产科的兴趣增加（参见第四章）。其他的机构，像是巴黎的圣路易医院（St Louis Hospital）则是为了隔离感染者这样的实用理由而建立的。

19 世纪在伦敦、巴黎或柏林等城市，由于有足够多样的医疗人员及密集人口为基础，成立了更多的专科医院。尽管专门化激起医疗专业内部的反对（参见第九章），但新的机构还是成立了。例如，19 世纪第一波成立的专科医院当中，巴黎（1802）、柏林（1830）与伦敦（1852）分别成立了儿童医院与眼科医院。接下来的专科医院有治疗特定器官或系统（心脏、肺脏、皮肤）的医院，或是治疗特别的疾病（结核病、癌症），还有像是伦敦的德国医院那样专门收治特定族群病人的医院,更有些医院提供专门的疗法,像是在英格兰东南海岸的马盖特(Margate)设立的海水浴医院(Sea Bathing Hospital)。

过去的历史学者常指出,医疗知识的改变、病人需求的增加以及眼底镜这类新器械的发展,鼓励了新领域的发展和专科机构的成立。这些因素确实有所帮助,但还有其他因素牵涉在内,因为专科医院常在专业领域或器械发展之前就已经出现了。历史学者乔治·魏兹(George Weisz)对巴黎和伦敦的比较研究指出,医生扩展医疗知识的集体愿望、机构的压力和行政的改革,都影响了专门化的发展(参见本章"扩展阅读")。这样的过程在巴黎最为明显:不同类的病人被分到不同的专门机构,像是巴黎的产科医院(Maternité de Paris)或是性病医院(Hôpital des Vénériens)。而且从19世纪70年代开始,巴黎医院行政当局对专科进行了更多的投资。英国专科医院的成立更是进一步受到对医学专业结构的关切所影响。林赛·格兰肖(Lindsay Granshaw)在她深具影响力的研究中指出,专科医院不只是为创造专科知识提供了一个制度中心地,同时也是综合医院遭到专业垄断,加上医疗市场过度拥挤所导致的结果(参见本章"扩展阅读")。格兰肖认为,专科医院是那些遭到排挤或处于边缘的医疗人员透过机构任命来推进其事业的一套机制。此外,还可以补充其他的理由,就像综合医院一样,专科医院也是具有非医疗功能的社会机构,因而对赞助者有吸引力。例如儿童医院不只提供医疗护理,同时也对工人阶级的母亲灌输中产阶级的母职价值观。

专门化持续发展至第一次世界大战之后(参见第九章),专科医院受到病人的欢迎,逐渐被纳为医院体系的一部分。新型的机构陆续创立:英国的农舍医院(cottage hospitals)服务于乡下人口,19 世纪晚期出现的肺痨疗养院则是以治疗结核病为中心的机构,这一机构在两次世界大战之间很受欢迎,直到其功能被青霉素与新型诊断技术所取代。专门化并不仅限于专科医院。虽然综合医院的适应缓慢,但仍旧在 19 世纪建立了新的专科临床与门诊部门,而培训医疗人员与吸引学生的需求则推动了教学医院的专门化。在许多医院首先设立的是眼科,接下来则是耳鼻喉科和产科病房。巴黎的公共救济局(Assistance Publique)对专科病房的支持,对专科医疗人员日益增加的认可,都助长了这个过程。电疗部在 19 世纪 80 年代之后越来越普遍,而 X 光机等新科技的引进,导致出现了提供诊断服务的新专科部门。在 20 世纪 20 年代与 30 年代以特定医疗或外科专科为核心,或是因为新的科技与科学学科,而成立了新的专科部门。到了 20 世纪 30 年代,专门化与专科服务成为医疗的重要特征。有些历史学者认为,专门化以及临床专科的发展是医院医疗化的动力。

医　疗　化

　　医院可被视为医疗化的典范,在现代医学发展中扮演着无可置疑的角色。关于医院兴起的描述已经提出一种现代性的编年纪事,追溯医疗化的轨迹,以及医院由社会功能到治疗功能的明显转变。近代早期的医院被形容为宗教机构,或是用来控制穷人的地方,其所提供的医疗护理有限。这些机构之所以给人的印象很差,是由于当时的人对这些机构的攻击,或是将它们视为镇压工具的福柯式的描述。一般认为,医院于 18 世纪中期在医疗人员推动下,展开医疗化的过程。虽然历史学者对医疗化的过程越来越敏感,但医院还是常被描述为从事实验与发现的地点,而非提供场所与资源来促进创新与医疗化的地方。然而，相对于上述说法，医疗化其实是个更为多面的渐进现象。

在近代早期的医院，即便医学经常要服膺于宗教的关怀，但这也并不意味着它们是充斥苦难、迷信或镇压的机构。医疗是近代早期医院重要的特征。医院可能是阴郁的场所，但16世纪与17世纪的记载也指出，这些机构提供了复杂的医疗设施，在意大利的中部和北部尤其如此。佛罗伦萨的医院在15世纪和16世纪有许多和现代医院相同的特征，包括由俗众来管理、医生驻诊以及拥有储藏和调制药方的药房。随着医院取得更明确的治疗功能，此一模式传播到欧洲其他地方。就当时的标准而言，许多这类机构都能提供相当好的护理。休息的床铺、干净的被单、滋养的食品加上温和的医疗和看护，是护理的必要成分。其中看护是由仁爱修女会（Daughters of Charity）这类宗教修会（参见第三章）所提供的。这样的医疗系统和近代早期采用大胆疗法的传统形象并不符合。

在17世纪，综合医院雇用外科医生，也安排医疗人员每天巡房，由此变得更为医疗化了。医院还为进行治疗创新提供了有限空间。例如，罗马的医院研究矿物矾石与汞的治疗效果，而圣灵医院（Santo Spirito hospital）则因生产以金鸡纳树皮为原料的退烧药物而闻名。这点在帕多瓦更为明显，17世纪，当地医院为了教学和研究而固定地进行解剖，并在病房教授实用课程。此一做法传播到荷兰的乌得勒支（Utrecht）以及哈勒（Halle），但临床教学成为课程的一部分则是赫尔曼·布尔哈维在莱顿（Leiden）的创举。布尔哈维被称为"全欧洲的老师"，他激励其他人建立起临床教学。临床教学起先是零零星星的，但从17世纪中叶开始，医院慢慢被用来进行医学培训和研究。

虽然不该轻视近代早期医院的医疗功能，或者它们对专业结构渐增的重要性,然而要到 18 世纪与 19 世纪初期,医院的医疗功能与行政功能才发展至超越救济穷苦病人的传统机构安排形式。在 18 世纪,综合医院开始拓展其医学功能与教学功能。爱丁堡在 1748 年开始进行临床教学,维也纳在 1754 年,而布拉格则在 1786 年,不过,直到 1789 年大革命之后的巴黎,此一常见的模式才形成系统形式(参见第六章)。随着临床观察、身体检查与病理解剖学等相关观念的传播,18 世纪晚期受过培训的医生开始获得医院的职位,医院在 19 世纪进入了医学主流(参见第六章)。医院的护理变得不同于家庭医疗。就体制的层次而言,医院成为培训医生与建构医疗知识的核心,教学医院成为与先进(以及日益学院式的)医学相关的崇高机构。到了 19 世纪 90 年代,医院已经稳固成为进行治疗、研究和医学教育的昂贵机构。

医学与外科的改变、培训的制度化以及护理改革,都和此一转型密切相关(参见第十一章)。对许多历史学者而言,巴黎的医疗改革将医院转变成了以临床和局部病理学为基础的一种医学新风格的场所。然而,这些变迁并不仅限于对疾病过程的理解,或是敲诊与听诊器等新的诊断方法和工具的出现。补充营养并提振元气的治疗法开始取代放血这类降低元气的旧式治疗法,这时也开始使用治疗局部伤口的新方法、更充足的饮食,并且更常使用刺激性的药品。新的止痛方式(麻醉)和伤口处理(抗菌法)及其相关的外科变革,以及实验室的重要性日益增加,这些皆被认为是医学革命的核心(参见第七章)。历史学者注意到以下的转变,19 世纪早期所进行的手术种类很少,而 20 世纪初期由于引进新的手术步骤,以及医疗人员重视手术进行的环境,外科治疗主导了医院。在同一时期,医院成为部署新式诊断服务的地方。虽然听诊器这类技术也用于私人开业,但其他像是 X 光机等新技术,是如此大型、复杂与昂贵,以至于只能在医院中使用。某些实验室的诊断设施,像是细菌学或是化学分析,也为普通科医生提供服务;医院和实验室医学(laboratory medicine)的结合带来的是医学的机构化。

科学的语言与外科的改变说服了病人,使得他们认为医院是接受治疗的最好场所,这样的变迁反映在付费病床的床数增加上,此过程在英国和法国相当明显。到了1914年,不管是何种社会阶级的病人,如果他们想要接受复杂的医学检查和外科治疗,就必须到医院。这带来的后果之一是病人自主性的降低。

不该高估医疗化的程度与速度,历史记载通常只把焦点放在顶尖医院或教学医院的经验上,即便这些机构拥有不成比例的影响力,但它们的经验也不该被概括化,机构的文化和做法是很难迅速改变的。18世纪晚期医院的特色往往是其混乱的性质,而非医疗护理。医院必须适应既有建筑所创造出的物质环境;在主要都市中心之外,医学与外科的变迁并不会马上或彻底地改变现有的治疗方式,医疗化的过程是进展不均的。法国医院因为旧建筑与位于市中心的局限,落后于德国与英国。新的做法和科技渗透缓慢,特别是在小型或乡下的医院。在许多欧洲医院,药物治疗相当简单,外科步骤也很有限。医院的护理经常意味着卧床休息和看护,而非介入性的治疗。无论进步的修辞和印象如何,19世纪末有些医院仍旧是相当简陋而混乱的机构。

第一次世界大战的经验凸显出医院需要更好的设备,也有必要改善手术房、实验室与临床设备。20世纪20年代与30年代,对医院进行的大量投资使医院成为现代医学的大教堂,大学医院则是学院医学和医学教育的关键场所。救护运送服务的发展促使医院成为伤害护理的中心。专门化鼓舞了专科门诊和病房的设立。复杂的医疗和外科介入,比如镭放射线疗法这类成本高昂的治疗,以及心电图（electrocardiogram）仪器或生物化学检测等新的治疗与诊断技术，使得某些医疗服务集中于医院。验血等步骤与介入成为常规。然而，即便是20世纪30年代，太过强调医疗化的程度仍是不明智的。在大城市之外，进展依旧相当缓慢。虽然大型医院能够投资新的设备，但小型或乡下的医院仍旧处在相当贫乏的环境中。

尽管医疗化有其局限，但到了1939年，医院还是被广泛地视为医学研究与进步之所在，也是提供医疗护理的中心。因此，另一种看待医疗化的方式是将之视为一个发展更不平衡的过程，考虑地方因素与脉络是如何塑造创新与医疗化的。

医生与医院

对于那些受到福柯《临床医学的诞生》影响的人来说，医疗化的过程意味着医生有更大的控制权，这是史学界根深蒂固的观点，即认为医院医学的兴起，使医生在权力关系中占据绝对上风。在这样的诠释下，医院是正规医疗人员捍卫其影响力与提升其职业地位的工具，医生则是医院数量增加及医疗化背后的动力。然而，从16世纪起医生就已经日益活跃于医院，因此，若将18世纪晚期巴黎发生的改革视为和过去的决裂，以及医疗控制深化的开端，那么会忽略过去所发生的事情。

在16世纪与17世纪，内科医生、外科医生以及其他的医疗人员开始常驻医院。在巴黎的主恩医院，随着医疗护理的拓展，开始设立支领薪水的内科医生与外科医生职位，以及辅助性的无薪职位。医院，特别是在都市中心的医院开始被视为内科医生与外科医生的专业场所，这会为他们带来收入与地位。然而，即使内科医生与外科医生在医疗护理的管理上获得更为显著的角色,但医院仍旧是由非专业人士所组成的董事会或宗教修会所控制。这点在近代早期的法国相当明显:在地方上,法国的医院不论是住院管理、机构维持,还是食物与治疗的提供,都不是由医疗人员所控制,要到18世纪随着医院的成长,这里才成为医生主持的"护理之所"(houses of care)。

18世纪,医院在医学的专业与知识位阶方面取得日益卓著的位置。对以病理解剖学和观察为基础的新式医学教育的需求,和医院数量的增加息息相关。医院成为博取名声以及创造与传播正统知识的机构,而正统知识亦为正规医疗人员地位之所系。大型的都市医院,像是维也纳的综合医院(Allgemeines Krankenhaus)或是伦敦的圣巴塞洛缪医院,被塑造为教育与实验的场所。虽然正如上面的讨论所指出的,法国的改革最为明显,医学教育围绕着医院病房和验尸间进行了全面改革和建设,然而,整个欧洲的医院经验都与教学、专业身份以及知识生产结合在一起(参见第九章)。在19世纪,医院成为医学教育、研究、知识建构以及医疗精英事业的核心,不过,这并不意味着这些医院都有很好的环境或医疗护理水平。

医疗人员不只获益于医院在医学知识和教育中日益增加的重要性,透过为慈善医院服务,医疗人员还能够将自己呈现为充满爱心而具有绅士风范的公民。对公民文化做这样的投资,不只能够让他们履行自己的职责,同时也能让他们在竞争日益激烈的医疗市场中得到提携与社会资本。随着医院成为医学权力与地位的象征,在医院驻诊是让自己的服务具有高知名度,以及取得利润丰厚的医疗工作的好机会。到了19世纪50年代,医院已经牢固地确立了自己作为医学精英权威的基础,他们更投入医院的工作,而精英地位也越来越等同于机构任命。

这些改变确实使医院对医生的专业地位越来越重要,但就医院成为一个医疗空间而言，其所带来的冲击并不像一般认为的那般广泛。正如上一节所指出的，医院设立的关键是社会因素而非医学理由。即使专科医院经常是具有企图心的医生所创设的，但医疗人员仍旧倚靠非专业人士的支持者来提供资金与管理。在德国，大部分的医疗人员一直强调居家治疗而非医院治疗的重要性。他们对公共卫生改良的强调，远高于对医院护理的重视。这使得德语区的医生在 19 世纪 60 年代之前，在医院改革中扮演的角色相当有限。医院对于医疗人员的重要性也没有马上反映在医疗人员所具有的影响力上。老医院的经营方式很像地主经营的田产，里面的员工被视为仆人一般。新的慈善医院和许多非营利的私人医院有着相同的模式。它们由一小群都市精英所创立，或是由和这些精英合作的医生所创立。谁能对延续经营有所帮助，谁就拥有权力。此种权力集中在一小群男性赞助者手上，他们主导了医院的经营方式。这种情况对医生的权威有重大影响。

在许多这样的机构里，医生对病人的入院、病房或治疗，都只有很有限的控制权。他们更是难以过问医院的管理方式。赞助者和管理者限制了医疗人员所能做的事情。从 19 世纪中叶开始，他们又得和一群新的女护士长竞逐护理与病房的控制权（参见第十一章）。虽然医院人员对于门诊病人挂号有更大的控制权，但也不罕见非专业人士的董事会成员要求医生解释为何使用某种治疗方法的情况。医院经营者也经常要求特定病人必须出院，而不顾医生对于他们是否已经痊愈的判断。在这样的情况下，医生经常强调，随着医学性质以及专业要求的改变，医生必须对医院有更大的影响力。医院人员既使用科学修辞来争取不受非专业人士控制的自主权，也借助实验室医学和外科所赋予他们的更高地位（参见第十章）。然而，那些经营医院的人很不愿意将职责交给他们眼中的那群社会地位虽有所提升，但仍旧低于自己的人。医生为了控制医院内部的运作方式而斗争，入院、诊视与护理的安排不可避免地都成为冲突点。

　　这样的状况在 19 世纪晚期开始发生改变。资深的医疗人员开始被邀请参与管理委员会，更多的经费被用来支持医院的医疗与外科功能、购买新的仪器、增加病房以及发展专科服务。发生这种转变的原因还不清楚。大众对医疗科学有效性的信心增加有助于改变医生在社会中与医院中的地位。医生利用这点以及病人对于医院护理的需求增加来彰显他们有权力影响医院的经营方式。20 世纪上半叶在治疗上的突破进一步提高了医院作为医疗空间与科学空间的地位。管理阶层发现，他们对医院的组织方式或病人的治疗方式越来越不容置喙。医学的进展使得他们必须将更多的权威交给医疗人员，而管理则变得更为官僚化。不同于传统的编年叙述，事实上要到 19 世纪晚期，随着医学对治疗疾病更为有效，医疗专业才在医院的经营管理上取得具有影响力的地位。

医院和病人

　　在医院史中，病人经常是沉默的，只是被控制或接受医疗步骤的客体。大多数的阐释都把焦点放在识字或中产阶级的病人，或是分类医院所治疗之不同疾病的病人数量，以及计算医院的死亡率上。虽然对病人的兴趣开始增加，但很少有历史学者像根特·里斯在《启蒙时代苏格兰的医院生活》(1986)中那般，尝试以病人作为历史的中心。稍早的历史文献所呈现出的主要图景是：在 19 世纪之前的医院是不卫生的机构，也是"通往死亡的大门"，而病人则想尽办法地避免进入医院。20 世纪 60 年代的研究则显示，这种对于医院的阴郁描述主要来自 18 世纪批评者的负面看法，以及巴黎主恩医院当时的可怕情况。修正主义者认为，当时的医院并不是"通往死亡的大门"，医院中的死亡率其实相对较低。例如在 1518—1522 年之间，佛罗伦萨的新圣马利亚医院（Santa Maria Nuova）的平均死亡率只略高于 8％，而 18 世纪法国经营最完善的那些医院，死亡率都在 10％以下。19 世纪试图控制病房传染病暴发（通常称为"医院病"）的努力，以及抗菌方法的逐渐引进，降低了手术后的死亡率，并且改善了医院治疗环境的形象。

虽然医院是"通往死亡的大门"这样的形象并没有得到证据支持，但关于医院究竟治疗哪些人仍旧充满疑问。不同的医院有不同的病人群，不同类型的机构（慈善的与国立的）也有所不同，而机构之间也有差异，例如，国立的医院会收治更多的重症患者或罹患不治之症者。有好几个因素会影响医院接收病人的政策：慈善网络和社会网络、病人的要求、人口健康状况不良的程度、病情的性质、医院经营者和医疗人员的态度、医院和病人的财政资源、医疗知识和科技等都是重要的因素。病人也可以决定何时何处就医；直到 19 世纪结束之前，医院很少是他们的首选，而入院的难易程度也有所差异。许多医院位于城镇，因此乡下地区能够得到的机构护理很有限。直到 19 世纪中叶大量开设专科医院和产科医院之前，妇孺和老人要得到医疗护理都困难重重。

有些近代早期的医院广泛收容病人，但其他的医院，特别是意大利的国立医院有很严格的入院政策，会排除掉罹患传染病与不治之症的病人。医院收治的病人大多罹患急性疾病，住院时间不长且可以治愈；这样的入院标准解释了为何近代早期医院的死亡率并不高。到了 18 世纪，虽然收治可以治愈的病人仍旧重要，但随着医院功能的改变，病人入院的标准更加严格。综合医院企图排除罹患不治之症者(比如身体残障者)、传染病病患、精神病病患、性病病患、怀孕女性与小孩,这些病人必须在专门的机构治疗。大多数医院在理想上都只想收容罹患急性疾病且品格端正的穷人。虽然这一类人很难明确界定,但其中包括了那些努力维持家庭生计而值得尊重的穷人。理论上,家境较为宽裕的病人会在家中或是在其他机构接受治疗;而赤贫者或是品行不端的穷人,则会由国家的劳动收容所这类特定机构收容。然而,入院的状况并不见得都依循严格的标准,机构公开宣示的目标和实际作为常有落差。医疗人员对门诊病人则有某种程度的控制:他们对教学或是罕见、复杂的病情感兴趣,因此经常扭曲医院的收容政策。

对维多利亚时代精神病院的研究显示,个人、家庭、社区和公共福利单位在救济的协商以及入院和住院的决定上,都扮演着重要的角色(参见第十六章)。这也适用于医院。虽然穷人的选择不像有钱人那么多,但他们仍旧有相当的办法来协商自己受到的护理。医院是一种战略资源,可在身体不适的某些阶段使用,或者在遇到困难的时候利用。例如,产科医院让女性可以免费取得在家中无法得到的产科护理。医院也是健康护理多层系统的一部分。虽然这个系统有些混乱,但是地方福利单位会投保地方医院或协调某些安排,教会、其他的慈善机构、工作场所或雇主也会投保,地方医生和地方政府单位也会参加这样的安排。相较于病人住院的规则,此种状况创造出了更复杂的入院模式。

医院的病人主要是失去自立能力,或缺乏家庭与社区网络支持的人。例如,18 世纪尼姆(Nîmes)的主恩医院所收治的病人多是迁移到该区的单身者。19 世纪工业化、迁徙和都市化等巨大的社会变迁,创造出一群缺乏传统网络支持的人。因此,对医院的需求也随之增加。例如,巴黎的拉里布瓦西埃医院(Lariboisière

Hospital）服务的对象是相对年轻而有工作的中产阶级下层人群。虽然大多数病人有工作，但他们却是刚搬到巴黎的人或是独居者。有证据显示，对医院护理的需求超过了供给。受伤者总是能得到治疗，而罹患传染病或性病等病症的病人，理想上是要排除在医院之外的，实际上却常常不见得如此。

19世纪新的治疗方法、技术和护理改革，改变了医院护理的性质，和人们对医院医学的观感。例如，新的开刀房和无菌技术的采用让医院拥有比居家环境更好、更安全的外科手术条件。专业结构的改变以及学生与老师之间的联系，鼓励了转诊系统的发展。这些变化使医院的环境更有秩序也更有纪律，在伦敦圣巴塞洛缪医院皮特凯恩病房（Pitcairn ward）的照片可以清楚看出这点。医院开始受到欢迎，也善于利用这样的社会支持。在此同时，社会变迁创造了新的社会群体，也使那些缺乏网络支持者或确实需要机构健康护理者的数量增加。正如表8.1显示的伦敦情况，这些变迁带来的结果是医院成为更可见也更可行的医疗与外科护理地点，住院和门诊病人的数量也大为增加。

对机构护理的观感改变，使得医院收治病人的地理范围和社会背景亦随之拓宽。欧洲许多都市的医院增加了新的病房和门诊设施，以此来应对收治人数的增加。也出现了新的医院，以迎合中产阶级对于机构护理需求的增加。英国则在乡村地区设立了由综合科医生主持的农舍医院。法国则由同时护理穷人与中产阶级的机构取代了传统的医院。另一个较不受欢迎的做法，则是在综合医院里设立私人的病床和病房。在英国、法国和德国，对医院护理的更大需求以及付费病床的出现，推动了保险制度的发展。医院收治者在社会层面的扩展所带来的冲击在德国最为明显；到了19世纪末，该国有65％的病人是由保险基金来给付部分费用的。

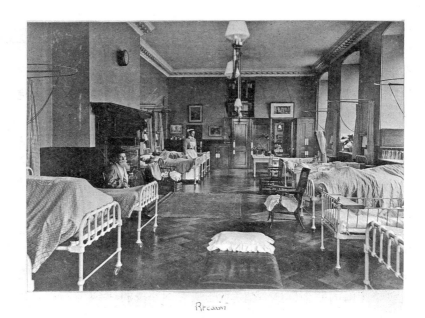

图 8.1　伦敦圣巴塞洛缪医院的皮特凯恩病房（Pitcairn ward），约为 1908 年。
图像来源：Wellcome Library，London。

表 8.1　伦敦主要综合医院的入院人数（1809—1895）

医院	住院病人		门诊病人	
	1809 年	1895 年	1809 年	1895 年
伦敦	1 406	10 599	877	152 411
米德尔塞克斯	555	3 404	522	41 707
圣巴塞洛缪	3 849	6 674	45 410	59 063
圣乔治	1 450	4 191	1 211	28 392
圣托马斯	2 789	6 150	4 322	112 056
威斯敏斯特	627	2 934	687	24 247

在 20 世纪的前 30 年，人们对医院护理的需求持续增加。科学的发展、医院的专业化（包括护理），乃至生产的医疗化，都进一步消除了医院专为穷人服务的形象。保险制度和社会福利规定的扩大，确认了这样的趋势与社会关系的变迁。法国的医院体系濒临财政崩溃，使得地方政府进一步介入医院的管理并提供经费。医院被要求收治新类型的病人，在某些地区，则提供免费的医院护理。1928 年的立法使 1/3 的法国人口获得医院保险。20 世纪 30 年代的全球萧条使得许多人失去资源，也限制了传统的支持网络，这使原本会付费接受私人治疗的病人开始寻求医院的护理。英国的医院挣扎着应付不断增加的需求。英国有所谓的医院捐助制度，工人至少要用 1% 的薪资来支持地方医院，而在生病时可得到免费治疗。这种制度的发展提高了病人的期待。定期捐款的参与者在地方医院能够获得免费治疗，而无须受到经济情况调查的限制。捐助制度增加了病人的权利，并创造出类似保险的系统，由此成为更广泛地协调健康护理的做法（参见第十三章）。在法国，国家的补助促成医院收治者背景的转变，越来越多的中产阶级病人寻求医院的护理，而且范围并不仅限于外伤或急诊。新的医院有更多的私人付费病床，而付费病人的数量也戏剧性地增加了。法国维希政权（Vichy regime，1940—1944）巩固了此一医院护理的民主化潮流，在 1941 年宣布公立医院对所有法国公民开放。英国则在次年公布了影响深远的《贝弗里奇报告》（Beveridge Report），主张建立免费的健康护理体系。虽然战后福利改革的情况不一，但英国在 20 世纪 40 年代已经牢固建立的原则是：医院要为所有阶级的病人服务（参见第十三章）。

结　论

　　到了 20 世纪 20 年代和 30 年代,医院在医疗中的地位已经无可动摇。医院将医疗处置、科技与进步联系在一起,其在提供健康护理上所扮演的中心角色,反映在了第二次世界大战(1939—1945)之后所建立的福利体系上。在 1945 年之后,随着内视镜手术等新治疗方法的发展,住院时间也随之缩短,而对医疗科技产生更大的依赖。然而,随着对于机构护理的性质、异化与有效性的批评的出现,环绕着医院的乐观气氛开始消退。这时转为更加强调基础医疗(primary care)的重要性,而医院治疗成本的增加则对陷入困境的社会福利方案造成影响(参见第十三章)。对医院护理之价值或性质的质疑,表明由它们来提供健康护理以及它们在医疗上的中心位置不能被视为理所当然的。医院经历了一个复杂的过程,才主导了医疗图景、医疗人员的培训方式以及医学研究。医院的历史所显示的,不是与过去的突然断裂,其社会角色与医疗角色有着相当大的连续性。尽管慈善与医院机构文化的联系相当强韧,但到了 20 世纪随着医院进入医学主流,其日渐远离最初为生病穷人提供护理的制度安排。然而,正如本章所指出的,这个医疗化的过程并不同于表面所见。

扩展阅读

- 对于中世纪到 20 世纪的医院,最佳的综览仍可参见 Lindsay Granshaw and Roy Porter (eds), *The Hospital in History* (London: Routledge, 1989)。

　　Guenter Risse, *Mending Bodies Saving Souls: A*

History of Hospitals（New York and Oxford：Oxford University Press，1999）对范围广泛的机构形式进行了雄心勃勃的解释，讲述了一个关于医院各方面创新的故事，并强调其经验面向，但由于该书的焦点放在个案上，因而要作为一部综览是有些问题的。

John Henderson，Peregrine Horden and Alessandro Pastore（eds），*The Impact of Hospitals 300 – 2000*（Bern：Peter Lang，2007）一书的导论呈现了修正主义研究的发展历程，并生动地说明了关于医院的发展过程。

- 关于近代早期的法国，请参见 Laurence Brockliss and Colin Jones，*The Medical World of Early Modern France*（Oxford：Clarendon Press，1997），或是 Colin Jones，*The Charitable Imperative：Hospitals and Nursing in Ancien Régime and Revolutionary France*（London：Routledge，1989）。John Henderson，*The Renaissance Hospital：Healing the Body and Healing the Soul*（New Haven，CT：Yale University Press，2006）检视了文艺复兴时代的佛罗伦萨。

Annemarie Kinzelbach，"Hospitals，Medicine and Society"，*Renaissance Studies* 15（2001），pp. 217 – 228 则介绍了 16 世纪的德国。

- 关于私人非营利医院有很多的研究文献：John Pickstone，*Medicine and Industrial Society：A History of Hospital Development in Manchester and its Region，1752 – 1946*（Manchester：Manchester University Press，1985）和 Hilary Marland，*Medicine and Society in Wakefield and*

Huddersfield，1780 – 1870 （Cambridge：Cambridge
University Press，1987），以及 Keir Waddington，*Charity
and the London Hospitals*，1850 – 1898 （Woodbridge：
Boydell，2000)提出了修正主义的诠释。

Guenter Risse，*Hospital Life in Enlightenment
Scotland：Care and Teaching at the Royal Infirmary of
Edinburgh* （Cambridge：Cambridge University Press，
1986)提出了以病人为中心的看法。

- 关于 19 世纪的医院及其在医学中的位置,公认的入门是
Michel Foucault，*The Birth of the Clinic*，trans. A.
M. Sheridan （London：Tavistock，1973 ），以及 Erwin
Ackerknecht，*Medicine at the Paris Hospital 1794 – 1848*
（Baltimore，MD：Johns Hopkins University Press，1967)。

Mary Fissell，*Patients，Power and the Poor in
Eighteenth Century Bristol* （Cambridge：Cambridge
University Press，1991)检视了英国背景下的"临床医学的
诞生"。

Lindsay Granshaw，"'Fame and Fortune by Means of
Bricks and Mortar'：The Medical Profession and Specialist
Hospitals in Britain 1800 – 1948"，in Lindsay Granshaw
and Roy Porter （eds），*The Hospital in History* （London：
Routledge，1989），pp. 199 – 200 一文是对英国专科医院发
展的概观。

George Weisz，" The Emergence of Medical
Specialization in the Nineteenth Century"，*Bulletin of the
History of Medicine* 77(2003)，pp. 536 – 575,则提供了相

关的比较研究。

- 有关 20 世纪医院的研究文献较为有限,大部分都关注国家 医疗或地方医疗,关于英国的概观可参见 Martin Gorsky, John Mohan with Tim Willis, *Mutualism and Health Care: British Hospital Contributory Schemes in the Twentieth Century*（Manchester: Manchester University Press, 2006）,或是 Steve Cherry, *Medical Services and the Hospitals 1860 - 1939*（Cambridge: Cambridge University Press, 1996）。关于法国可参见 Timothy Smith, *Creating the Welfare State in France, 1880 - 1940*（Montreal: McGill-Queen's University Press, 2003）。

鉴于医院史和医学教育史有所重叠,Thomas N. Bonner, *Becoming a Physician, Medical Education in Britain, France, Germany and the United States, 1750 - 1945*（New York and Oxford: Oxford University Press, 1995)提出了相关的比较研究。

John Thompson and Grace Goldin, *The Hospital*（New Haven, CT: Yale University Press, 1975)是关于医院建筑的经典研究。

新近著作可参见 Christine Stevenson, *Medicine and Magnificence: British Hospital and Asylum Architecture, 1660 - 1815*（New Haven, CT: Yale University Press, 2000）。

医疗人员与专业化

专业化的概念是影响医学史的核心问题之一。对当代人而言,是否身为医疗专业人员是个关键议题,其紧密关系到地位、竞争与医疗的本质等关切。历史学者也同样关心专业化的过程,并且广泛运用此一概念来研究医疗、护理、医院医学以及精神医学。本章无意支持专业化的特定学说模型,而是要针对"成为一名医生的意义"这个问题概述不同的思考方式。本章评估了专业化的不同研究取向,并说明了竞争与地位、证照制度、制度化培训,以及专业内外的冲突等课题对构成专业化的重要性。

专业化的模式

学术界对于何谓专业,以及特定行业的专业化是如何发生的看法有重大分歧。历史学者注意到有关专业的定义问题重重,于是借助社会学来寻求解释。这反映了社会科学对史学的影响。20世纪70年代以前,社会学者大多认为专业的兴起和社会进步密不可分,并以此来解释现代化,他们认为专业化就是特征的累积,这会使该专业和其他职业团体有所不同。专业被界定为一种参与:

习得专门的知识、有正式的培训、有一套伦理或行为准则、受到专业团体或政府的规范、垄断执业、社会声望高，以及相当程度的自主。这是一个有吸引力的模型，让社会学者和历史学者可以以此来衡量专业化。

20世纪70年代不只是战后专业力量的顶点，也见证了专业化新说的提出。受到专业人士自认为拥有独特特征的自我界定所影响，早期的定义抽象而不具批判性。70年代所提出来的新模型则和这些早期说法保持距离，而且在立论方面非常倚重英美经验。对医学的激进批判导致对医疗化的悲观看法，并且认为知识和权力有很强的关联（参见第一章）。受到这些潮流的影响，社会学家放弃研究特征，而把注意力放在专业与阶级结构的关系上，强调专业在经济、政治或技术上的高度自主，以及所施展的学院式控制。透过职业封闭性和垄断等概念，社会学者标榜专业在本质上就是自利与精英主义的。专业主义代表的是一种职业策略，是利用知识、培训与专业团体来取得市场垄断并加以正当化。

历史学者则注意到专业文化是在特定的脉络中产生的，因此他们不会照单全收社会学对专业化的诠释。例如，有研究指出在法国与德国，国家在专业化过程中发挥了更大的作用。对另类医疗及医疗市场的研究则凸显出，用职业封闭性当作模型是问题重重的，因为这些研究都说明了不同类型医疗人员的界限往往是随意的。对医学教育的研究质疑了医学只有单一入门渠道的假设，对英国与法国的证照制度的探讨则揭露出证照规定通常无法建立垄断。就更一般的层次而言，历史学者质疑将专业化简化为医生日益宰制病人的权力关系这种看法。虽然认为医学权威在19世纪日渐提高的看法广被接受，但医学的影响力并不像过去所想那般广泛，在机构的层面上更是如此。专业化不再被视为静态地达成一套僵硬的标准,而是一种修辞手段。新的观点认为,专业化是建立于专门技术与证照制度的观念基础上的。

由于在不同地方和不同国家的不同背景下,专业化的时程也不同,若只把注意力放在医院或大学等医学经典场景,就会忽略掉其他相关的行动者,或是把他们视为无足轻重的角色,例如,所谓的另类医疗人员也追求专业化的目标。他们建立医院、成立学会并发行期刊,且同样吸收一套科学的修辞来提高他们的地位。另类医疗人员的经验显示,追求专业化的目标并不是所谓"正统"医疗人员的专利。关于性别与专业化的研究凸显出排除与隔离对医疗角色的认定的重要性;19世纪则借由强调资格与法律规定的策略来达成职业的封闭性,从而界定谁是医疗专业人员。

上述研究专业化的方法,可以延伸至探讨身份、社会化以及实践等问题,进而可以涵盖一些较不明确的专业化标准。例如,一套简单的身份模型(身份模型乃是以共同集体利益为基础,从而形成团体认同)会有助于思考医疗人员如何界定自己与他人,以及特定团体如何凝聚起来。这种身份认同在某种程度上是透过医学学会、制度化的培训与期刊所塑造出来的,医疗人员因而会发展成明显的利益社群。社会化的模型则进一步指出,医学教育的共同经验是身份与价值传承的重要渠道。所谓的他者研究(alterity studies)则提供了进一步的类比,指出一个外在的"他者"如何影响身份认同,对内科医生与外科医生而言,这个他者就是走方医。也可更进一步借用社会心理学和社会人类学,以内部团体与外部团体的概念来检视专业化,以及这些团体的界定是如何有助于集体身份的形成的。实践与活动同样也扮演着重要的角色,实践不只创造出意义,也影响身份,专科形成的过程最能说明这点。

这些社会学模型尽管有其限制,但却向我们提供了思考专业化的不同方法,而非直接告诉我们"专业"为何。专业化是个灵活的过程,受到地方与国家背景的影响,同时也和身份、医学知识与实践、地位与权威、竞争与培训等问题密切相关。最重要的是,专业化应该被视为由历史决定的过程。

近代早期的专业

对玛格丽特·培林(Margaret Pelling)与查尔斯·韦伯斯特而言,16 世纪是"英格兰医疗行业发展特别重要的阶段"。[1] 即使英格兰落后于意大利,但像欧洲其他地方一样,在这里可以辨识出医疗专业团体的存在。在这些团体当中,内科医生与外科医生的定义是最明确的。新的职业组织和身份通常透过实践与行会组织形成。这是否意味着专业化已经开始了呢? 如果我们的研究取向强调的是取得与众不同的特征,或是用权力的观念以及垄断的医疗行为来判断,那么答案将会是否定的,然而,我们不应该用现代的标准来衡量 16 世纪与 17 世纪发生的事情。在近代早期的欧洲,虽然医疗还没有严格的组织,也没有受到强力的管制,但已经不是寻常的职业了。

内科医生、理发师外科医生以及药剂师,这三种不同的"官方"医疗人员代表着分化的医疗社群。在 16 世纪与 17 世纪,内科医生、外科医生以及在某种程度上较为逊色的药剂师,已经组成了医疗行会,像是罗马内科医生院(Rome College of Physicians)或是巴黎外科医生的圣孔姆学院(Collège de Saint Côme)。这些机构试图控制

---

[1] Margaret Pelling and Charles Webster, "Medical Practitioners", in Charles Webster (ed.), *Healing, Medicine and Mortality in the Sixteenth Century* (Cambridge: Cambridge University Press, 1979), pp. 165,182 – 188.

某些特定的医疗领域,鼓吹行会的规矩,并保护成员的经济与政治利益。人们必须证明所受的培训或能力,才能取得会员资格。相对的,授予会员的职业执照规定了持有者在什么地方可以从事哪些类型的治疗与医疗活动。这类机构大多数都只管辖相当有限的地理范围。虽然欧洲各地都有这种类型的组织,但它们彼此有重要的差异。例如,在西班牙与意大利的诸城邦,医疗受到皇室以及市政当局的严格管制,但是在英格兰却只有少许的规范。尽管有着这样的差异,发给证照的单位还是会确定其成员都有专门知识、达到特定的培训要求,也都试图控制医疗活动。

要了解这些拥有执照的医疗人员是否已形成一种专业,办法之一是检视医疗活动内部的划分。内科医生自认是医学精英。他们广泛地处理身体内部的问题,例如诊断与治疗疾病和热病。至少直到 18 世纪之前,他们的知识主要来自大学教育。然而,内科医生并不是一个同质的团体,开业成功有赖于争取富有的赞助者和病人;在小镇开业的医生的病人则主要是穷人或收入不高的人。不是所有的内科医生都拥有大学学位,而医生之间存在着激烈的竞争。尽管有着这些分歧,但内科医生仍相当自觉地认为他们属于同一专业;他们都认为医学不只是一种行业而已,并且宣称他们担当崇高的角色。他们的权威基础在于判断力和治疗建议,他们宣称这来自大学的学院医学培训。他们集体利用这种权威,宣称他们有能力评断其他类型的医疗人员。在西班牙与意大利的城邦,他们控制医疗体系,并成功取得皇室或市政当局的支持。

史学文献常把注意力集中在内科医生身上,让人觉得他们主导了整个医疗活动。然而,尽管内科医生努力维持他们的精英地位,但他们并不想垄断医疗。只要不会威胁到自身地位,他们会把外科与施药等医疗活动留给其他类型的医疗人员。这些医疗人员

的数量远超过内科医生，例如，16 世纪 90 年代在法国大约有 3 086
名外科医生，而内科医生只有 643 名。这些医疗人员也有自己的
行会组织、专门知识以及培训模式。外科医生或理发师外科医生
处理外伤、骨折与皮肤病等身体外在的问题，进行像是放血这类需
要动手的医疗程序。由于这带有学徒培训及经营生意的色彩，所
以，外科医生常被形容为缺乏教育，且和理发师及其他工匠没有太
大差别。本书第七章已经说明，如此夸张的形容通常并不正确，外
科医生与药剂师在医疗护理中发挥了不可或缺的作用。药剂师调
制与贩卖内科医生的处方药物和无法在家自制的药方。他们分布
广泛且受病人欢迎，也组成了行会，如法国的药商与香料商公会
（Communauté des Marchands-Apothicaires et Epiciers），并宣称拥
有制造和贩卖药物的垄断权力。

　　尽管内科医生试图监控不同医疗人员的界限，但医者之间的
区分仍是不固定的。即使是最严格的发照团体，像是巴黎的医学
院，也无法实施全面的管控。管辖权经常含糊不清，证照与其说是
用来建立垄断，不如说意在维持界限。各类型的医疗人员都贩卖
相关疗法与某种形式的医疗护理，药剂师接受病人求诊并独立于
内科医生之外开立处方，外科医生也进行内科治疗，在乡下地区尤
其如此。不同类型的医疗人员所使用的诊疗方式也有相当程度的
重叠：外科医生和内科医生都对病人的病史进行冗长的讨论和做
身体检查，并且提供增进健康的养生建议。对许多人而言，药剂师
或外科医生可能指涉任何一种医疗人员。

　　即使了解当时拥有执照的各类医疗人员之间界限模糊使得事
情变得复杂化了，也还不足以描述近代早期欧洲医疗活动的全貌。
拥有证照的医疗人员无法达成垄断，不同社会阶级的病人会寻求
不同来源的治疗，这种情况稀松平常（参见第五章）。当时许多人

似乎并不严格区分医疗人员有无执照,大多数的城镇有好几位医疗人员,有的简直是骗子,有的则是技术高超的医疗人员。培林与韦伯斯特估计,伦敦在 1600 年有 250 位有执照的医疗人员,加上 250 位无照的医疗人员,共同为 20 万居民服务。[①] 由于普遍存在的健康不良状况,加上许多病人长期生病,因此病人通常会很积极地寻求医疗护理,并且自主地决定愿意接受哪些治疗。许多需要医疗护理的人,通常会去请教好几名医疗人员,而且很少只听一种建议就感到满足。由于医疗活动是如此多样,可以说当时的医疗人员包含了任何以照顾病人为业的人。

有些历史学者用医疗市场的概念来解释为何有如此多样的医疗人员,但医疗市场的模型拒斥近代早期的医学是阶序分明的这一观点,而是指出当时有着多样、多元且商业化的健康护理系统(参见第一章)。以这种研究取向来探讨医疗活动的历史学者强调医病互动的经济面向。在一个专业化与医疗规范不太成功的环境里,病人变成积极主动的行动者,而医疗人员则是企业家。医疗市场的概念让我们注意到社会经济力量的重要性,以及竞争是如何影响就医渠道的,然而它也有其限制。这个概念含糊而界定不清,它倾向于强调冲突及经济因素,而非医疗护理的实践面向,虽然强调市场主导了临床互动,但对于近代早期的经济或社会究竟如何运作却没有多加描述。病人寻找某些特定的治疗者,并非全受经济驱使,其影响因素还包括:病人对病情严重程度的认知、对治疗者能力的判断、价钱、时髦或流行,以及治疗者在社区中的地位。

近代早期的医学特征是多样的医疗人员,而非单一的医疗专

---

① Margaret Pelling and Charles Webster, "Medical Practitioners", in Charles Webster (ed.), *Healing*, *Medicine and Mortality in the Sixteenth Century* (Cambridge: Cambridge University Press, 1979), pp. 182 - 188.

业,医疗市场的常态乃是病人可以挑拣且同时寻求不同种类治疗者的协助。治疗者要在这样的市场中确立地位,有赖其名声、顾客及个人特质,而非治疗能力。既要竞争又得合作,这导致没有任何团体可以达成垄断,虽然只有内科医生自觉拥有专业身份,但是可以看出当时存在的并非单一的医疗专业,而是许多种类的职业团体与医疗人员皆涉入了医疗护理工作。专业人员和走方医的区别相当模糊,于是有照和无照这两种医疗领域同时并存,而这两者都缺乏组织且不团结。

性别与医疗活动：女性与近代早期的医学

如果我们只把注意力放在内科医生和男性医疗人员上,就会忽略女性治疗者在近代早期医学所扮演的重要角色。早期的研究通常认为女性,尤其是助产士,是无知而危险的,这些研究并没有仔细检视女性治疗者的活动,顶多只注意到女性是如何被排除在医疗过程之外的。16世纪晚期与17世纪对女性治疗者的攻击常被信以为真。近期的研究则质疑这些说法,并且指出女性扮演了广泛的健康护理角色。当时之所以出现形容她们是无知或危险的这种丑化说法,并不意味着禁止女性治疗人员,或是一种纯粹的性别偏见的攻击,而是男性医生试图透过权力论述和种种努力来限制女性医疗人员带来的竞争。

当然性别分工确实存在,很少有女性有医学执照,而且17世纪女性行医的自由受到限制。女性受教育的渠道也同样受到限制,这使得她们无法获得像内科医生那样的大学教育,此外近代早期的外科尤其是专属于男性的领域,女性医疗人员受到法律的限制与骚扰。例如在博洛尼亚,官方认可的女性医疗工作仅限于担任助产士，或是在取得许可的情况下贩卖成药。然而，如果只强调正规医疗人员或是助产士，我们会忽略女性治疗者在医疗市场中占有的位置。虽然女性通常没有取得被承认的医学头衔，但她们扮演着相当广泛的治疗角色，并且在正规与非正规的基础上提供医疗护理。由于女性在家庭中的重要性，因此，进行某种形式的治疗被视为家务技艺的一部分，人们也期许她们积极扮演护理病人的角色（参见第五章）。治疗不见得是有报酬的工作，有些会被认为是微不足道之事而没有留下记录。建立在互助系统上的家庭护理和社区护理是相当重要的，女性不论是以妻子、母亲、女儿，还是女仆的身份，皆从事很多这样的工作；因此在家庭与社区中，女性都扮演着重要的医疗角色。

然而，若以为女性的治疗工作仅局限于家庭之中，或是女性顶多只是村庄里不受承认的医生，也是经不起检视的。事实上女性也担任许多不同种类的医疗者，其地位受到某种程度的接纳且相当稳固，助产士是个重要的女性医疗领域，16 世纪的一些城市开始要求助产士必修正式的课程。虽然鼓励女性在教区内担任待遇不高的医疗职务，但女性医疗人员并不仅局限于担任助产士。在地方上女性医疗人员的数量其实不少。她们也不限于从事地位低的职务：伊丽莎白一世时期伦敦的医院雇用女性医疗人员，她们和男性内科医生及外科医生一起工作。因此女性并不仅限于从事护理、助产或家庭健康的维护，她们积极参与所有层面的医疗活动，并在相当重要的层面上提供医疗服务。

国家、权力与权威：1700—1800

传统上对专业化的看法认为，在法国大革命(1789—1799)之前合格的医疗护理来自内科医生、外科医生和药剂师这三个截然有别的团体，每个团体都有自己的培训方式和在医疗阶层中的位置；到了 1900 年，这种情况已然改变。此一编年史强调，旧的分工方式在 19 世纪被扫除，出现新的身份和培训模式，并且在正规治疗者和其他类型治疗者之间建立起明确的区别。工业革命、启蒙观念、法国的医学改革，以及政府日益介入证照制度，都是改造专业阶层的关键。其所带来的结果是，医学变成单一、相对同质的专业团体，其特征为综合科医生（general practitioners）和医院主治医生（hospital consultants）的分工。[①] 可以说，医疗到了 19 世纪才成为现代意义下的一种专业。

虽然等级观强调了不同医疗职业的相对社会地位，却忽略了 18 世纪医学的复杂性。18 世纪的医疗行为要比以上描述的更加多样化。在 18 世纪，随着专业观念更加明确、医疗与特定专业团体的相关人数增加，开始打造出明确的专业身份。例如戴维·让蒂科对意大利的研究指出，至 1809—1810 年，意大利有一万名以上从事"治疗技艺"（healing arts）的人，其中三千人是内科医生（参见本章"扩展阅读"）。受到日益增长的消费主义、工业化、都市化以及更为官僚的国家所驱动，医疗人员人数的增加和多样化反映的是对专门技术服务的需求。而启蒙时代的实用主义和个人主义也都有助于界定专门的团体。专业人士被视为专家，拥有特定领域的专门技术。由于他们的数量相对稀少，加上专业团体开始努力组织并且标榜其身份，因而这强化了他们的地位。

医疗市场的变化是了解 18 世纪医学的关键。具有活力的消

① 综合科医生（general practitioners），常简称 GP，是英国负责基层医疗的医生，类似普通科医生；"hospital consultants"指拥有医院专职的医生，类似主治医生或专科医生。——译者注

费文化的蓬勃发展鼓励了医学的商业化,导致了医疗护理的需求增加(参见第五章)。可支配的收入提高、出版业发展、城镇规模戏剧性扩大,以及中间阶层的力量与信心增加,创造出促进医疗商业面向的理想环境。虽然上述解释容易简化地方脉络,还假定了所有社会部门都以同样方式获益,然而,更大的医疗需求以及随之而来的机会,都刺激了医疗市场的扩张以及正规与非正规治疗者的数量增加,从而强化了竞争。例如光在巴黎一地,到了18世纪70年代就大约有159名内科医生、206名外科医生、123名药剂师,和据估计高达1778名走方医。[①] 若考虑状况与需求的改变,此一扩张所带来的后果是,不同类型的正规医疗人员的分野越来越没有意义,因为在需求与环境的改变之下,他们的区别日益模糊。有一批被界定为外科医生—药剂师(surgeon-apothecaries)的医疗人员比例日益增加,特别是在平民阶层,他们为一些内科、外科与妇产科毛病提供治疗。由于他们同时拥有内科与外科的资格,因而他们的工作内容并非依执照种类而定,而是依实际医疗而定。这具有很好的商业意义。

这种更为综合科的取向是受到医学思潮与正规医疗人员培训方式的改变所影响的。虽然个人特质和绅士风范仍旧受到重视,但随着局部定位的疾病模型(参见第六章)日益受到支持,医疗人员更加强调专门知识的价值以及内科与外科的逐渐统一。在此同时,启蒙观念则强调实用教育与经验研究对进步的重要性。就读大学(内科医生)与学徒实习(外科医生和药剂师)的传统培训模式崩解,而发展出以私立医学校与医院学校为中心、更具企业精神也

---

① Laurence Brockliss and Colin Jones, *The Medical World of Early Modern France* (Oxford: Clarendon Press, 1997), pp. 527, 630 - 631.

更加制度化的培训。就读私立医学校或医院学校为医疗人员带来了市场利益：他们宣称自己是拥有特殊知识而与众不同的专家。在1750年之后，随着临床培训的制度化和正式化，外科医生和内科医生逐渐一起工作。结果传统位阶越来越没有意义，也有越来越多的医疗人员成为综合科医生。

新的专业身份在18世纪渐渐被塑造出来，这是因为仇医的嘲讽与日益强烈的竞争使得正规医疗人员更为团结，医疗机构和医疗团体也力图伸张其权威。地方性与全国性的医学会与医学刊物的创立也有助于培养团体认同感。例如在1737年创立的爱丁堡医学会（Edinburgh's Medical Society）的目标就是要建立专业联系并加以维持。这些学会提供了重要的专业声音和专业空间，像比利时医学联盟（Fédération Médicale Belge）这类的全国性医学组织还积极推动证照体系的改革。在此同时，医疗人员由于当时人对健康的关切而得到好处，并且利用出版物来彰显其身份认同。

尽管医疗市场有所发展而专业身份也获得肯定，但正规医疗人员还是很少站上有力的位置。医学知识与医学培训方式的改变并没有为专业权力提供明确的基础。就其地位而言，医生依旧面临着困难，许多人仍被排除在传统男性权威结构之外。相关研究指出，18世纪的医疗是由需求面向所推动的，床边医学（bedside medicine）仍旧占主导地位，病人也仍旧拥有主导医患互动的权力。社会学者尼古拉斯·朱森在《社会学》这份期刊上发表了两篇深具影响力的文章（1974、1976），他认为英国医生在床边的作为反映了他们的地位和权力以及由其医学知识所衍生出的社会脉络。对朱森而言，近代早期英国社会重视上尊下卑并把医学视为商品，这确保了权力落在病人手上，病人可以决定在什么地点接受怎样的治疗。这创造出一个病人主顾（patronage）系统，在系统中医生的技术权威地位低微。虽然朱森的研究主要是英国,但主顾关系是 18 世纪欧洲重要的社会政治现象,而咨询医疗人员并决定是否接受其意见的责任在于病人或他们的家属。医疗牵涉病人主动的决策过程,病人与他们请来提供特定意见或治疗的医疗人员进行协商。协商的结果以及病人付出的费用依据的并非任何专业标准而是病人的满意度,所以医疗人员热衷于让医疗符合病人的要求或流行。因此,医学通常是以病人为中心,而医者的生意不只有赖于他们的治疗能力,也有赖于他们的个人特质、形象和商业能力。

这并不是说 18 世纪的医疗人员总是顺从病人。虽然大多数的医患互动是协商的结果,但个别医生的地位有赖于几样因素,包括出身与文化水平以及病人多寡、能力与经营技巧。阶级与性别同样能够改变病人与医生之间的权力关系。18 世纪中期对于疾病局部定位的日益强调,使得医生的权威日益提升(参见第六章),在医院受训的新型正规医疗人员(参见下文)能拥有更大的权威。在医学校或大学任职、出版作品、有政治或宗教背景,或是市政职责,都会增加医生的声望。即使正规医疗人员开始伸张自己的地位,但还是有许多人意识到他们处在社会上与政治上相对边缘的位置,因而会努力培养他们的地位并顺从社会与民间的期许。上述努力虽和培训与知识有关,然而,要提升正规医疗人员的专家形象,还是得从事植物学研究或古玩收藏这类启蒙活动以及定时做礼拜,这些都可用来累积社会资本。当疫病发生时,英勇的服务也会积累社会资本,能用来吸引病人或获得地位。例如,在法国马赛于 1720—1721 年发生瘟疫时,医生就以帮官方服务来强化其专业权威。医者参与医院等地方慈善机构或捐钱给民间组织,能够以仁慈而具有绅士风范的公民面貌出现,进而获得社会资本和主顾网络。

　　因此,18世纪是个重新塑造专业身份的时期。这段时期出现了许多医疗专业人员团体,消费者的需求与医疗市场的发展对其培训和作为的影响,更甚于传统的证照规定。主顾与地位通常要比技能更重要,然而,专业组织的创建、对专家服务的需求增加以及更为一致的培训模式,即使没有创造出单一的专业,也确实开始塑造出自觉的专业身份与专业结构,并开始为病人与国家所接受。

知识、权力与医院

　　正如前一章所讨论的,一般认为18世纪末、19世纪初,以法国在大革命(1789—1799)后的改革为代表、以临床观察和解剖室为基础的新式医学(医院医学)是形成专业意识形态与提高医生权威的关键。此一说法认为,知识、权力和医院是密不可分的,以病理解剖为基础的新疾病理论提供了规训与控制病人的方法。此外,床边医学的医疗人员必须培养个人特质;但在医院中病人不再是主顾,而是变成了慈善施舍的对象与疾病的所在。医疗人员利用医院和以医院为基础的培训结合理论与实践,其所伸张的科学知识不同于非专业人士对疾病的理解。这使得他们可以确保其影响力并提升其专业地位,医患关系的重构导致权力关系更有利于医疗人员。

　　历史学者赞同此一说法,但是对于从"床边医学"到"医院医学"的转变,他们在提出一套理想化的观点时,往往只强调医疗控制的日益加深,却忽略了自费病人所接受的治疗是相当不同的。至少在19世纪90年代之前,大多数的治疗是在病人家中进行的,而大多数的医院主要是收容生病的穷人。如果说医院内试图规训病人,那么在医院外,病人仍旧是主动寻求医疗服务的客户,他们经常对医者的诊断和治疗提出疑问。因此,新旧做法是并存的,18世纪与19世纪的医疗连续性远远超过上述转变模型所暗示的。

医生并不一定拥有凌驾于病人之上的权威,但医院确实对专业结构有所影响,它成为一种象征,强化了认同感,并界定了共同课程的知识体系。尽管这种变化在各地并不一致,但在19世纪早期的大多数欧洲国家,医院培训已经成为正规医疗人员在专业、知识与收入等级制度中公认的组成部分。医院是个取得经验、传播观念并进行教学的地方,符合临床教学与知识的需求并削弱了证照核发机构的权力。他们也向医疗人员提供共同的经验:在病房、讲堂与解剖室一起接受培训,帮助学生建立情谊并且向他们灌输团体价值。这强化了专业认同。医学校在19世纪中叶,透过进一步灌输这些价值以强化运作模式。学生在运动竞赛中所发展的团体生活,则在19世纪晚期更加强化了这种形式。医院培训同样有助于建立专业网络,这些网络或以学校,或以爱丁堡的李斯特这类有影响力的教师为中心。当医院成为学习与知识生产的中心,医院职位也带来了在医界与公众中的地位。医院里的内科医生和外科医生开始自认为新的医学精英,故进一步削弱了传统位阶,取而代之的是医院主治医生和综合科医生更加二元分化的结构。

虽然医院成为医疗权威得以扩展的舞台,以及强化专业联系的社交机制,但也有其局限。权力从来就不是单方的。病人仍旧保有行动能力,他们不见得总是愿意服从机构的规则,医院人员也不一定能施展完全的权威。至少直到20世纪之前,医疗人员的权威和影响力在许多医院都有限制。虽然医院和权力的联结并没那么简单,但医院确实为医学日增的价值创造出一种体制环境,肯定了专业身份并建立起新的等级制度。

竞争与规范

安德鲁·阿波特(Andrew Abbott)在他的《专业系统》(*The System of Professions*，1988)一书中强调，专业化在很大程度上是由不同专业之间的竞争与冲突所塑造的。18 世纪晚期与 19 世纪的医学，似乎符合阿波特的观念。医疗需求的增加创造了新的机会，但进入医疗这行的人数也增加了，所以竞争也跟着加剧。19 世纪初正规医疗人员悲叹，医疗行业已经过度饱和了。

虽然正规医疗人员采取个别策略来应付竞争，例如争取机构与地方政府的职位，但对于市场过度饱和，他们仍有忧虑，因为还有来自走方医和另类治疗者的威胁。这类治疗者在 16 世纪与 17 世纪是令人困扰的小麻烦，但 1750 年之后他们成了正规医疗人员认定的有力竞争者。全国性医疗市场与医学消费主义的扩张，使得非正规治疗者的数量快速增加(参见第五章)。虽然这段期间和过去有着某些延续性，但非正规医疗者也出现了新的风貌和形态，他们开始利用日益增加的医疗需求、新的市场机会乃至一般人对学院医学的怀疑。专利药(其实就是成药)和走方医的疗法，向不同阶层的病人提供了舒缓病痛的办法，很受欢迎。走方医是个很有弹性的团体，不过通常都与秘方有关，而且是医疗市场中最具有创业精神的领域。至于像梅斯梅尔术或顺势疗法(homeopathy)这类的医疗系统则不同，这些另类疗法和许多意见一样，攻击主流医学的过度治疗和失败。随着医疗市场的成长，另类医疗系统能够崭露头角，在 18 世纪晚期与 19 世纪获得了支持与客户。例如，顺势疗法在德国、英国、法国、比利时与意大利就有大批的追随者。虽然正规与非正规的医疗人员有某种程度的重叠，然而，另类医疗系统代表着知识上与商业上对医学的挑战。

在 18 世纪与 19 世纪,正规医疗人员努力创建并辛苦维持经济上可行的实践。他们花重金接受医院培训,积极发展具有自觉性的专业身份以维护其地位。来自走方医与另类医疗人员的竞争,在他们眼中是取得地位与收入的主要障碍。就和其他专业人员一样,正规医疗人员响应竞争的方式是试图垄断,以及追求社会学所谓的职业封闭(occupational closure)。正规医疗人员竭力主张自己的专业可信度并限制竞争,同时对非正规和无照的医疗发动猛烈攻击。此一努力反映出,收入和地位对 18 世纪晚期和 19 世纪的医学有多么重要。因此,医学专业化可以被视为一种限制竞争的努力,其做法是采取教育与培训的资格战术,以此界定谁可以行医;此一战术强调教育与职业之间的关联。

许多策略被加以利用。正规医疗人员宣称,他们拥有有关健康与医疗的正统科学知识(参见下文的"信任医生"),也声称自己拥有更高超的技术和更好的教育。正规医疗人员除了使用科学来强化自身权威,也使用一系列的修辞策略,他们谴责走方医与另类医学,宣称后者是危险的或是骗人的。18 世纪晚期与 19 世纪初期,出现了新的地方性和全国性的草根组织及期刊,发起要求改革证照系统的运动。这些组织让基层医疗人员走得更近,强化了专业联系。他们使用排他性策略,在医疗体制中排斥另类医疗人员,并且使这些人难以在医疗出版物中传播其理念。这些情绪化的攻击显示,医疗专业化涉及的不只是冷静的知识主张或证照的性质而已。

诸多关于专业化的说法都认为,19 世纪创造出标准的培训体系并限制进入医疗的渠道,而国家在这一过程中所担任的角色是正规医疗人员分化为新的范畴并达成垄断的关键因素。大体而言,到了19世纪,国家扩大了对医疗行为的管制,这带来的转变是从行会的管控转变为官僚的规范。在法国1789年大革命后的改革影响下,各地的医疗管制出现了相同的模式,不过有时会像第二次世界大战(1939—1945)时的苏联那样降低行医资格的要求,或是像纳粹德国(1933—1945)那样受到政治操控。法国在1803年的立法,成为严格规范医疗的典范。法国规定了不同等级医疗人员的教育要求,并且限制其执业地点。拿破仑战争(1803—1814)将这些改革与新的专业结构传播到欧洲其他地方,特别是意大利、莱茵兰地区以及低地国家;这也启发了其他国家的医疗人员去追求类似的改革。这些国家建立起医疗人员登记制度,引进管控制度,只允许登记在册的医疗人员合法行医。虽然普鲁士以及稍后统一的德国,在1869年之后放松了规范,但大多数欧洲国家则是引进了更严格的资格限制。修业时间随着培训标准化而延长,大学学位则是通往医疗资格的主要道路。新的医学校和大学应运而生,反映出教育体系的大潮流,也促使大学快速扩张。然而,我们不应过度夸大国家的关切而忽略了需求的重要性:医疗人员愿意为医学培训投资,是为了改善他们在市场中的地位。

更强的规范控制或许会让人以为,正规医疗人员就此能够将非正规治疗者边缘化,但事实上他们只取得了部分的成功。官僚以及主张放任的自由派不愿意支持全面的管制,因而限制了医疗人员所能取得的垄断程度。医疗人员在地理上的分布不均,以及医疗服务集中于城镇,使得无照治疗者在乡下取得优势地位。德国受过学院培训的医生相对稀少,医疗护理经常是由非正规医疗人员负责,此种情况一直延续到两次世界大战之间。即使在法国,管控也有其暧昧之处。另类医疗,特别是顺势疗法,一直受到欢迎与支持。这表明建立垄断的努力并没有完全成功。

以限制竞争的角度来看专业化，能够看出对地位与收入的关切是医疗改革的动力。反对走方医与另类医疗的运动有助于塑造专业身份与组织，因为它们创造出自己人与外人的对立，让正规医疗人员可以透过异己来界定自己。然而，这些努力并无法有效地让正规医疗人员取得垄断，这凸显出对许多病人而言，能否得到医治是比医疗护理的性质更为重要的决定因素。要到 19 世纪 70 年代正统医疗取得更大的治疗能力，生物医学获得更大的信任时，无照治疗者才逐渐被边缘化。

统一的专业

一般的印象是，欧洲现代医学专业是在 19 世纪中叶创造出来的。致力于改革的医生，确实是在这段期间开始将医学视为一种专业来讨论的，专业团体和医学期刊也创造出了团结感以及集体认同。德国的全国医学会（Deutscher Ärztevereinsverbund）在 1873 年成立，提供了一个讨论培训与认证等问题的全国性论坛，而医疗协会（Ärztekammern）的设立则带来自律的伦理机构。在英国和法国，制度化的培训主要和医院结合在一起，而德国则是与大学相结合；再加上更为严格的国家规范，确保了一套更为清楚的知识体系，以及构成正规医疗人员的更明确的定义。新的阶层关系被建立起来，医院主治医生确立起新的精英地位，不过，综合科医生才是主流医学主要的地方代表。

然而，如果把 19 世纪的专业化视为线性的发展，那就忽略了医生挣扎奋斗以塑造其身份时的专业内部冲突和精英主义。19 世纪中叶是一个动荡的时期，有些医疗人员取得地位和权威是以牺牲其他医疗人员为代价的。在不同的国家，伴随着证照系统的建立和对医生资格的要求，出现了不同的分化对立。例如在比利时，主要的分裂是在大学培训和非大学培训的医生之间，他们的差异和阶级有关，因为非大学培训的医生通常来自较低的社会阶层。分裂并不必然出于医院主治医生和综合科医生之间的对立，工作地点、执业领域、机构的聘任、政府职位（其中有许多地位较低）以及社会和地方的地位，都会带来身份的高低差异。有些拥有医院职位的医生同时也私人开业；有些从事综合科工作的医生也可能拥有机构职位，尤其是在乡下地区。在法国身兼数职的状况是很平常的，因此有许多人的医学事业是介于综合科和医院主治医生之间。

一般认为，医学在 19 世纪成为一个相对同质的专业，其实这段时间其内部仍旧相当不稳定。个人和医疗团体会为了维持他们在医学市场中的地位而进行斗争。这段期间有着许多专业内与专业间的冲突。医院主治医生和综合科医生、综合科医生和公共卫生官员之间关系紧张，特别是在有关收费的问题上。都市和乡下的医疗人员、首都和外省的医疗人员出现分裂，后两者常被视为低人一等。例如在法国，巴黎和乡下的医疗人员对于医学界的福祉、专业资格以及医疗组织的看法就有很大分歧，而且前者看不起后者。新旧疗法也会引起争论乃至造成分裂，明显的例子包括 1850 年关于放血之重要性的争议，以及 1870 年对于抗菌法是否有效的争议。书评既是知识建构与传播的机会，但也是传播争议和表示支持的机制。

在专业内部，专科的形成是容易引发冲突之处。虽然专科医生、主治医生和综合科医生之间日益加剧的分裂常被历史学者视为专业化的一个范例，但专科的形成是造成紧张的因素。地位较低的医疗人员在 18 世纪开始透过专门化在医学市场取得一席之地,产科的发展以及男助产士的兴起就是这样的例子(参见第四章)。在19世纪,专科化取得了新的动力与意义,起初的焦点是在学院内部与机构的层面上,对于实际医疗的影响则远为缓慢。学者偏好检视主要专科的发展,以此来找出有利于专科形成的因素,包括转变到局部定位病理学所带来的医学内部改变(参见第六章)、病人的要求增加,以及眼底镜这类新器械的发展;然而,这里还涉及其他的力量。历史学者乔治·魏兹对巴黎和伦敦进行比较研究,指出医生扩充医学知识的集体欲望、机构的压力以及行政改革都影响了专科的形成,这样的过程在巴黎是最为明显的。[①] 然而,正如林赛·格兰肖对伦敦的研究所指出的,事业的考虑也具有重大的影响力。[②] 成为专科医生是在过度拥挤的医疗市场中取得职位与地位的方法之一。

虽然走向专科提供了专业上的优势,但也激起了抗拒。反对力量在英国最强,但欧洲其他地方也有,这有经济上和知识上的两个主要原因。英国的综合科医生觉得专科医生拉走了他们的病人,剥夺了他们的工作与收入。在知识的层次上,这种对立反映了不同医学观点的斗争,那些在意自身地位的主流医疗人员相信医学是整体式的,要了解疾病就必须要了解病人的全部。对综合科医生而言,这样的做法是很合理的,因为它强调医生的治疗角色。反对者认为专科是狭隘而危险的,会危害病人。因此,专科也威胁到许多医疗人员的医学观。

---

① George Weisz, "The Emergence of Medical Specialization in the Nineteenth Century", *Bulletin of the History of Medicine* 77(2003), pp. 536 – 575.

② Lindsay Granshaw, "'Fame and Fortune by Means of Bricks and Mortar': The Medical Profession and Specialist Hospitals in Britain 1800 – 1948", in Lindsay Granshaw and Roy Porter (eds), *The Hospital in History* (London: Routledge, 1989), pp. 199 – 220.

医学伦理体制的发展，建立起一套监控医疗人员冲突的机制。近代早期的医疗人员为了响应市场主导一切的现象而提出判别好坏医生的相关概念。江湖郎中遭到攻击，没有选择正规医疗人员的病人也受到批评。维护大众安全成了老生常谈的主题，但是要到 18 世纪晚期，基层医疗人员为了回应过度拥挤的医疗现况才创造出了医患关系的伦理观念。然而，专业指南主要不是规范医患之间的行为，而是调解医生之间的关系，防止彼此争夺病人。例如在普鲁士由国家赞助的荣誉庭（Ehrengerichte），其建立并非为了减少医疗过失，而是要强制实施一套伦理法则来保护医疗人员，荣誉庭所受理的案子中大多数都是医生控告其他医生毁谤或过度的广告宣传。

综合科医生和专科医生之间的紧张关系确实逐渐舒缓，而专科则成为 20 世纪医疗的特征。到了 1905 年，在柏林有 30% 的医疗人员认为自己是专科医生，在巴黎这个比例还要更高一些。传统上用来反对专科的论点，此时被用来正当化专科的存在。到了第一次世界大战爆发的 1914 年，专科医生成为医疗行业的领导人之一，而且专科医生的数量也戏剧性地增加了，到了 1945 年之后更是如此。例如，心脏科就来自综合内科，麻醉科原本是综合科医生的副业，后来发展成拥有自己的一套培训与资格的分支学科。专业化的趋势在医院内最为明显，医院设立了新的专科部门与门诊。

这并不表示专业内部的冲突在 20 世纪就消退了。在医院主治医生和综合科医生之间以及不同医学领域之间，紧张关系依旧存在，例如 1945 年之后，外科医生和放射科医生对癌症治疗方法的争议就是明显的例子。虽然医生们仍内斗不休，但 20 世纪初期出现了更为稳固的专业结构和身份。正规医疗人员形成更具有凝聚力的团体,国家证照制度等内在与外在的机制确保他们共享相同的教育经验、资格与专业行为规范。医疗人员日益认为他们属于同一专业。此一团体认同以及将医学界定为一种专业的各种策略,是专业化的关键。

医学中的女性:1800—1950

前面各节所讨论的许多特征与过程,都和医学的男性化以及女性治疗者的边缘化有关。因此女性争取医学受教权以及取得执业执照的努力,经常带有神话般的特质。这类故事几乎一成不变地把焦点放在具有开创性的英国女性,像是伊丽莎白·布莱克威尔(Elizabeth Blackwell)或是索菲亚·杰克斯-布莱克(Sophia Jex-Blake),以及她们如何向受到男性宰制的专业进行抗争上。这些叙述强调个人如何战胜体制的阻碍,男性医疗人员如何利用社会偏见建构出各种理论,借以宣称女性在生理和心理上都不适合从事医疗。在20世纪70年代的女性运动之后,女性在医学中的地位吸引了学者的兴趣,因而开始出现不同的说法。一些研究探讨了女性所采取的策略,把这些努力和第一波女性主义联系起来,进而提出了有关专业化模式、吸纳与排除的策略,以及竞争恐惧的新观点。

正如前面章节的讨论所指出的,不论在家庭中或是作为治疗者,女性都扮演着重要的医疗角色;但是自18世纪晚期以来,随着医学逐渐被界定为男性的学科,这样的角色也被削弱。例如助产士这类传统上雇用女性的领域,随着女性被挤压到附属角色而被重新界定。这导致女性医疗人员被边缘化,但没有将她们完全排除到医疗市场之外;这点由对女性持续的攻击就可看出。

自19世纪中叶开始,就有少数受过教育的女性希望能(重新)

获得执业许可,她们通常是自由派的女性主义者,并且支持女性投票权运动。她们的努力挑战了男主外女主内的观念,此种观念认为公共领域属于男性,私领域或家庭领域则属于女性,而且认为这样的区分来自身体特性与自然性格。在争取女性权利运动和要求女性更多地接受中学和大学教育的背景下,她们试图争取获得正规医疗许可。她们采用了好几种策略,在英国这种女性完全被排除在正规医疗之外的国家,她们前往瑞士与法国等限制较少的国家就读医学校,以取得执业资格。伊丽莎白・加勒特(Elizabeth Garrett)在英国的努力则是法律策略的典型例子。此外,设立女子医学校的策略逐渐取代其他做法。女子医学校向女性提供了得到临床培训与经验的机会,从而使她们能够获得正规医疗许可。在英国,女性人员若挑战男性将会遭到激烈抗拒,因此有必要采取这样的策略。英国的医学校和大学致力于将女性排除在外,使得她们无法取得执业资格。建立女子医学校是回避这些排除措施的办法。

　　在教育与法律上的限制各国并不一致。例如,瑞典从 1870 年之后就允许女性进入医学校,到了 1900 年荷兰有四所大学都颁发医学学位给女性,然而,许多早期的女性医学生仍遭到反对,并受到家庭、经济与社会的限制。女性受教权的不平等,使得她们很少有机会能进入大学,也使得女性很难攻读医学。即使在瑞典这类女性可以接受医学培训的国家,也还是必须面对来自男学生和男性教职员的强烈反对。杰克斯-布莱克在爱丁堡就有这样的经历。虽然不是所有的人都反对女性进入医疗行业,但女医生的出现确实威胁到了医疗人员的收入以及医学并不稳固的地位。[1] 在一个

---

[1]　由于医生的社会地位在 19 世纪末仍不稳定,而女性社会地位又比男性低,因此致力于向上提升地位的男医生担心,若允许女性从事医疗工作会降低医学的地位。

过度拥挤的职业,女性医疗人员被视为另一种威胁。对于女性特质的社会建构与医学建构,造成了社会对于女性从事医疗专业的反对,它借助一套生物学决定论,将女性角色与生殖功能联系起来(参见第四章)。借由这套生物学决定论来支持女性只适合待在家中担任母亲角色的观念。这些观念所带来的影响相当大,被用来证明社会公认的女性行为规范,也就是认为女性是软弱的,在生理上容易生病,应该服从男人。当正规医疗人员试图限制竞争并提升医学的地位时,这些关于女性特质的社会建构与医学建构就成了职业封闭的排除策略之一。这些策略将女性边缘化,限制中产阶级女性受教与工作的机会,并且肯定医学的男性本质。

然而,女性运动者也操弄这些偏见来取得好处:她们重新利用有关贤妻良母的论点来支持以女性担任护理的角色,并且论称女性担任医生只不过是要完成其家庭责任。同样的,女性运动者宣称她们拥有的家务知识使她们特别适合治疗女性和儿童,以及提供卫生建议。这样的论点被用来争取支持并对抗既有偏见,以便让早期女性医生的行动具有正当性。然而,强调预防工作以及女性与儿童的护理却回避了对现状的挑战,这样的策略是双面刃:它能增加自主权(empowering),但也将女性局限在了特定的医疗角色中。

对女性医疗者的反对在英国是最强的,然而,就整个欧洲而言,直到20世纪初,女性医疗人员的数量仍旧很少。例如在德国,1913年只有138名女医生。虽然早期的女性医疗人员可以取得备受瞩目的职位,但其后的人却只能投入地位较低的医学领域,而这些领域被认为较适合她们的能力与性别,像是公共卫生、妇科与小儿科。内科与外科等医疗领域的阻力仍旧相当强,少有女性能够突破进入,且女性也很难取得医院职位,她们大多数的医疗活动是以女性和儿童为主，并且必须接受较低的薪水。

　　第一次世界大战（1914—1918）常被视为女性成功进入有照执业的分水岭，然而，战时女性机会的扩大只是短暂的权宜之计。在男人上战场时，医学校开始招收女性以取得稳定的营收，并填补医院空出的职位。在战争结束后，许多医学校又恢复战前的做法。在德国，女性的职位有配额限制，而且女性常被当作国家经济困难的代罪羔羊。苏联由于技术教育和工程教育的重要性日增而鼓励医学女性化，因此成为唯一例外的国家。在其他国家，女性医疗人员必须不断证明她们的能力，并且一直被视为主流医学的边缘人物，许多女医生仍旧被迫只能走上产科、小儿科等带有性别色彩的事业道路。女性仍旧为了待遇过低以及争取医院职位而辛苦奋斗。面对这些困难，女性医疗人员利用放射科等新兴学科来扩大进入医疗专业的途径，这个策略类似于19世纪那些处于边缘的男性医疗人员所运用的建立专科的做法。因此，女性的医学教育和医学专业被限制在特定的领域。她们不只面对机构的阻碍，还必须面对种种将她们形容为低男人一等、不适合从事医疗的论述。即使在20世纪20年代与30年代，许多障碍仍旧存在。在20世纪60年代这些障碍开始消除，然而，英国的综合科医生虽被认为是对女性医疗人员最为开放的领域，但在1990年也只有1/4的女医生。

信任医生：　地位与权威

　　医学的声望在20世纪50年代达到顶峰，这使医生拥有了相当大的文化权威与专家权威，并且赢得了公众的信赖。抗生素与类固醇这类新药的引进、疫苗接种计划的推广、外科技术的创新和医学研究经费的增加，促使人们认为医学对社会进步贡献良多。现代医学和战后"富裕时代"(Age of Affluence)改善健康的允诺非常搭调。《侠医柔肠》(*Dr Kildare*)这类的电视节目强化了这样的印象。然而,崩坏的裂缝在 20 世纪 60 年代与 70 年代开始出现。对于医疗处置、药物及其副作用和专业价值,开始出现质疑的声音。沙利度胺(Thalidomide)的悲剧、女性主义和其他对医学的批判以及新的消费者观点,都凸显出人们对医学的不信任日渐增加。电视剧《外科医生》(*M**A*S*H)以及像《飞越疯人院》(*One Flew over the Cuckoo's Nest*, 1975)这样的电影皆指向医学的黑暗面。对生物医学的本质与器官移植的忧虑开始出现,这点清楚地反映在英国电视连续剧《神秘博士》(*Dr Who*)中赛博人(cybermen)的出现上。媒体对医疗过失的报道就算没有让人们对医学失去信心,也进一步削弱了人们对医生的信心。

然而,这种对医学及医疗人员的不信任并不是个新现象。在 16 世纪与 17 世纪的欧洲,"医生比疾病还糟糕"这类谚语就相当流行。外科医生常被指控既粗暴又使用骗人的治疗方法,内科医生则被指控自私自利。近代早期的诗歌及报纸描写了许多医生性行为不检点的例子,指控他们杀人、无能及医疗过失。可信度、荣誉及信赖等观念对社会关系与名誉极为重要,而上述关于内科医生与外科医生的说法显示,近代早期欧洲正规医疗人员的地位并不稳定,社会对其能力的信任也有限。18 世纪对医生及其治疗能力的大量讽刺,同样确认了这些观点。法国作家伏尔泰(Voltaire)和莫里哀(Moliere)以及英国漫画家罗兰森(Rowlandson)与库里克襄克(Cruikshank)都对医生冷讽热嘲。仇医讽刺揭露出医患之间的紧张关系,也反映了许多病人对正规医疗人员的怀疑。

许多说法强调 19 世纪的人们是如何更加地信任医生的能力与权威的。医学专家与医院医学出现在 19 世纪意味着病人失去掌控的能力,此一转变也反映了医生治疗能力的增加,以及医学专业地位的提升。英国画家路克・菲尔德斯(Luke Fildes)的家庭医生图像(参见图 9.1),或是著名法国小说家巴尔扎克(Honoré de Balzac)的《乡村医生》(*Medécin de Campagne*),皆象征医生形象的转变。这并不意味着正规医疗人员主宰了医患互动,但确实呈现出他们地位的改善,以及医学在 19 世纪是如何被重新塑造成值得尊重并充满爱心的行业的。医疗人员继续根据自费病人的期许而修正其行为,但随着医学论述开始影响社会与政治的辩论,医学日益提高的地位有助于确认医生身为专家的文化权威。到了 20 世纪初,医学在通俗文化中已经取得相当高的地位,正规医疗人员也对其专业权威有了更大的自信,这点反映于他们在政策制定过程中担任的角色上。

　　大众对正规医疗人员究竟有多信任,以及这种信任是否反映了医疗作为一种专业已被接受,这些问题很难回答,但我们仍可以辨认出几项影响专业的因素。18 世纪的医疗消费主义以及医疗需求的增加,创造出新的执业机会但也增加了竞争。这种环境使得正规医疗人员必须主张与强调他们的专家信誉以捍卫其地位,同时也努力进行协调,企图透过国家规范来将无照治疗者边缘化以减少竞争。例如在德国,正规医疗人员引进了更强的自律措施,或是发动了提高医生教育资格要求的运动,以提升医学的地位。这段时间也出现了一些修辞策略,试图将科学的意识形态整合进专业价值,并且将正规医疗人员和科学知识更紧密地联系在一起(参见第十章)。职业封闭、专业团体控制以及专家知识主张等专业策略提升了正规医疗人员的地位。

　　我们可以发现,更深层的因素与正规医疗人员所采取的策略关系不大。对科学的崇拜日益增加,欧洲通俗文化与文学对医学

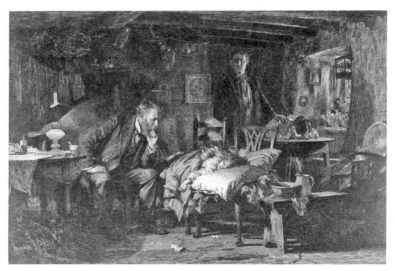

图 9.1 《医生》，萨尔斯（Salles）所绘制，模仿路克·菲尔德斯在 1891
年的画作。

图像来源：Wellcome Library，London。

主题的采用，都强化了医疗人员所声称的专业知识。一般民众健
康状况的改善又支持了他们的说法。尽管刚开始时寿命的延长和
医学的关系很小，然而，人们越来越相信外科和内科陆续提供了有
效的治疗（例如新的疫苗），这不只让医生的声望提高，也强化了他
们的权威。国家医疗服务的扩张让人们有更多机会接触医生，进
而提高了医生的知名度和地位（参见第十三章）。许多历史学者认
为，医疗化主要发生在 19 世纪与 20 世纪，正规医疗人员在许多方
面都是此一趋势明显的受益者。

　　对社会学者而言，权威或社会地位的提高是专业化的证据，然
而这些趋势虽然在 19 世纪出现，但要取得公众信任并不容易。对
医生的敌意并没有消失。例如，反疫苗运动者就把医生形容为屠

夫、强奸犯和谋杀犯。对于吗啡上瘾的不安则表明人们担心医生可能为了增加生意而让原有病情恶化,乃至引发新的疾病。这样的看法在 20 世纪仍旧存在。社会流传着许多医生对病人进行错误的治疗,甚至拿病人做实验的故事。当代文学具体呈现了这些焦虑。爱尔兰剧作家王尔德(Oscar Wilde)认为,罗伯特・路易斯・史帝文森(Robert Louis Stevenson)的小说《化身博士》(*Dr Jekyll and Mr Hyde*,1886)读起来"就像是《柳叶刀》(*Lancet*)这本医学期刊中的实验一样危险"。① 这种不信任也有性别面向,很多人表达出对男性暴力和性虐待的恐惧。在 19 世纪中叶的英国,女性在反对各种疫苗接种法案(Vaccination acts)、《传染病法案》(Contagious Diseases Act)以及动物活体解剖的运动中扮演着重要角色。20 世纪不断传出有关男医生对待女性方式的担忧,而且这种声音不仅限于女性主义对男性霸权的批评。

似乎大众判断医疗专业的标准和医生们不太一样。如果说医疗人员的权威在 20 世纪 50 年代达到高峰,那我们不应忽视医生的文化权威和医疗权威只有在这个短暂时期内没有受到质疑。这表明,除了职业封闭、专业团体控制与宣称拥有专业权威等策略,还得平衡考虑他们实际能够施展的文化权威,以及这又如何受到政治经济、文化与政治因素的影响。医疗人员如何描绘自我,以及别人如何描绘医疗人员,同样有相当的影响。在 20 世纪,医生可以是英国在 20 世纪 60 年代推出的"继续下去"("Carry on")系列影片中的滑稽角色或恐怖电影中的邪恶角色,也可以是在权威与专业规范下保证拥有科学知识的专业专家,还可以是电视连续剧《急诊室的故事》(*ER*)中在私人与专业之间面临两难的个别人物。关

① Oscar Wilde, *Collins Complete Words* (London: Collins, 1999), p. 1074.

于专业化的性质以及正规医疗人员究竟在多大程度上成功地维护
了其专业权威,还有待进一步检视。

扩展阅读

- 关于专业化概念对于医学史的重要性,参见 J. C. Burnham,
  "How the Concept of Profession Evolved in the Work of
  Historians of Medicine", *Bulletin of the History of
  Medicine* 70(1996), pp. 1 - 24。

- 探讨近代早期医学的文献,大多和英国、法国以及意大利诸
  国有关。Margaret Pelling 与 Charles Webster 合写的
  "Medical Practitioners", in Charles Webster (ed.),
  *Healing, Medicine and Mortality in the Sixteenth
  Century* (Cambridge: Cambridge University Press, 1979),
  pp. 165 - 236 一文检视了英国的情况。

  David Gentilcore, *Healers and Healing in Early
  Modern Italy* (Manchester: Manchester University Press,
  1998), 与 Laurence Brockliss and Colin Jones, *The
  Medical World of Early Modern France* (Oxford:
  Clarendon Press, 1997),分别探讨了意大利与法国的情况。

- 关于医疗市场的概念与相关信息,参见 Mark Jenner and
  Patrick Wallis (eds), *Medicine and the Market in
  England and Its Colonies*, *c*. 1450 - *c*. 1850 (Basingstoke:
  Palgrave Macmillan, 2007)。

  Roy Porter, *Health for Sale*: *Quackery in England
  1660 - 1850* (Manchester: Manchester University Press,
  1989)一书是关于英国走方医的经典著作。

- 关于近代早期女性医者的著作较少,不过 Mary Fissell, "Introduction: Women, Health and Healing in Early Modern Europe", *Bulletin of the History of Medicine* 82 (2008), pp. 1 – 17 是很好的入门作品。

  Ann Digby, *Making a Medical Living: Doctors and their Patients in the English Market for Medicine, 1720 – 1911* (Cambridge: Cambridge University Press, 1994), 以及 Ann Digby, *The Evolution of British General Practice, 1850 –1948* (Oxford: Oxford University Press, 1999) 是优秀的著述。

  Irvine Loudon, *Medical Care and the General Practitioner, 1750 – 1850* (Oxford: Oxford University Press, 1986) 则是对医疗改革的彻底评估。

- 关于法国与法国大革命的重要性,参见 Toby Gelfand, *Professionalizing Modern Medicine: Paris Surgeons and Medical Science and Institutions in the 18th Century* (Westport, CT: Greenwood Press, 1980), 以及 Matthew Ramsey, *Professional and Popular Medicine in France, 1770 – 1830* (Cambridge: Cambridge University Press, 1988)。

- 关于德国医生的研究著作较少,不过 Geoffrey Cocks and Konrad Jarausch (eds), *German Professions, 1800 –1950* (New York and Oxford: Oxford University Press, 1982), 以及 Charles McClelland, *The German Experience of Professionalization* (Cambridge: Cambridge University Press, 2002) 是一部优秀的导论。

Thomas N. Bonner, *Becoming a Physician*：*Medical Education in Britain*，*France*，*Germany and the United States*，*1750 - 1945*（New York and Oxford：Oxford University Press，1995)提供了关于医学教育的比较研究。

Abraham Flexner, *Medical Education*（New York：Macmillan，1925)一书中的简要说明为历史学者广泛使用。

- 关于女性(再度)进入医疗专业的努力,有许多的研究文献，Thomas N. Bonner, *To the Ends of the Earth*：*Women's Search for Education in Medicine*（Cambridge，MA：Harvard University Press，1992)提供了很好的比较叙述。

Ann Witz, *Professions and Patriarchy*：*The Gendered Politics of Occupational Closure*（London：Routledge，1995)则检视了专业化的观念及所使用的策略。

科学与医学实践

　　迈向以科学为基础的技术官僚医学(technocratic medicine)是20世纪下半叶大多数社会的重要特征;然而,科学在医学中的重要性与地位有着更长远的历史。传统认为医学科学(medical science)的进步系于细菌学说或青霉素等关键时刻与关键发现,或者是和伟人有关,像是牛顿、雷奈克、李斯特、罗伯特·科赫[①]、亚历山大·弗莱明[②],或是和19世纪出现的某种特定风格的医学科学有关,像是生理学、实验室和细菌学。这样的观点强化了个人崇拜、科技决定论与必然进步观,而医院、大学和实验室则是医学科学进步的舞台。虽然历史学者已经开始拒绝这种医学科学史的实证主义说法,取而代之的是检视科学的建构及其所反映的价值,但还有许多人仍把现代生物医学的兴起视为理所当然,依旧认为公元1800年之前的医学多多少少是"前科学"的。

　　然而,过去的医生从不认为医学是不科学的,而且过去五百年

---

① 罗伯特·科赫(Robert Koch, 1843—1910),德国医生和细菌学家。他是世界病原细菌学的奠基人和开拓者。——编者注
② 亚历山大·弗莱明(Alexander Fleming, 1881—1955),英国细菌学家、生物化学家。他于1923年发现了溶菌酶,于1928年首先发现了青霉素。——编者注

间科学在医学中发挥了许多作用。本章所要探讨的是科学建立起了什么，它在医学中发挥的作用是如何随着时间而改变的，并企图超越进步的观念和科技决定论来探讨科学在医学中的角色，以及其何以被视为是比实验室方法的应用或 20 世纪生物医学的胜利更有意义的方式。本章的内容并不是科学如何影响医学的编年史综述，它所探讨的是影响医学科学形成的背景以及医疗人员是如何使用科学的。[①] 本章也提出了医学科学革命的观念，检视了 19 世纪与 20 世纪实验室医学、生物医学与研究的性质。

科学与医学

许多历史学者都认为，现代科学起源于 17 世纪的科学革命，但是现代意义的科学则是 19 世纪的现象。他们宣称在 19 世纪之前，医疗人员和病人都对科学有所疑虑，并且认为医学是一种艺术或手艺，而书本上学来的学问、诊断技艺以及实用的知识是所谓"床边医学"的关键。虽然这样的评估忽视了社会标准对医疗的重要性（参见第九章），但还是说明了公元 1800 年之前，在大多数的医生眼中，科学对医疗的帮助相当有限。根据这样的说法，医学（意味着临床或医院的医疗）和科学（实验室的实验主义）通常有所区分。

这样的区分小看了公元 1800 年之前其他类型的科学医学，而是从本质化的观点来理解科学，是把某个特定时期的科学视为科学。然而，如果我们不是只看实践，而是将不同的术语与范畴也纳入考虑，例如试图透过物体最小构成单位的运动来解释物理性质与过程的机械论哲学，那么对于医学中的科学，就可以建构出一个

---

① 请参见"扩展阅读"所列举的综览。

更长时程的历史。这些求知方式中有许多一开始是和当时的哲学问题与神学问题结合在一起的。虽然它们起初对医疗实践的影响很小，但确实对新的理解身体的方法有所贡献，并且影响了医疗人员的培训方式。因此，历史学者开始检视文艺复兴（大约从公元1300年到17世纪中叶）、科学革命（17世纪）以及启蒙时期（18世纪），寻找19世纪之前堪可比拟的科学实践结构和组织。

考察医学之中不同形式的科学，就可以看出自然哲学（关于自然的科学）和道德哲学（关于行动的科学）向近代早期的学者和医疗人员提供了理解身体、自然世界和物质世界的方式。虽然历史学者关于科学革命的观点经历过相当大的修正，但17世纪出现了一系列的文化实践和科学实践，这是当时的医疗人员和自然哲学家在努力地要以新的方式来理解与解释自然世界。在哲学上，人们不再那么依赖古典文献（参见第六章）的权威，而是日益鼓励经验观察与实验，刺激对身体运作方式的探索，例如血液是如何循环的或呼吸是怎么进行的。这些研究促成新的身体模型的出现，而它们也显示出在近代早期的欧洲，自然科学与物质科学（the natural and the material sciences）的界限并不是那么明确的。例如，牛顿的数学和笛卡尔的哲学（身心二元论）就被整合到了医学之中。他们影响了医学机械论，以及将身体构想为机器或手表的哲学概念，而这又激励了人们估量生理现象的兴趣。

从事观察和实验不是19世纪的发明。文艺复兴时代医学人文主义的影响、16世纪对于古典文献的质疑，加上17世纪的自然哲学辩论，鼓励医学采取更重视实验和观察的研究方法（参见第六章）。哲学家与医生，像是伦敦的托马斯·西德纳姆或莱顿的赫尔曼·布尔哈维都强调观察对于医学的重要性。18世纪的医疗人员试着对疾病进行分类[或称为疾病分类学（nosology）]，其目标是要把医学建立在观察与实验的基础上。试图解释生命复杂性的努力，以及关于生命是纯粹机械性的还是受到某些生命力［称为生机论（vitalism）］影响的辩论，鼓舞了生理学实验的进行。这可见诸德国的乔治·恩斯特·斯特尔（George Ernst Stahl）的著作或是博洛尼亚的医生伽尔伐尼（Galvani）的电学实验。18世纪的解剖学者和医院的临床医生受到这种实验与观察的研究取向影响，试图辨识与分类特定的疾病状态（参见第六章）。

自然哲学家、医生、解剖学者和其他的医疗人员进行了观察与实验，因此根据当时的标准，近代早期的医学是可被称为科学的。哲学方法和数学原理有助于界定治学方式。这样一来，医学常常如历史学者苏珊·劳伦斯（Susan Lawrence）在《慈善的知识》（*Charitable Knowledge*，1996）一书中所说的，是"稳健的科学"（safe science），创新与实验审慎地和病人护理取得一种平衡。正如劳伦斯所指出的，除此之外医学进步还有其他途径吗？

使用不同的科学范畴，可以揭露出在公元1800年之前医学与科学的关系有一段更漫长、更为复杂的历史。文化、政治与社会经济脉络影响了医学与科学的关系，科学与医学亦在此脉络中得以建构与实践。近代早期欧洲科学和医学的关联及其脉络相当明显。正如历史学者查尔斯·韦伯斯特在《大复兴》（*The Great Instauration*，1975）一书中首度指出的，16世纪与17世纪的神学观念对医学知识的产生和传播有着重要的影响。例如从文艺复兴时代的医生与医学改革家帕拉塞尔苏斯（Paracelsus）及其对近代早期医学的影响中就可明显看到这样的互动。然而，反宗教改革所带来的宗教审查制度也在西班牙与意大利树立起传播新知识的障碍，新知被认为和异端有关。虽然反宗教改革和宗教审判在南欧带来的效果不像某些历史学者所说那般惊人，但它们确实创造出一种保守的知识文化,而且在西班牙历久不衰。医学、科学与神学的关系在启蒙时代并未消失(参见第三章),而这段时间关于女性社会地位以及种族的观念也影响了医学和科学,反之亦然(参见第四章、第十四章)。

历史学者以 19 世纪德语国家的社会与政治背景来解释为何在 1850 年之后,德国成为医学科学的前锋。他们指出,对于追求系统知识(Wissenschaft)的高度重视扮演了关键的角色,再加上中产阶级和国家的期望确保了大学经费充裕,进而促进了有利于研究和实验的竞争文化。相反,西班牙保守的统治精英以天主教的框架来看待科学,限制了科学的实践与可以探讨的问题。政治脉络对医学科学还有其他的重要性。如同法国化学家路易·巴斯德对于狂犬病和炭疽热的研究所显示的,科学常被用来彰显国家的目标。骨相学(phrenology)这类的民众科学以及生理学这样的医学科学,经常向那些政治或社会改革人士提供灵活的资源。

20 世纪的工业化国家看出了科学、现代性与权力的关联,并大量投资以实验室为基础的特定类型的医学,医学研究以新的方式被用于支持政治目的和殖民目标。英国对德国竞争的焦虑促使国家透过医学研究委员会(Medical Research Council,MRC)将研究经费注入学院医学和实验室科学,此一政策影响了两次世界大战之间的研究和制度规范;西班牙的佛朗哥政权(1939—1975)则支持那些他认为不会为国家安全带来疑虑的科学研究。国家为了政治目的而使用医学科学,但这种关系不是单向的。例如,德国细菌学家科赫就利用统一后的德国和法国之间的竞争,主张建立一个足以和巴黎的巴斯德研究所抗衡的机构。20 世纪新的经费来源使得研究事业和某种学院医学风格得以发展,这种风格成为大学培训医生与组织研究工作的特征。

其他的经费来源与机构的支持同样影响了医学研究和所提的问题。德国的化学公司、染料公司以及制药公司在19世纪开始投资研究，而到了20世纪，和布罗·卫康（Burroughs Wellcome）或拜耳这类的制药公司建立关系变成医学研究中所不可或缺的。例如，保罗·欧利希（Paul Ehrlich）对治疗性病的洒尔佛散（Salvarsan）的研究，或是格哈德·多马克（Gerhard Domagk）找出以磺氨药物治疗链球菌感染的研究都依赖业界的支持。实验研究室、生产工厂与临床之间发展出新的关系，而医学研究和商业公司、制药公司的合作在1945年之后已属寻常。慈善事业也影响了国内和国际的科学文化。最有代表性的范例是洛克菲勒基金会（Rockefeller Foundation）的活动。成立于1913年的洛克菲勒基金会在20世纪20年代推动了一系列国际科学与医学计划，致力于将美国的学院科学模式输出到欧洲。尽管这为能力建设带来了投资，例如该基金会在捷克就赞助了购买实验设备的资金，但是它缺乏灵活性的做法经常忽略其他国家的民族情感。来自慈善机构或业界的赞助常带来研究方向的限制，并会影响所能从事的医学科学类型。

科学在一些场所得到进一步的创造、协商与接纳。17世纪这些场所开始增加并逐渐制度化。城市是重要的研究地点与环境，然而，正如对19世纪晚期微生物学的研究所指出的，城市本身——像是巴黎与汉堡同样会影响研究所采取的形式。城市里还有其他的机构，像是医院、实验室和大学，以及专业团体聚会的场所、咖啡厅和酒吧，医学科学就在这些地方被提出、观察与讨论。在16世纪与17世纪，解剖室是人体新知发展的中心地；18世纪的博物馆则为生产、讨论与展示新知识而发展出一系列功能。在19世纪，医院的病人成为信息的来源，而医院作为实验场所的重要性日增（参见第八章）；在德语国家，大学则成为实验室医学

(laboratory medicine)成长的关键(详见下文)。到了20世纪初,医院和大学成为医学研究最主要的场所。虽然把医院和大学实验室视为20世纪医学科学的唯一空间是错误的,但强调它们是具有正当性的研究地点则确保了医学科学场所受到严格的界定。结果其他形式的科学,像是"梅斯梅尔术"这样的民众科学及业余人士所从事的科学都被边缘化。

实验场所或实验室的空间不仅仅是被动的地点;它们是进行观察和展示新发现的空间,同样影响了知识的生产与传播。正如本书第八章的讨论所指出的,医院是个多面向的机构,而非只是医学科学的舞台。专业与非专业关切的相互竞争、内部的紧张关系、病人的需求与财务状况,影响了这些地点的科学。从德国与英国大学扩张的不同模式中可以清楚地看出,这些机构是如何影响医学科学与学科的形成的。德国对大学的投资促进了实验医学科学的成长,这成为19世纪晚期疾病研究的特色;英国在1890年之前的医学研究只能在剑桥大学这种医学只占边缘位置的大学,或者是曼彻斯特这类医学校和大学有强烈联系的地方扎根。

这些研究场所并不封闭。咖啡屋、博物馆和解剖教室都是尤尔根·哈贝马斯(Jurgen Habermas)所谓的公共领域,是人们可以聚会、进行自由讨论并找出问题的场域。它们是知识的场所和文化交换的地点。17世纪强调透过知识的公开展示以确认其有效性,这样的观念鼓励医疗人员游历其他地方,观察他人的研究工作。小册子和专著出版的增加,使得在远处的人也能进行观察活动。医院、大学以及科学与医学的学会,在18世纪创造出展示知识并加以确认的新空间。学生、临床医生和研究者前往外国大学的实验室学习新的做法,并将它们带回国内。例如,俄国的医生先是和狂犬病患者一起前往巴黎,学习巴斯德的治疗方法,而后留在那里学习微生物学。在 20 世纪 20 年代,国际研究网络成为大多数研究机构和商业研究室的特征;到了 20 世纪下半叶,已罕有孤立的研究机构或研究人员。

科学史学者认为,复杂的社会关系以及研究人员与(科学内外的)不同社群建立联系的能力,影响了科学的具体情况与成功程度。大学的成长不只影响了新的实验空间,也造就了专业的研究人员。19 世纪晚期开始出现全职的学院工作,向许多医疗人员提供了发展与巩固其学科的机会,英国地方医学校的病理学就是显著的例子。这些医疗人员得到熟练的技术人员与学生的协助,其所创造的环境则有助于研究学派的发展。这样的机构与专业结构在 20 世纪时越来越多地与可辨认的研究学科联系在了一起。在此同时,互惠互利与人际网络则影响了理念的传播。学会、期刊和学术会议不只传播研究成果,也有助于学科的形成。例如,德国的《细菌学与免疫学》(*Zeitschrift für Bakteriologie und Immunologie*)这类专业期刊的出版、密集的人际接触网络以及国际会议,皆有助于 19 世纪细菌学的形成。20 世纪日益复杂之出版工业的成长,提供了理念传播的机制,也使得忙碌或隔绝的医生能够接收新知识。

技术对医学科学的影响亦不可忽视。史蒂文·夏平(Steven Shapin)和西蒙·谢弗(Simon Schaffer)在他们开创性的著作《利维坦与空气泵》(*Leviathan and the Air-Pump*, 1985)中指出,17 世纪关于空气性质的辩论有赖于能否取得空气泵以及是否具有操作空气泵的实用技能。就像科学一样,医学是种实践活动,而不同的科技会影响研究的形式并带来新的学科。16 世纪的临床温度计有助于研究新陈代谢,17 世纪的显微镜则揭露出新的人类解剖结构。19 世纪显微镜的改良有助于实验室研究的发展,20 世纪的电子显微镜则促进了分子生物学、生物化学、遗传学与病毒学的发展。到了 20 世纪 60 年代，一系列的医疗学科围绕着科技需求与相关的机构空间建立起来。然而，光是发展新的科技是不够的。例如，朱利叶斯·科恩海姆(Julius Cohnheim)在 19 世纪中叶对发炎的研究，所靠的不只是新的技术或仪器，也有赖于鲁道夫·菲尔绍(Rudolf Virchow)在柏林病理学研究中所孕育出来的制度结构。新的方法与新的观察方式必须制度化并加以传授；这点可以解释为何在 19 与 20 世纪的医学科学、研究与学科形成中，医学校和大学至关重要。

在探讨这些背景时，不应过度强调变化的步调或忽略常规的工作。延续性一直存在。17 世纪自然哲学的经验论和机械论潮流，并没有马上取代旧的理解身体的方式。既有的观念经常在新的架构下被改造，例如"种子与土壤"的类比历久不衰，在 19 世纪仍被用来解释传染疾病，就清楚显示了这点。当时的医疗人员，不见得像后来的历史学者那样热情地看待新的发展。科学医疗的推动者，像是 19 世纪中叶英国的生理学研究者，起初受到了各方的攻击。新的发现、新的技术、新的做法或新的模型引起激烈的辩论与抗拒，例如，16 世纪与 17 世纪欧洲的大学抗拒解剖学或数学的发现。医学科学和研究发展也没有单一或一致的年表。法国和德国被认为是培养科学的国家，法国从 18 世纪末到 19 世纪 30 年代是如此，而德国则是从 19 世纪 40 年代开始。其他国家并没有以同样的方式来支持科学。西班牙的政治社会结构限制了科学研究和所能探讨的问题。在英国，科学是种绅士活动的观念极具影响力，因而直到 19 世纪晚期对医学科学的制度性支持仍旧有限。简单的编年方式是不适用的，因为医疗和科学的关系并不单纯。假若不过度重视 19 世纪，而以一个较长的时程来看待科学在医疗中担任的角色,则会发现科学的内容有所变化;正如这一节所指出的,它受到各种机构环境和脉络所影响。在此同时,它还扮演了政治、经济或社会的角色。下一节将会指出,医学科学也被用来达成进一步的专业目标。

科学与地位

科学在医疗中不仅有实用的价值,对于医疗人员宣称自己的专业技能也有修辞上的重要性。虽然这有时会创造出基础科学与应用科学之别的表象,但在实践上,这样的区分并不必然存在。然而,科学提供了很有灵活性的象征资源与文化资源。20 世纪 80 年代的研究指出了医生是如何以不同方式来利用科学的。美国历史学者杰拉德·盖森(Gerald Geison)认为,19 世纪晚期的临床医生对科学是否具有实用价值抱持怀疑态度,但他们仍旧支持具有意识形态价值的实验室并且会利用科学来伸张自己的文化权威。修特(Shortt)支持这样的观点,他宣称医生利用科学的修辞来提高自身的地位(参见本章"扩展阅读")。不过也有人提出相反的论点,例如,克里斯多夫·劳伦斯对英国精英医生的科学态度做了具有说服力的检视。然而,医疗人员使用科学的语言来取得权威,这样的观念不仅限于 19 世纪。近现代的科学网络结合了商业化、印刷文化以及日渐成长的公共领域,让中间阶层和绅士有机会来界定并伸张他们的身份与权威。伦敦的皇家学会(Royal Society)等学术与科学社团陆续成立,既向崭露头角的专业人员(神职人员、律师和医生)提供了进行文雅讨论的场合,同时也赋予了其会员身份和权威。这类学会建立的网络赋予了新知识正当性,也向社会资本提供了成员身份(参见第九章)。法国的沙龙也有类似的功能。

科学在 19 世纪变成了有力的说服工具，并且在通俗文化中取得关键作用。针对此一形势，医生们日益强调他们身为医学专家与科学工作者的角色，以此来施展其权威。他们达成此一目的的方法之一是参与地方与全国性的科学文化，并且使用一系列的修辞策略来宣称其专业技能，取得文化正当性并免于非专业人士的干涉。由于科学越来越被认为是现代性的力量，所以，医疗人员毫不犹豫地将科学的文化与修辞整合进了其专业身份（参见第九章）。这种修辞支持了医生们的主张，即医学越来越超出世俗的理解，并且将医学与经验主义区分开来，界定了正当的医疗知识。医学专业的可信度由于成功地与实验室医学联系起来而进一步增加了（参见下文）。

然而，对于不同时代、不同的医疗人员团体而言，科学有不同的意义。当不同的医疗人员团体在竞逐地位时，会使用科学的观念来支持其身份与知识的主张：例如，18 世纪的外科医生主张解剖学与亨特的外科传统（Hunterian tradition of surgery）之价值，这是为了让外科远离手工业的联想，而呈现为一种有学问的专业（参见第七章）。不只是正规医疗人员利用科学来提升他们的地位，另类医疗人员同样利用科学来维持他们对权威的竞逐。例如，顺势疗法的创建者德国医生塞缪尔·哈恩曼（Samuel Hahnemann）同样借助 18 世纪强调观察与实验的医学思想来使他的理念正当化。新形态的科学知识影响了另类医疗体系，而当时的人并不认为另类医疗是反科学的。例如，法国的水疗和水文学家借由在医学系设立水文学教职与创建新的研究机构，建立起一套科学文献体系，以此来说服其他医疗人员接受他们的正统性。物理科学的发展，比如放射性的观念被 20 世纪的自然疗法用来支持其人体放射的观念。

　　这套医学科学的语言并不仅限于医疗人员。19世纪的激进派利用骨相学来批判社会结构,而细菌和病毒的语言也很快在医学以外的领域流行开来。即便科学发展和社会观点并无直接关系,例如优生学就揭露了这点,但是19世纪晚期日益热衷于用科学来提供改良与管理社会的办法,科学也就成为强有力的资源(参见第十二章)。科学被用来挑战旧的社会模式,也被整合到现代性与社会改革的语言中。非专业人士团体同样使用科学来推动其目标。例如,20世纪南威尔士的矿工就使用科学证据和专家证人来进行复杂的申诉,以求取得尘肺症患者的补偿金。到了20世纪晚期,各类不同团体把基因当成身份的本质,并以此来解释社会差异。

　　上述说法有其问题。它预设(不管如何界定的)大众一致接受科学及其赋予的权威。正如第九章所指出的,在过去有许多人仍对医疗人员的权威存疑。虽然对科学的批判对一般民众有何影响仍不清楚,但在18世纪与19世纪,公众对医学科学是有所怀疑的。受到当时对于解剖学、活体解剖与实验的关切所影响,玛丽·雪莱(Mary Shelley)的《科学怪人》(*Frankenstein*,1818)或是H. G. 威尔斯(H. G. Wells)的《莫洛医生岛》(*The Island of Dr Moreau*,1896)等哥特式作品描绘出了医学科学的黑暗。这种煽情与恐惧并不仅限于小说,有几个社会运动都表达出人们对医学科学的反对,像是19世纪英国反对疫苗接种的抗议。生理学研究和人体实验的案例同样引起大众与专业人员的谴责。此一伦理面向明显见诸19世纪关于活体解剖的辩论。人们认为生理学家对动物进行痛苦的折磨,进而引发对于残酷与不道德行为的恐惧。欧陆的保护动物运动,以及稍后达尔文关于演化的研究,都强调人和动物之间的联系,都对此提供了支持。反对活体解剖的运动者将生理学和实验室看成可疑且具争议性的实验方法。例如,英国在1876年就立法规范动物实验,而在俄国和法国等其他国家,反活体解剖运动者对科学进步提出了质疑。夏平在《真理社会史》(*A Social History of Truth*,1996)一书中宣称,科学若无法取得相当程度的信任就难以存在,而尽管科学的文化权威日渐增高,但这样的信任也无法得到保证。医疗人员有时对科学的好处和优点抱持模棱两可的态度(参见下文)。反疫苗接种和反活体解剖运动显示,大众也是如此。医院医学和实验室医学都受到挑战,特定理论(反疫苗接种)或是与实验室医学有关的特定做法(反活体解剖)的价值都会受到质疑。

完全聚焦于医学科学对医疗人员所具有的修辞价值是不明智的。认定科学的理念比事实更重要,就会低估医学科学对医学知识与临床实践的影响程度。以下将会说明,科学要在医学中蓬勃发展就必须实用。解剖研究在16世纪与17世纪制度化,不只是因为它们提供了理解上帝作品的方法,也因为它们有助于理解病理过程(参见第六章)。19世纪的病理学学者认为,其专业领域是临床和实验室的桥梁,并且利用他们的诊断工作来确保其价值和地位。20世纪20年代的生物化学和血液学同样架构在其对于诊断与病人治疗的贡献上,简单检测方法的引进进一步增加了它们的实用性。诊断仪器成为科学医疗的标志,它也具有实用价值;而实际应用于临床的实验室发现则被赞誉为重大突破。

因此,科学具有几个功能:它向正规医疗人员提供实用的工具,以及维护自身文化权威与专业权威的手段。思考医学科学的修辞价值及其对诊断和临床医疗的作用,就能理解科学在医疗和医学专业中所担任的多种角色,以及科学是如何遭到挑战的。下一节在检视"实验室革命"时将探讨部分上述议题,以及19世纪与20世纪实验室医学的发展。

实验室革命

正如巴黎"临床医学的诞生"被联系到医院医学的胜利以及现代医学的肇始上（参见第六章），科学医学也被等同于 19 世纪晚期和 20 世纪前 20 年实验室与科技逐渐取得主导地位。历史学者认为，实验室医学同时代表了新的知识与实用的诊断工作，通过发展新的疗法和介入方法会提高平均寿命，因而有助于医学地位的提高。法国是医院医学的中心，而实验室医学则和德语系国家的大学与研究学校的发展有关。实验室医学主张化约论观点，将疾病定位在细胞或生化的层次；它要求新的空间、技能与方法论，改变了有关疾病的解释、进行研究的方法以及培训医生的方式。

历史学者认为在 19 世纪后期的欧洲，实验室取代了医院病房与临床而成为主要的研究场所，并指出医学权威的所在地也随之转移。即便有研究显示这个过程是如何遭到抗拒的，但历史学者对于实验室作为一个生产科学知识的空间，以及新的学科机构与文化是如何围绕着它出现的，仍旧非常感兴趣。一般倾向于认为后果之一是医学科学与临床医疗的二分，要到 1945 年后随着生物医学的出现才逆转了此一后果。然而，实验室不是单一不变的机构，它在诊断与实验的场所以及医院和公共卫生机构之间，建立起重要的联系。实验室医学涵盖不少学科，从生理学与细菌学到生物化学与遗传学，因此难以概括而论。关于实验室对临床医疗的冲击，虽然历史学者现在持比较正面的看法，然而，实验室是怎么影响医学的呢？

早在 16 世纪与 17 世纪，实验室就被应用于医学。腓力二世

(Philip Ⅱ)治下的西班牙,在 1564 年到 1602 年之间就设置了蒸馏实验室来进行帕拉塞尔苏斯式操作(Paracelsian practices)。德国药剂师则在 18 世纪利用实验室来进行研究。这样的实验室具有实用目的,然而 18 世纪的医学科学还是牢牢地根植于床边研究、解剖室与疾病分类学。虽然巴黎的临床学派和实验室有关联,但19 世纪早期是临床科学及对身体结构的兴趣在主导医学的发展。然而,随着显微镜的改良和组织学的发展,注意力开始从器官转移到细胞,代表性范例是德国病理学家菲尔绍在 19 世纪 50 年代与60 年代的细胞病理学研究。菲尔绍揭露出新的组织构造,鼓励对组织病理学和细胞病理学的研究,并且推广适于在实验室使用的新的分析技术。化学也展现出潜力,特别是和尤斯图斯·冯·李比希(Justus von Liebig)在吉森(Giessen)的化学研究所相关的研究学派。李比希强调在实验室进行实验、精确测量与分析,提出了一套有关化学研究与医学研究的完整方法。英国医生理查·布莱特(Richard Bright)于 19 世纪 20 年代对肾脏疾病进行研究之后,引进了分析尿液的化学检测法。即使这些成果提出了化学分析研究的实际焦点,但历史学者还是认为以实验室为基础的医学研究方法是随着生理学的发展而出现的。

即便在 18 世纪已经有瑞士生物学家阿尔布雷特·冯·哈勒(Albrecht von Haller)与法国解剖学家泽维尔·比夏的研究,但要到 19 世纪中期生理学的焦点才超越消化与呼吸等身体功能而变成以实验室为基础、更为实验取向的学科。尽管临床医生(在法国则是兽医)主导了早期的生理学研究,但化学与物理学的进展也对生理学有所影响,并且生物学还结合了实验、仪器与唯物论。李比希的吉森学派和法国化学家安托万·拉瓦锡(Antoine Lavoisier)的相关理念被应用于检视身体功能所受到的影响。神经系统与代谢尤为引人注意；以德国生理学者埃米尔·杜布瓦-雷蒙（Emil du Bois-Reymond）与德国医生赫尔曼·冯·亥姆霍兹（Hermann von Helmholtz）的神经研究为代表，生理学者在实验室日益采用实验方法来观察、测量与记录身体的功能。在法国，受到比夏与弗朗索瓦·马让迪（François Magendie）的方法所鼓舞，动物活体解剖成为常规的实验步骤。早期的实验大多在狗、猫或老鼠身上进行，具有基础性质并把焦点放在特定器官的功能上。在理解基本功能之后，生理学者转向使用活体解剖、化学与实验室实验来决定其所涉及的物理化学过程。如此一来，他们建立起一套关于疾病的功能论观点。

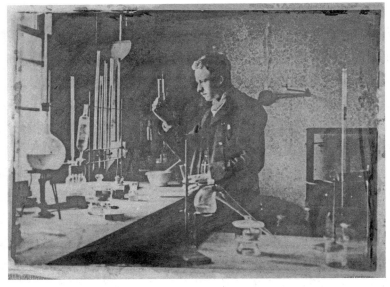

图 10.1　化学实验室的实验。
图像来源：Wellcome Library, London。

起先，这些实验室大多位于私人空间，例如德国生理学者杜布瓦-雷蒙在 19 世纪 40 年代是在他自己的公寓中工作。随着生理学的地位提高，这些实验室也得以体制化，小型的研究则被团队合作的实验所取代。虽然少有国家对生理学的投资能跟法国或德国相比，但欧洲各地在生理学实验室和临床议题之间都建立起密切的联系，生理学者急于展示其实验工作带来的临床益处，实验室教学也成为医学常规培训的特征。

生理学在 19 世纪中叶鼓舞了实验室的发展与制度化，然而为实验室科学树立新典范的是以法国化学家巴斯德及其德国对手科赫的研究成果为代表的疾病细菌学说。巴斯德在 19 世纪 60 年代与 70 年代辨识出数种疾病的微生物，而科赫在德国推进了辨识细菌的步骤，他建立起一套程序——科赫法则（Koch's postulates）——来证明特定疾病是如何由特定细菌所引起的。他们的研究开启了一个快速发现的时期，在此期间，人们辨识出引起主要传染病的生物，并发展出新的疗法。以 1886 年在巴黎开幕的巴斯德研究所为典范，新的研究机构陆续建立。十年之后，市政当局、大学与医学校都常备有进行诊断的细菌学实验室，并且生产血清与疫苗。

历史学者常称这些变化为"细菌学革命"（Bacteriological Revolution），在法国则称之为"巴斯德化"（Pasteurization），到了 20 世纪 90 年代又把这联系到"实验室革命"。这场革命并不仅限于细菌学这门学科的发展。若说细菌学展示了实验室知识对医学与公共卫生的价值，那么实验室革命则是一场透过发现那些引起主要传染病的微生物、发展新的制剂，以及将权威由病房转移到实验室而带来广泛变革的国际运动。细菌学说的提出成为这场革命的标志，被视为传统医学与现代科学医学之间的分水岭。此一过程的范例可见诸李斯特的抗菌法（参见第七章）、科赫法则以及新的疫苗接种。和生理学情况一样,促使实验室成为培训医生与提供临床用途的场所有助于将病菌学说(germ theory)与细菌学(bacteriology)整合起来。地方当局与医院都设立了新的诊断实验室。到了19世纪90年代,病人的痰、血与尿液都会接受常规检验。类似柏林的传染病研究所(1891)这样的大学研究所与实验机构设立起来,制药公司也设立自己的实验室。正如治疗白喉之抗毒血清的发展(1894),以及治疗性病的洒尔佛散的生产所显示的(1908),研究带来了新的诊断与治疗技术,早期的实验室研究会让人联想到危险传染病的治疗。实验室的力量是如此强大,以至于新兴学科都试图利用实验室来取得正当性。

20世纪的前30年出现大规模将实验室引进医学机构和商业机构的努力,医学研究的预算也出现史无前例的增长。随着洒尔佛散的成功,实验室医学开始追寻更多的"灵丹妙药"(magic bullets),允诺更多有重大进展的希望。这反映在第一次世界大战(1914—1918)时疫苗的发展,以及1928年发现青霉素中。20世纪20年代与30年代的内分泌学研究与生物化学研究,辨识出胰岛素等可用于治疗(例如糖尿病)的荷尔蒙,对代谢、消化与营养不良疾病的研究,则揭露出维他命的作用。即使癌症等病症的临床实验还有待开拓,但1919年之后新的研究机构和大学部门陆续建立,培植起以德国大学以及巴尔的摩的约翰斯·霍普金斯大学(Johns Hopkins University)为模型的学院医学文化。公共卫生工作加强了和地方当局以及制药工业之间的联系。20世纪20年代与30年代引进的新技术使得血清、免疫学与实验室分析变得更为容易。对于代谢概念的日益重视使得血液检验成为许多疾病诊断与治疗的关键。随着临床生物化学对病人的处理变得重要,专门的实验室设施成为必需。对研究机构的投资增加与聘任专职科学家使得常规检验和研究之间出现了微妙的区别。

医学的实验室革命有赖于实验室研究对当地背景的实际作用，以及人们对其好处的认知。像是生理学等这样较少直接带来临床好处的学科，其从业者会更为谨慎。细菌学者和病理学者热切地想要展示他们的实验室工作对临床的重要性，这使得临床案例更加成为研究的焦点。例如科赫法则的提出就是要回答临床的问题。在19世纪90年代，细菌学开始修正临床与诊断的实践，而实验室工作往往担任服务性的角色。医院临床医生、地方医疗人员以及公共卫生机构所提供的病理学样本或细菌学样本，由实验室代为进行常规检验，实验室也具有生产抗毒血清和疫苗的实际用途。如何使用实验室取决于当地的背景，这也使得实验室和临床的关系很少是静态的。不同类型的观察会结合在一起：临床观察与实验室观察常一同用来解释特定的研究案例，因而有助于发展新知识。这些不同类型的工作往往没有清楚的区分。临床案例和常规检验经常成为研究与推进科学知识的基础。站在最前线的是临床科学家（clinician-scientist），他们将临床上对医疗和实验的控制与实验室科学相结合。

上述评估会指向实验室医学的胜利。历史学者大体同意医疗与医院的实践以及医生的培训方式到了20世纪30年代是以学院医学和实验室为组织重心的，然而，关于这场革命以及临床与实验室之关系性质的旧有看法受到了挑战。修正主义者让历史学者更为敏锐地注意到："就病因解释而言，病菌学说的兴起并不是医界更加尊重实验室的直接指标。"[1]过去认为病菌学说是一套内容明

---

[1] John Harley Warner, "Introduction to Special Issue on Rethinking the Reception of Germ Theory of Disease", *Journal of the History of Medicine and Allied Sciences* 52(1997), pp. 7-16.

确的实体,此种看法经不起检视。病菌学说的意义随着时间而改变,接受它也不意味着实验室医学告捷。因此,历史学者提出新的编年记事,检视法国、德国与英国等不同的民族文化是如何带来不同的细菌学的。接受病菌学说也不意味着突然从整体论转为化约论。偏好"种子与土壤"这类隐喻的既有疾病观仍持续存在。与其说这是一场细菌学革命或实验室革命,毋宁说这是一场步调不一的变迁,医疗与预防做法的改变缓慢地实现,旧观念持续存在,而实验室的权威则遭到质疑。

在实验室与临床之间也存在着紧张关系。这反映了不同专业之间的冲突,以及人们对于某些类型的实验室研究或学科感到不安。虽然对实验室医学的态度不一,但有些医生担心,细菌学和实验室会使得医学远离临床实践。正如劳伦斯在他的文章《不可共量的知识》(Incommunicable Knowledge)中指出的,那种认为医学是种直觉式临床艺术的观点,在 20 世纪二三十年代的英国精英医生群当中仍旧有说服力。他们担心实验室方法会篡夺临床技艺的地位,并贬低床边研究的价值(参见本章"扩展阅读")。这种不安也不局限于英国,在两次世界大战之间的德国,有相当多的医生强调整体论与直觉式的医学研究方法,这和实验室医学格格不入。虽然这样的抗拒随着更多的医疗人员接受实验室方法的培训而逐渐减少,但许多医生仍相当小心谨慎。对实验室研究至为重要的动物实验引发了伦理问题,这些医生则企图与此保持距离。将新的医疗做法与科学观念引进古老机构的尝试同样遭到抗拒。大学和医学院几乎都会雇用本校的毕业生,因而会有"近亲繁殖"的问题。这会强化既有的做法,也使得这些机构不见得都愿意投资昂贵的实验室或研究活动。在最极端的状况下,此种对抗会鼓励另类医疗系统的发展,如强调自然的疗愈力(自然疗法)或是强调个人治疗（梅斯梅尔术）。

正如上一节所指出的，必须检视实验室和实验知识的实际运用，以此来平衡看待实验室医学的英雄故事。理解疾病与分类疾病的新模式得到广泛讨论，并逐渐被采用，通过医学教育的努力，实验室将制度化。然而，医疗的变迁有赖于许多因素，而非仅限于细菌学或实验室。以临床病理学研究方法与个人主义为基础的价值观仍旧非常强大，临床上的实践仍持续产生新的知识。病理解剖学的研究方法一直具有优势用途。起初，人们并不清楚学习新而困难的诊断检验方法或知识所能带来的效益，因而必须先发展出新的分析血液、尿液与其他体液的简易方法，才会在临床上实践。透过实践来进行的临床研究与创新在外科等领域仍旧重要，1909 年的诺贝尔医学奖颁给了德裔外科医生特奥多尔·科赫尔[①]，以表彰其在甲状腺方面的研究，由此就可清楚看到这点。医界也不是毫不批判地就接受了实验室医学或知识。某些和实验室以及制药研究有关的新制剂，如白喉抗毒血清与胰岛素广受欢迎；其他的疗法，如 20 世纪 20 年代使用动物腺体与器官的萃取物来治疗疾病的器官疗法（organotherapy）则仍旧充满争议。实验室知识的发展传播缓慢，要传达给不在医学院或大学工作的医疗人员时尤为如此。代沟持续存在，不是所有的医疗人员都支持科学与实验室的发展。到了 20 世纪 20 年代，实验室成为一种资源，但接受此一资源的方式却不一致，应用的方式并不完全吻合研究论文或实验室工作者的指示。因此，与其说这是场实验室革命，毋宁说是一个渐进的过程。

---

① 特奥多尔·科赫尔（Theodor Kocher，1841—1917），瑞士伯尔尼大学外科教授，其学术研究范围包括广泛的外科课题，皆与临床实际遇到的问题有关。——译者注

生物医学科学与研究：1945—2000

在 1945 年之后，医学研究渗透到医疗实践的各个方面，实验室研究和临床医学变得密不可分。正如前一节所指出的，如果说实验室和临床医学这样的关系是在 20 世纪初期所造就的，那么生物医学或是临床和以实验室为基础之活动的大规模融合就成了 1945 年之后的特征。第二次世界大战期间（1939—1945），青霉素生产等研究计划的成功，鼓舞了支持对生物医学研究和学院医学进行投资的氛围。随着研究人员、大学与医学校实验室以及研究机构数量的增加，发展出常被称为"大科学"（big science）的大型研究计划。美国的生物医学模式在此方面具有强大的影响力。1945 年之后，医学研究达到跨大西洋的层次，美国生物医学为欧洲的研究提供了参考与资源。癌症研究与遗传研究不只是大型生物医学与发展跨大西洋研究计划的理想范例，同时也表明专业人员与大众把疾病研究、实验室医学以及治疗的希望都联系在了一起。

战后欧洲医学的驱动力来自生物学与生物医学研究的快速扩张，以及冷战的政治与文化氛围。以跨机构合作为基础的科学实践模式日益界定了研究的方式，而且推动了新的研究文化。在 1939 年之前成立的机构经历了一段扩充时期，而政府、慈善机构与制药工厂也建立起新的研究机构。法国偏好支持政府的研究机构，像是国家科学研究中心（Centre National de la Recherche Scientifique）；英国的医学研究委员会（MRC）则采用分散化的计划，设立了 109 个研究单位，不过以医学校为基础的研究传统仍旧获得了支持。基础与临床的研究领域划分变得越来越鲜明，而既有的学科位阶则因研究经费的赞助方式而延续下来。新的专科进一步发展，像是心血管疾病或艾滋病等新兴健康问题吸引了很多的投资与努力。

癌症研究是此过程中的一个绝佳研究案例。它得到的可观投资不只来自国家，也来自慈善机构、制药公司以及烟草工业。它成为某些学科与生物医学科学发展的焦点。研究投资的规模是如此之大，以至于欧洲在20世纪60年代必须发展出合作的伙伴关系，因为其所需进行的工作已超出个别国家的能力。然而，尽管欧洲对研究机构和癌症研究做出这么大的投资，却还跟不上美国围绕着癌症研究而发展出来的生物医学综合设施。

医学研究在第二次世界大战后的前20年带来了一系列的进展，人们对医学将有能力治疗许多疾病的信心因而增长，不过在20世纪70年代人们对此开始产生怀疑。与此相应的是人们对科学与技术的应用带来了进步与改良的信心。尽管人们试图通过《纽伦堡公约》(Nuremberg Code, 1947)来区分正当研究和纳粹科学，但伦理关切不见得都能成为一个议题。要到20世纪60年代沙利度胺的悲剧之后，相关规范才加强，在此之前对于实验的管制相当松散，只有很少的规范，这导致一些做法在日后遭到谴责。青霉素以及用链霉素(streptomycin)治疗肺结核的戏剧性成功，不只带来乐观主义情绪，也改变了治疗的模式，例如许多结核病疗养院在20世纪50年代都关门了。这也刺激了对化学治疗药剂的大规模投资。进一步了解疾病机制的需求，鼓舞了对于抗体、酶、荷尔蒙与基因的研究工作。例如荷尔蒙的研究导致助孕药物及避孕药在20世纪60年代的快速引进。病毒学，特别是活毒疫苗与死毒疫苗(live and inactivated)的研究，为医学科学与实验室科学能带来的临床效益与预防好处提供了更进一步的范例。沃森(Watson)与克里克(Crick)在20世纪50年代早期在剑桥进行的DNA结构研究，预示了遗传疾病和基因治疗研究会有更多突破。

在 20 世纪下半叶，新的工具和仪器不只影响了知识，同时也创造出新的学科，像是分子生物学、遗传学和病毒学。我们不该低估机构文化和专业文化，但实验室的日益自动化使它在诊断与疾病监控上的重要性愈益增加。许多在 20 世纪 20 年代和 30 年代发展出来的检验方法变得标准化与自动化。随着 1946 年使用链霉素来治疗结核病的试验而首度发展出来的随机对照试验（randomized controlled trial，RCT），以及应用流行病学方法来研究临床状况，临床研究大为拓展。虽然随机对照试验的使用由于违背了临床医生的自主性而遭到一些反对，但它仍成为黄金标准且对癌症研究特别具有影响力。随着生物医学研究与新的测量技术的发展，临床医生检验疾病过程的能力不断扩展，随机对照试验提供了一个组织研究和评估治疗的有效工具。酶和荷尔蒙的检验等复杂的生物化学检验也出现了。索尔·伯森（Sol Berson）和罗萨琳·耶洛（Rosalyn Yalow）在 20 世纪 70 年代于纽约首度开发出放射免疫分析法（Radioimmunoassay），这种方法能够测量血液中微量的荷尔蒙。血液与尿液的生化检测成为医院工作与一般医疗所不可或缺的。

在支持科学动员的冷战氛围下，欧洲国家的研究投资增加，而制药工业更是在医疗研究中扮演重要的角色。战时青霉素的发展，有赖于英美政府和制药公司共同的资金支持，相同的模式在 1945 年后重复应用在其他药物的发展上，像是抗病毒药剂干扰素（Interferon）的研究。刚开始许多学院人士认为和药厂合作是一种侵扰，但经费来源的现实需求使得此种关系变得越来越重要。然而，经费的取得有其代价，有些研究者开始失去对工作的控制。

有些评论者认为在 20 世纪 80 年代和 90 年代之后，医学创新的速度减缓了,20世纪晚期没有出现像20世纪50年代医疗遗传学那样的重大医学突破。听诊器和X光等旧科技仍在使用。1973年的石油危机带来了经济不景气,70年代中期研究经费开始减少。许多老的研究机构遭到裁并,或者被迫寻找外界经费来源。随着个别国家开始重新评估他们的医学研究计划,来自私人或慈善机构的收入,例如英国纳菲尔德基金会(Nuffield Foundation)和卫康信托(Wellcome Trust),或是来自制药公司的经费,对于大学和研究机构变得日益重要。财务上的限制激起了关于医学研究的价值与益处之辩论,以应用为目的或是针对癌症、心血管疾病等重大临床问题的研究计划受到鼓励而有所发展。

若以战后癌症的历史为例,新的解释模式和诊断工具指导了治疗干预,但其所带来的直接效应不太明显。例如,对癌症的研究虽然有些进展,但大量的投资并没有带来允诺性的治愈方法。这类医学研究的实用效益通常需要较长的时间才会出现,沃森和克里克的DNA研究便是如此。思考上述例子,就能对20世纪下半叶科学与医学的关系提出更为批判性的评估,尽管生物医学有其成功之处,但这样的关系并不必然会带来进步。

结　　论

本章指出,科学的意义以及科学在医学中担任的角色是随着时间而改变的。与其采用一套偏重19世纪与实验室革命的说法,本章更想要说明的是如何能够看到更长时程的纪事,以及不同形式的医学科学在过去是如何存在的。不论是科技决定论或是发明/发现,都无法确切地说明科学与医学的关系,而医学科学的地位和性质常和政治、神学、社会经济、机构或专业的背景密切相关。

本章检视了革命在医学科学中的作用与性质，探讨了变迁何以起伏不定，旧的观念如何能持续存在，而正如细菌学和实验室医学的历史所显示的，医学科学是有争议的。对正规医疗人员而言，医学科学同时具有实用和修辞的价值。即便在临床或公共卫生的领域，医学科学要能被接受通常得靠实际应用；科学还有其他的作用，因为医疗人员要使用科学的语言来支持其专家地位。然而，正如反疫苗接种与反活体解剖等运动的关怀所显示的，对于医学科学抱持模棱两可态度的不仅限于劳伦斯所描述的那些英国精英医生，当时的人对于进步自有其想法。

扩展阅读

- 关于科学以及科学在医学中的角色有着大量的文献，从对个别学科的研究到主题式的探讨。这里的"扩展阅读"只能触及最重要的议题与研究。对科学史感兴趣的读者，参见 Peter J. Bowler and Iwan R. Morus, *Making Modern Science* (Chicago, IL: University of Chicago Press, 2005)，这是本优秀的导论，其中包含关于生物学与医学的内容。

  Roy Porter, *The Greatest Benefit for Mankind: A Medical History of Humanity from Antiquity to the Present* (London: Harper Collins, 1997)一书对医学与科学进行了详细的概述。

  尚未过时的史学史回顾不多，不过 John Harley Warner, "The History of Science and the Sciences of Medicine", *Osiris* 10(1995), pp. 164–193 一书进行了清晰简要的评估。

  Ronald Doel and Thomas Söderqvist (eds), *The*

Historiography of Contemporary Science，*Technology*，*and Medicine*：*Writing Recent Science*（London：Routledge，2007）一书涉及 1945 年之后的时期。

- 关于科学革命有大量的研究文献，最好先从 Steven Shapin，*The Scientific Revolution*（Chicago，IL：University of Chicago Press，1996），以及 John Henry，*The Scientific Revolution and the Origins of Modern Science*（Basingstoke：Palgrave Macmillan，2008）入手。

- 关于实验室医学的概述不多，W. F. Bynum，*Science and the Practice of Medicine in the Nineteenth Century*（Cambridge：Cambridge University Press，1994）是对此一时期清晰的介绍。John Lesch，*Science and Medicine in France*：*The Emergence of Experimental Physiology*，*1790–1855*（Cambridge，MA：Harvard University Press，1984）、Gerald Geison，*Michael Foster and the Cambridge School of Physiology*（Princeton，NJ：Princeton University Press，1987），以及 Arleen M. Tuchman，*Science*，*Medicine and the State in Germany*：*The Case of Baden*，*1815–1871*（Oxford：Oxford University Press，1993），是对不同国家背景下的生理学与实验的研究。

  Robert Kohler，*From Medical Chemistry to Biochemistry*：*The Making of a Biomedical Discipline*（Cambridge：Cambridge University Press，1982）则探讨了生物化学。

- 关于病理学，可参见 Russell Maulitz，*Morbid Appearances*：*The Anatomy of Pathology in the Early Nineteenth*

Century（Cambridge：Cambridge University Press，1988）。

- 关于病菌学说的著作很多，Bruno Latour，*The Pasteurization of France tr. A. Sheridan and J. Law*（Cambridge，MA：Harvard University Press，1988）一书探讨并质疑了巴斯德对法国的冲击。

　　Michael Worboys，*Spreading Germs：Disease Theories and Medical Practice in Britain，1865 - 1900*（Cambridge：Cambridge University Press，2000）是关于病菌学说如何运用于实践的细致研究。

　　Stanley J. Reiser，*Medicine and the Reign of Technology*（Cambridge：Cambridge University Press，1982），以及 Stuart Blume，*Insight and Industry：On the Dynamics of Technological Change in Medicine*（Cambridge，MA：MIT Press，1992）对于科技变迁在医学中的角色提出了不同的观点。

　　Joel Howell，*Technology in the Hospital：Transforming Patient Care in the Early Twentieth Century*（Baltimore，MD：Johns Hopkins University Press，1995）检视了科技对医院的影响。

- 关于实验室在医学教育中的角色，可参见 Thomas N. Bonner，*Becoming a Physician：Medical Education in Britain，France，Germany，and the United States，1750 - 1945*（New York and Oxford：Oxford University Press，1995）。

　　Roger Cooter and John Pickstone（eds），*Medicine in the Twentieth Century*（London：Routledge，2000）一书中

的文章,以及 Chris Lawrence、Anne Hardy and Tilly Tansey 在 W. F. Bynum et al, *The Western Medical Tradition*, *1800 to 2000*(Cambridge：Cambridge University Press,2006)一书中所写的章节,这是关于20世纪医学的优秀介绍。

Nikolas Rose, *The Politics of Life Itself*(Princeton, NJ：Princeton University Press,2007)探讨了生物医学、主体性与权力。

Harry Marks, *The Progress of Experiment*(Cambridge：Cambridge University Press,1997)仍旧是对20世纪临床实验的最佳叙述。

A. H. Maehle and J. Geyer-Kordesch（eds）, *Historical and Philosophical Perspectives on Biomedical Ethics*(Aldershot：Ashgate,2002)收录的文章探讨了伦理面向。

- 关于科学社会学对20世纪医学的探讨,感兴趣的读者可参见 Harry Collins and Trevor Pinch, *Dr Golem*：*How to Think About Medicine*（Chicago, IL：University of Chicago Press,2005）。

关于科学社会学中此研究取向的介绍,参见 Sergio Sismondo, *An Introduction to Science and Technology Studies*(Oxford：Blackwell,2004)。

- 关于制药工业,可参见 John Swann, *Academic Scientists and the Pharmaceutical Industry*(Baltimore,MD：Johns Hopkins University Press,1988),或是 Miles Weatherall, *In Search of a Cure*：*A History of Pharmaceutical*

Discovery（Oxford：Oxford University Press，1990）。

Robert Budd，*The Uses of Life：A History of Biotechnology*（Cambridge：Cambridge University Press，1993），以及 Jean-Paul Gaudilliere and Ilana Löwy（eds），*The Invisible Industrialist：Manufacturer and the Construction of Scientific Knowledge*（Basing-chapter 10 stoke：Palgrave Macmillan，1999），检视了生物科技。

- 关于癌症研究的重要性，可参见 2007 年 *Bulletin of the History of Medicine* 的特刊。

- 关于医学科学所激起的反对，感兴趣的读者可以从 Nicolaas Rupke（ed.），*Vivisection in Historical Perspective*（London：Routledge，1987），以及 Nadja Durbach，*Bodily Matters：The Anti-Vaccination Movement in England，1853 - 1907*（Durham，NC：Duke University Press，2005）这两本书开始。

- 关于英国医生对实验室医学的态度，经典的作品是 Christopher Lawrence，"Incommunicable Knowledge：Science，Technology and the Clinical Art in Britain，1850 - 1914"，*Journal of Contemporary* 20（1985），pp. 503 - 520。

  Gerald Geison，"'Divided We Stand' Physiologists and Clinicians in the American Context"，in Morris Vogel and Charles Rosenberg（eds），*The Therapeutic Revolution：Essays in the Social History of American Medicine*（Philadelphia，PA：University of Pennsylvania Press，1979），pp. 67 - 90，以及 S. E. D. Shortt，

"Physicians, Science, and Status: Issues in the Professionalization of Anglo-American Medicine in the Nineteenth Century", *Medical History* 27(1983), pp. 51 - 68,其中对科学的含义有不同的探讨。

- 关于通俗科学有大量的研究文献,然而关于科学对通俗文化的影响,以及通俗文化对科学的影响,请参见 Colin Russell, *Science and Social Change*, *1770 - 1900* (Basingstoke: Palgrave Macmillan, 1983),以及 Bernard Lightman, *Victorian Popularizers of Science: Designing Nature for New Audiences* (Chicago, IL: University of Chicago Press, 2007)。

护　理

护理史常被形容为医学史的灰姑娘。早期的护理史大多是护理界领导人物所写,强调 19 世纪对于护理专业化的重要性,追溯护理是如何从早期的教育像是狄更斯的小说《马丁·朱述尔维特》(*Martin Chuzzlewit*,1843—1844)里所描述的喜剧人物莎拉·甘普(Sarah Gamp)那样的不良酗酒护士,转变为培训以南丁格尔为代表的良好又有效率的护士的。这种自吹自擂的研究取向提供的是没有问题意识的进步道德故事,强调 19 世纪中期对护士的丑化,以及改革之后的护士专业形象,其用意是要培养一种传统感和认同感。20 世纪 70 年代,女性史的发展起初对护理史影响不多,但 80 年代女性主义批判、医学社会史以及社会学研究开始影响有关护理的著作,进而挑战了专业权威的观念。历史学者重新检视护理史,开始强调发展一个新专业的困难,以及人们对护理态度的改变。研究焦点开始放在 19 世纪早期的护理姐妹会,认为这些姐妹会提供了护理改革的基础;对南丁格尔的贡献则进行了批判性地修正。研究显示改革是个复杂的过程,反映了更广泛的社会经济趋势,像是女性进入公共领域、宗教关怀、生活水平的提升以及临床医学的发展。随着修正主义者援引女性主义史,指出将女性的工作套用专业化的模型是不合适的,人们开始逐渐审视一般护士的经验,也重新评价护理培训的现实状况和护理在医院中的地位。研究揭露出服从与纪律等价值观对专业化的重要性,以及改革者利用社会所建构的女性刻板印象来创造工作认同并发起改革。然而,护理的意义为何以及该如何诠释此种护理,仍旧值得探讨。

到了20世纪90年代,护理史方面的历史学者展开革命,横扫这一研究领域。历史学者根据阶级、族群、文化、宗教等议题来检视差异,护士不再被视为单一均质的团体。以此修正主义史学为基础,本章探讨护理改革的决定因素以及南丁格尔的贡献,同时也用阶级和性别的问题来平衡专业化的概念,并探索改革成形的脉络,以及护士的经历。

护理、宗教与慈善:1500—1800

当历史学者在探讨公元1800年之前的历史时,他们经常碰到的问题是如何区分护理和非护理,因为当时大多数的护理工作是女性在相对非正式的基础上在家庭或社区中所提供的看护的延伸。这是因为女性在居家领域中有该扮演的角色和看护病人的责任。护理还进一步受到家庭责任与社区责任,以及基督徒有义务照顾穷人和病人的慈善责任所影响(参见第三章)。

近代早期的女性被认为该承担某些形式的医疗与护理工作,这是其家务技艺之一;然而,16世纪与17世纪的宗教修会开始在穷苦病人的护理上发挥显著的作用,使得女性可以走出家庭领域并参与非正式的护理安排。16世纪晚期起源于西班牙的圣乔瓦尼底迪奥修会(The San Giovanni di Dio)不只设立医院,同时为其他

机构提供护理照顾，而灵医会（Ministers to the Sick，又称为
Camillians）则将教牧工作与护理结合为到病人家中进行探访。法
国天主教的改革刺激了健康护理的结构变化，并且强调慈善及灵
性母职（spiritual mother-hood）的重要性。当医院管理者试着改善
医疗供给与以理性方式管理护理（参见第八章）时，他们转而向女
性护理修会寻求一系列的医疗服务。像是仁爱修女会、维尔纳夫
的圣托马斯修女会（Sisters of St Thomas of Villeneuve）以及仁爱
兄弟会这种护理修会的成立，为医院提供了重要人力。

　　仁爱修女会是由文森特·德·保罗（Vincent de Paul）与露易
丝·德·马里亚克（Louise de Marillac）在 1633 年所成立的，它
成了女性虔诚运动以及后来的护理组织的模范。德·保罗决心
克服反宗教改革所带来的压力，他认为仁爱修女会不只是灵性工
作者，同时也是透过护理服务为上帝奉献一生的干练女性；这挑
战了女性应该过着远离世俗之生活的观念。仁爱修女会的常规
培训包括照顾社区医院中的病人（生病的姐妹）、种植与使用草
药，以及进行小型外科手术。她们并不隶属于特定的机构，而是
和地方当局、教区或医疗机构签订合约。她们的工作有很强的福
音派（Evangelicalism）成分，仁爱修女会要将步入歧途的生病穷
人带回到上帝的怀抱。然而，她们非常重视专业责任。这使得她
们会在医院管理上和内科医生、外科医生以及有势力的赞助者发
生冲突；但在此同时，仁爱修女会也对医院的服务性质产生重大
影响。

　　英格兰的情况又不一样。亨利八世解散了修道院，使得病人
大多不再受宗教修会的照顾，而民众的抗议也让许多既有的医院
（特别是在伦敦）重建为世俗的机构。像是圣巴塞洛缪医院这样的
机构便雇用了一些护士。然而，大部分的护理工作是在医院之外

的场所进行的,由家庭或社区负责;这样的状况直到 19 世纪都是英国护理的特征。对伦敦教会法庭女性证词的研究显示,17 世纪晚期到 18 世纪初期在各种女性专职工作当中,护理仍是个很小的领域。负起护士责任的人,通常同时也被雇用为家中的仆人、清洁工或是洗衣工,或者她们本身就接受贫民救济,将提供护理服务同时当成一种"以工代赈"的发放式济贫的方式。[①] 这段期间医院所雇用的少数护士的功能,和家中的佣人差不多,其工作包括提供食物、更换床单和基本的清洁工作等。虽然有些女性因其护理技巧而赢得名望,但大多数的护理安排仍旧是非正式的、短期或兼职的,而且基本上通常只涉及不需技艺的手工劳动。

有种观点认为医疗专业化和以男性领导为中心的医疗行会在 18 世纪和 19 世纪排斥女性,迫使女性离开医疗领域而进入护理领域。此一深具影响力的观点提出,护理之所以成为一个独立的女性领域,是因为男性对治疗工作的控制增加了。18 世纪医院的成长确实促使护理在机构脉络中发展,进而导致在照顾和治疗之间出现明显的分工(参见第八章)。然而,许多 18 世纪的护士仍旧和家庭佣人差不多。护理工作有不良的性别形象:大多数的护士很少经过正规的教育或培训,并且在不良的环境下工作。此一护理模式要到 19 世纪才被打破,这时护理开始超越非正式的居家安排以及有限的机构供应而获得新的形式。弗洛伦斯·南丁格尔被视为此一护理改革的中心人物。

---

① 英国的旧《济贫法》规定两种救济穷人的方式:收容式济贫(indoor relief),即以收容所接济无家可归、贫苦无依的民众;发放式济贫(outdoor relief),即对仍有住所或有工作能力的贫穷民众发放救济金。此处所指的安排类似"以工代赈",收到救济金的贫穷女性必须从事护理工作以作为回报。——译者注

重新定位弗洛伦斯·南丁格尔

美国诗人朗费罗（Longfellow）曾形容弗洛伦斯·南丁格尔是"提灯女神"（Lady with a lamp），此一形象主导了一般人对护理史的认知。她的贡献已经融入了专业神话中，因而成为现代护理的标志。南丁格尔出生在一个富裕而有教养的家庭，她想要逃离其身家背景所带来的拘束，因此在普鲁士的凯撒斯韦特（Kaiserswerth）以及巴黎接受护理培训。南丁格尔在克里米亚战争（Crimean War，1853—1856）中取得标志性地位。她透过关系率领 38 名护士前往斯库台（Scutari）的英国军事基地。她在那里的努力，以及之后在南丁格尔基金会和圣托马斯护理学校（St Thomas's School of Nursing）的工作，被誉为一场护理革命。她透过大量的著作来传播其理念，特别是她那本深具影响力的《护理笔记——护理是什么与不是什么》（*Notes on Nursing — What It Is and What It Is Not*，1859）。通过南丁格尔基金会与护理学校的影响力，极具领袖魅力的南丁格尔很快就成了护理改革的中心人物。她透过南丁格尔基金会以及圣托马斯护理学校所进行的工作，象征着现代护理系统的胜利，创造出了一群有纪律并且经正规培训的护理者，将整洁卫生的观念带到了病房与病人护理中。

随着医学史学者开始疏远强调先锋角色的英雄叙事，围绕着南丁格尔的神话也开始受到质疑。英国作家里顿·斯特雷奇（Lytton Strachey）在《维多利亚时代名人传》（*Eminent Victorians*，1918）一书中就已经挑战了"提灯女神"这种过分煽情的公众形象，揭露出南丁格尔性情严苛的一面。护理史学者莫妮卡·巴利（Monica Baly）对南丁格尔的贡献提出了没那么尖刻但一样具有批

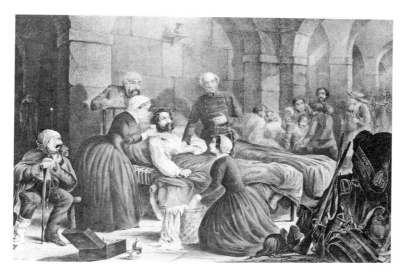

图 11.1　1855 年弗洛伦斯·南丁格尔和她的护士在斯库台的军医院照顾一位病人。托马斯·帕克(Thomas Packer)的石版画。
图像来源：Wellcome Library，London。

判性的评价。在《弗洛伦斯·南丁格尔与护理的传承》(*Florence Nightingale and Nursing Legacy*，1986)一书中，巴利挑战南丁格尔的神话，指出相较于对改造医院建筑与改革健康护理提供方式的兴趣，其实创建护理学校一直都不是南丁格尔主要的关怀。稍后的研究显示，南丁格尔在前往克里米亚之前对护理改革没有任何确切的计划，而设立南丁格尔基金会的想法和基金会对护理改革的投入，以及圣托马斯护理学校最初的发展规划，都来自他人的想法。南丁格尔既不温柔也非无私，此书所呈现的是一个复杂而有才干的女人、一个要求其权威必须受到尊重的强悍管理者。

　　相关研究不只质疑南丁格尔的性格，也包括对其成就的重新思考。虽然历史学者仍旧将护理之所以成为一种值得尊重的行业（这是专业化的关键元素）归功于南丁格尔，但她在克里米亚的工作被放在了时代背景中加以考察。例如，在南丁格尔之前就已经存在着军事护理系统，病房配备有男性的勤务兵，她的出现则在斯库台引起不一的反应。南丁格尔既不是个孤独的开创者，也并没有提出送女性护士到克里米亚远征的主意。南丁格尔是个优秀的自我宣传家，她把焦点放在她的工作上，进而遮盖了其他护士在克里米亚的贡献。其中最为重要的可能是出身牙买加的"女医生"玛丽·希克勒（Mary Seacole）。希克勒不像南丁格尔那样保持距离地监督护理活动，而是亲身在巴拉克拉瓦（Balaklava）的战场工作。南丁格尔不喜欢希克勒，也不赞成其敢作敢为的医疗策略以及她在护士征召中心（Nurses Enlistment Centre）的活动（实际上，此中心控制了克里米亚的护理活动）。虽然希克勒的努力在前线受到赞赏，但相对于南丁格尔来说，由于黑白混血的背景及较低的社会经济地位，希克勒被视为次要的人物。希克勒不是单一的例子：克里米亚大多数的女性护士都不受南丁格尔管辖。

我们与其把南丁格尔在克里米亚的活动当成关键的时刻，毋宁把护理的编年纪事往前推，检视 19 世纪上半叶的护理改革。在此一框架下，护理改革可以放在医院护理模式变迁、女性进入公共领域与 19 世纪初期的宗教复兴（religious revivals）等脉络中加以考察。早期的护理改革者以及护理姐妹会的开创性工作，是南丁格尔得以成功的关键。

姐妹会与护理改革：1800—1850

在 19 世纪初很难区别护理和女性的其他工作领域。护理不需要专门的培训或知识。虽然医院的护士被要求要有好品格，但她们大多是临时的，缺乏培训，且从事比较低级的工作。即使护士长主要也是当个管家而已。虽然护理工作在性质上主要是家务工作，但对护理的改良大多是在医院中进行的。这是为了努力创造一个更有秩序及更体面（或更道德）的环境，其做法则是提高工资、改善住宿以及制订最低标准。例如伦敦的盖伊医院（Guy's Hospital）就开除了抗命与酒醉的护士，还提高薪资，并且禁止护士从事刷洗地板等和仆人有关的工作，希望这样可以吸引较高阶层的女性从事护理工作。没有这些条件的话，就无法吸引和留住贤淑规矩的女性。

医生参与了这些改革过程，但由于传统记载偏重女性改革领导者的壮举，而经常忽略他们的重要作用。德国的柏林慈善医院（Berliner Charité hospital）在 1832 年由医生建立起为期六个月的护理培训课程，伦敦有些综合医院的医疗人员也以类似做法来改善护理质量。一些尽责的医生已经在他们的病房为护士和姐妹会成员提供某种程度的培训，然而医院及临床医学的改变还需要进行更深远的改革。医院的数量快速增加，对研究与教学有兴趣的医生涌进医院，再加上医院医疗的性质改变，使得传统的医院护理体系已经不再适用。医院成为医学教学的中心和医学声望的代表，这样的医学变革使得那些负责护理病患的人所承担的责任更为重大，而缺乏改革的护理则被视为治疗的障碍（参见第八章）。这不只导致需要更多的护士，而且护士也必须受到培训以符合医生的要求。

推动护理改革的因素不仅限于医疗需求和医院的关切，还包括其他的因素。推动护理改良是当代更广泛的劳动力改革，以及灌输品格与纪律的努力的一部分。在此同时，19 世纪初出现了一

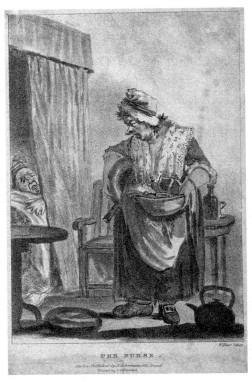

图 11.2 一位邋遢的护士和对她不满的病
人。这幅讽刺画描绘了 19 世纪初期对于护
理的观感及其负面联想。
图像来源：Wellcome Library，London。

系列宗教复兴和福音教派的发展。后者为正在崭露头角的中产阶
级提供了一套有用的伦理，即强调努力工作和慈善会使得个人从
苦难中脱离并改正道德行为。宗教提供了精神上和实际上的益
处，在既定的护理传统下，慈善事业为体面的女性提供了社会能够
接受的重要公共角色。宗教与慈善的角色在护理领域融合为一，

为中产阶级女性创造出一个理想的职业，以克服她们狭隘的社会经济角色。早期的护理改革者便借助了这些观念。他们认为护理是个适合庄重的单身女性所从事之职业，除此之外，她们就没有离开家庭去工作的机会了。在荷兰护理协会（Dutch Society for Sick Nursing）就可清楚看出这点，其创建者希望可以聘用庄重的（最好是中产阶级的）淑女来担任护士。

改革者借助当时的道德、勤奋、庄重与服从的观念，并且利用对女性特质的建构，强调母职与慈爱等女性道德价值（参见第四章）。护理改革的支持者宣称，中产阶级女性拥有这些品质且惯于使唤仆人，因此是担任护理督导的理想人选。他们提出一套关于医院护理的新观念，其内容包括志业、培训以及清楚的阶级位阶。这是个戏剧性的创新：它将医院塑造成一个介于修道院与制度化的中产阶级家庭之间的某种事物。

早期对受过培训之护士与受尊重之女性职业的需求，从护理姐妹会得到满足。虽然这些护理姐妹会采纳女性宗教修会的既有传统，但也引进了护士必须受医院系统培训的观念。在普鲁士的凯撒斯韦特［靠近杜塞尔多夫（Düsseldorf）］，路德派女执事会（Lutheran Order of the Deaconesses）深具影响力。特奥多尔·弗利德纳牧师（Pastor Theodor Fliedner）在 1836 年所建立的女执事协会（Deaconesses's Institute），不只振兴了此一传统教会组织，还创设了一所医院和一所护理培训学校。此学校的目标是要创设一个医院护士的姐妹会，其成员必须接受三年的培训以成为模范职业护士。凯撒斯韦特成为其他护理姐妹会的模范，包括法国的新教姐妹慈善会（French Établissement des Soeurs de Charité Protestantes）以及英国的圣约翰姐妹会堂（St John's House Sisterhood）。这些姐妹会的创建是要为体面的女性开创出一个具有正当性的工作领域,使其成员成为训练有素的护士长或者医院或居家护理的女性负责人。人们认为体面的女性拥有灵性与必要的社会品质,可以为穷人提供适当的护理照顾并指导通常是来自工人阶级的一般护士。这不只是要以体面的女性来取代酗酒的莎拉·甘普这类人的问题。姐妹会还强调医院培训,将护理和家务责任区别开来,以及由当时的体面概念发展而来的道德观。她们关心生病穷人的灵性救赎以及身体的舒适与治疗,成功地创造出了一种有效率、受尊重且品行端正的新型护士。医院聘请她们来服务。姐妹会透过一套以病房为基础的实习制度,培训出更多可以担任医院护士的女性,这成为 19 世纪护理培训的特征。

护理姐妹会的工作带有宗教价值,对于将护理重建为一个受尊重的专业,发挥了极为重要的作用。一般认为在 19 世纪四五十年代,仁慈的女性所具有的道德品质,加上姐妹会的志业与培训,创造出了得到广泛支持的护理模式。这些观念很符合中产阶级关于家庭女性特质与庄重的看法。在护理与理想的中产阶级生活之间建立起了联系:两者都被认为需要脾气很好、对病人充满爱心与同情、举止娴静、整洁并且热爱秩序与清洁的人。刚开始时,医疗知识并不重要。护理被认为是女性天生就适合的工作。这些观念的结合成为护理女性化以及中产阶级女性进入此一领域的关键。

姐妹会极为努力地改善病人护理和病房管理,但是她们无法进驻每一家医院,也不见得都受到欢迎。她们对医疗权威构成威胁,其宗教声望有时会引起敌意。大多数的护士还是来自劳工阶级,且没有受到培训,而医院大部分的护理工作仍旧是底层性质,和家庭仆役类似。但若过度强调护理粗鄙的性质,就会未加反省地接受早期护理改革者的说辞。对 19 世纪早期护理的观感,通常会因参考数据的来源不同而有所差异。对于英国《济贫法》护士的研究以及当时其他的证据都显示,不是所有的护士都像当时丑化讽刺的那般酗酒或不称职。许多人以干练而有效率的方式履行其责任,不过大多数的情况下,护理仍旧是个非正式的职业。护士能轻易地转换工作,因此流动率很高。要到1850年之后,护士才从临时工转变为一种职业。

护理专业化：1850——1914

护理在19世纪下半叶所发生的改变,和社会经济与政治变迁,以及医院护理模式的改变有着密切的关联。工业化和都市化导致健康不良与疾病增加,扰乱了家庭护理,因此要透过市场与机构来发展解决方案以应对各种社会需求。慈善模式的改变、宗教复兴与鼓励积极参与的观念,使得社会工作与护理工作是基督徒责任的信念受到强化(参见第三章)。公立医院与民间医院的发展带来更多需要护理与监督的病人,创造出更多对护士的需求。医院医学的性质也发生改变,转向新的支持性疗法与扩大外科,不过这些发展要到19世纪晚期才对护理有明显影响(参见第八章)。新的社会结构出现了。对中产阶级女性而言,在社会接受的性别规范下,护理提供了一个进入公共领域的渠道。在这些力量的交互影响之下,对训练有素的护士以及以护理作为体面女性职业的压力越来越大。把护理和家务工作区分开来并使之获得尊重,以及将护理培训与技能结合在一起的这两种趋势标志着许多护理史学者所认为的专业化的开始。

正如之前提到的,护理专业化的动力经常和南丁格尔的事业联系在一起。修正主义者不只将南丁格尔放在了一个更广泛的、独立于她之外而获得动力的改革运动当中,还认为专业化是一个更漫长且经常遭到抗拒的过程。以社会学的专业化模型来解释这些护理改革是不够的,而就专业化的性别性质而言,护理是一个充满矛盾的范例(参见第九章)。护理改革借助的是一套相互冲突的理念,它一方面强调传统的、社会建构的、关于护理的女性价值观,另一方面,又借助一套关于培训、道德、纪律与卫生的修辞。即便护理改革者所采用的专业化语言和医疗其他领域有相似处,比如为了保护大众必须排除未受培训的成员,也分享某些共同的策略,比如建立护理组织、专业期刊和国家管制。然而,护理的专业化同样受到性别、名望与家庭观念,以及专业内部与专业之间的紧张关系所影响。

19世纪上半叶认为,雇用训练有素的护士是提升医院病房内清洁和秩序的方法,1850年之后的主要关切则是对专业临床护士的需求。许多护理改革者的共同观点是护理水平无法令人满意。改革者将志业、培训与阶级价值观结合到护理姐妹会所体现的模式中,其所推广的观念是护理必须转变为由体面女性来从事的女性职业,这些女性一旦受过培训之后,就能将道德、卫生与效率推行到工人阶级护士与病人的身上。因此,改革者认为品格与阶级是根本要素,秩序、纪律与服从的观念是护理改革的中心。道德培训与技术培训彼此相关。这些重要的观念使得训练有素的护士有别于其他领域的女性。这也是对医院环境的一种实际反应,因为在人员不足且教育水平低下的情况下,必须要靠纪律来应付。

和19世纪初的情况一样,宗教组织、慈善组织以及医院担任着推动改革的中心角色。随着需要更高水平的病人护理的压力日益增加,医院管理者急需雇用最廉价、最有效率的护理劳动力。医生一直扮演影响改革的关键角色。例如在荷兰,护理改革是由阿姆斯特丹的医生所带头推动的,他们借助培训、教科书、护理组织与期刊来影响改革。医生要求要有训练有素但地位低于他们的护士，这是他们改革医院与病人护理的努力之一。然而，不是只有医生在推动改革。护理改革也有文化与政治目的。在法国，第三共和国时期（1870—1940）关于国家健康状况的辩论、反天主教会与性别政治都和护理改革有关。共和国对既有的护理组织施加压力，要求推动改革，而这些改革则和要求护理世俗化的压力密切相关。

到了19世纪中叶，对于一般护士的知识要求，已经不是在病房工作几个月就能取得的了，而是要透过以医院为基地的学校来进行培训。这成为专业化过程的主要内容。虽然许多护理学校设立的目的是要为医院提供廉价的护理劳动力与营收，但它们塑造出一种特定的护士类型、培训风格和工作条件，而这些都强化了专业认同。南丁格尔在其中扮演了重要的角色。在她的《护理笔记》中并且透过圣托马斯护理学校，南丁格尔勾勒出一个极具影响力的且训练有素的护士模范。受到护理姐妹会的活动与风气以及卫生、道德与受人尊重的女性工作等观念的影响，她将护理塑造为一种适合世俗女性从事的职业。南丁格尔的做法是宣示护理是女性领域的一部分，并且复制既有的阶级结构，让护理附属且服从于医学。南丁格尔的做法强化了护理、宗教职业和慈善之间的密切关联，此一相互结合的价值观强调必须毫不质疑地服从等级关系。南丁格尔的学校利用双层级系统：一种是接受两年培训的自费学生，一种则是出身较低、接受一年培训的实习生；其目的是分别培养护士长和护士。因此，南丁格尔的体系复制了中产阶级的家庭结构：淑女担任督导与护士长，掌管病房并管理护理工作，监督训练有素、领薪水的护士执行工作。南丁格尔进一步强调卫生的重要性，以此将护士和家务佣人区别开来，并且在医生与护士之间建立起严格的分工。对南丁格尔而言,护士是医生干练的助手,也是观察病人、照顾他们需求以及管理病房的女性。关怀与道德要比医学专业技能更重要。这个体系之所以成功,是因为它反映了对培训要求的期望以及以阶级为基础的阶层关系。另一个成功的原因则是南丁格尔的护士们所负起的责任,重现了当时认为女性具有关怀本性的观念。

在于 1860 年成立的圣托马斯护理学校里,其所带来的改变塑造了护理改革的性质。圣托马斯的主管对于护士生职责的看法,与南丁格尔不同。南丁格尔要他们成为道德领导者,而医院的董事则希望这些学生成为病房的职工。就人员与管理而言,最初建立起来的护理体系和圣托马斯既有的安排没太大差别。在这套制度下,实习生用劳力来换取实用的培训,学校成为医院廉价劳动力的来源,实习生都要被用到累垮了才行。因此一开始护士跟佣人的差别不大,而且只受到有限的培训:大多数时候,实习生在病房里都没有受到督导,受教育程度低。为了掩饰这些缺陷,南丁格尔特别强调护理的基督教动机和慈善性质,以及服从、牺牲与天职的观念。正如莫妮卡·贝巴所说:"所谓的南丁格尔体系是个大杂烩,基本上是她的基金会从圣托马斯医院榨取的内容——这并不怎么样。"[①]结果就是强化了护理是一种职业的观念,不过实际的培训还是反映出以病房为基础的培训和获得实用经验的模式。南丁格尔的愿景所强化的观念是关怀护理要比专业知识或学术培训更重要。

虽然圣托马斯的实际培训与其形象并不相符,但这所学校很

---

① Monica Baly, "Florence Nightingale and the Establishment of the First School at St Thomas's", in Vern Bullough et al (eds.), *Florence Nightingale and Her Era: A Collection of New Scholarship* (1990), pp. 8 – 13.

快就被视为提供咨询和指导的权威来源。圣托马斯学校以及南丁格尔的著作，提供了一套关于改革的语言与愿景，进而为纪律严明且专业的护士提供了一个强有力的模范，受到了广泛的仿效。这所学校和南丁格尔所强调的是，要由训练有素的护士长来控制护理安排，护士应该有合理的薪水，家务劳动应该由仆人来做。这些观点被视为医院护理的理想模型，挑战了过去以病房为基础的做法。圣托马斯所培训的护士进入其他机构，并传播南丁格尔式的纪律与效率概念，然而就制度层次的改革而言，涉入的人物、病房的状况以及医院的经济地位更具有影响力。其他医院也设立了类似的学校，但圣托马斯保持着其顶尖地位。来自其他国家的女性前往圣托马斯接受培训，欧洲其他国家的改革也借鉴英国的经验。例如，法国的护理改革就大量采用英国的观念，并且同样提出以医院护理学校、志业、卫生、阶层关系与秩序为基础的计划。随着护理学校带来了便宜的劳动力与收入，护士培训的时间逐渐加长。

即便不同国家关于护士培训的基本概念大同小异，但对于何谓训练有素的护士的看法仍有其差异。例如，法国的做法先是受到传统慈善观念的影响，认为照顾生病的穷人是天主教徒的职责之一，接下来又受到第三共和国世俗化政策的影响。德国强调的重点是病人护理的科学面向，而较不重视宗教面向。提供培训的方式也有差别，法国强调的是课堂教学，在英国则强调病房的实际经验。

并非所有的改革者都分享同样的观点。护理改革者经常抱持着互相矛盾的观点，而这反映了护士角色所具有的不确定性。对改革感兴趣的人，其价值观不见得和基层护士一样。淑女阶级的实习生想和工人阶级的同僚保持距离，以维持既有的阶级关系。这样的紧张关系在国内和国际都引发了冲突。例如在英国，新的专业组织与期刊的领导者就企图排除工人阶级女性,以提升由淑女实习生所担任之护理工作的地位。推动国家证照登记制度的运动也导致护理领袖进行了漫长的内斗。全国护理委员会(National Council of Nurses)与英国护理协会(British Nursing Association)为了证照制度的问题而关系紧张,这使得护理组织很难合作。世俗护理的支持者和宗教护理修会的捍卫者在巴黎斗争激烈。为了医院护士应该具有何种品质以及谁最适合担任医院护士等问题,在1880年到1908年之间发生了斗争;另一方面,基层护士则斗争着要改善工作环境。

护理史并不仅限于医院护理学校和机构护理的发展以及规范的建立,其内容是更为多样的。居家护理、乡村地区的护理,以及区域型的护理计划各有不同的轨迹,例如透过私人安排,或家庭和社区所建立的居家护理一直是社会各部门接受护理的重要渠道,而大多数受过培训的护士都从事私人护理工作。像是在综合医院出现较晚的荷兰,以医院为基础的培训系统也成型较慢。在那些家庭护理与社区护理仍保持着重要性的国家,经常在既有的济贫与慈善结构中发展居家护理。居家护理以及公立医院的护理常同时并存,由此产生出两种护理体系,但就如同其他的护理领域一样,它们都让相关女性有机会取得领导地位、权威和权力。

尽管有这些多样的叙述,但护理确实有所改善。到了19世纪结束时,护士必须受过培训的观念已经牢牢地建立起来了。护理改革产生了便宜、有纪律又有效率的劳动力,强调道德培训、秩序与卫生,并将病人护理视为主要的关怀。改革者让护理和医院产生更密切的关系,推动产生了一套适合医院医学的特定类型的护理、技能和规范。在此同时,社会在某种程度上接受了护理是女性所从事的受人尊重的职业。19世纪晚期护士的社会背景显示,护理为中产阶级（常常是处于社会底层）的女性提供了工作与独立的机会。大多数受过培训的护士工作勤奋，但经常过劳。不过，从事护理工作者确实有所收获。经过两年（通常是三年）的辛苦工作，她们所得到的是一套日益受到尊重的专业技能培训。对有些人而言，这意味着有机会担任领导者并取得自主地位；对其他人而言，这意味着经济上的安稳。

护理改革的极限：1850—1914

虽然走向训练有素的医院护理推动了病人护理的女性化，并且产生了廉价、有纪律且有效率的护理工作人力，但是此一改革过程并不是南丁格尔式变革的胜利。要招募、培训与留住南丁格尔理想中的年轻女性，经常是相当困难的。19 世纪 60 年代与 70 年代的报告仍旧指出，无法指望医院的护士能够快速地执行指令，她们酗酒、恶劣地对待病人，而且无法符合当时的端庄观念，有些机构的护士长仍旧不过是有经验的管家。在巴黎，早期建立培训学校的做法满足的是提供迫切需要的基础教育，而不是培训护士的需求。欧洲的教育水平一般而言都很差，这使得专业培训课程的建立过程相当缓慢，而且常见低入学率和高退学率。医院经费不足导致低薪和工作环境恶劣，加上暴露于疾病和只能得到有限的培训，以至于当其他的女性职业领域开始扩张时，许多女性缺少对追求护理职业生涯的兴趣。尽管在整个欧洲普遍表达了对训练有素的护士的支持，但护理和帮佣的古老联想仍旧很难摆脱，而医院医疗服务日益高涨的财务负担，也对聘用训练有素的护士构成阻碍。

改革者标举秩序、准时与服从，但这些价值也对进一步的改革造成阻碍。例如,南丁格尔以中产阶级家庭作为护理的模型,这样的努力使得护士从属于医生,因而对专业化造成限制。僵硬的阶层制度强化了护理的社会区隔而阻碍了团结。改革者利用护理是吻合女性天性的工作,同时也是母职的延伸等观念,这样的做法利弊参半,因为它强化了性别角色和护士的从属地位。

并非所有培训护士的尝试,一开始就能取得成功。例如,日内瓦在 1896 年建立了一座世俗的护理学校,但来自政党、医生以及宗教与虔诚市民的反对,使得这所学校在几年之内就关门了。护理改革者在其他地方也遭到抗拒,特别是当他们触犯既有的男性特权,或逾越了不具威胁性的女性角色时。医生想要训练有素的护士来改善护理的水平,却对新式的护士与护士长感到不安,因为她们带来了逾越既有专业界限的威胁。训练有素的护士通常有独立的收入和比医生更高的社会地位,被视为对传统权威的挑战。在旧的系统下,护士与姐妹会成员要对医生负责;在改革后的体制,医生的主控权受到质疑。要做一位成功的护士长,就要建立起和医生抗衡的权力基础并挑战医生的权威。这些不安爆发成冲突,新式的护士长为了控制权的问题而冲撞医生。我们会看到医院虽然利用护理的正面形象来募款,但并非所有的医院都欢迎新式护士。

面临这些问题,护理演变成女性职业的过程是相当缓慢的。若说英国的专业风气是最强的,那么在欧洲其他地方,护理依旧坚持其宗教源头,仍然一再强调谦卑、顺从与奉献等和女性及宗教修会有关的老套观念,虽然这是用日益强调专业主义的修辞来加以诉说的。尽管对于生活陷入困难的中产阶级女性而言,护理成了体面的生计,但其培训课程不见得都能够造就专业的护士。英国和德国的许多护士仍旧来自工人阶级,大部分的工作仍低级琐碎。

刻板印象是很难摆脱的。法国世俗的护士常被形容为无知、酗酒或懒散。詹姆士·乔伊斯(James Joyce)在《尤里西斯》(*Ulysses*，1922)中对于都柏林医院生活的粗鄙描绘，便反映出这样的不良印象。医生更常评论护士的吸引力，而非其专业能力。

普通护士并非总是能表现出专业上的关切。普通护士常将心力都耗费在日常的工作，而非从事专业的奋斗上；医院管理阶层常把她们当成廉价劳工。医院，特别是公立医院，由于经费不足，限制了护士所能达到的工作成效，带给护士很大的压力。日常的工作重点经常是处理、管理与控制病人，让自己保持整洁端庄的外表，而非改革派护士所标举的那些价值观念。共同的病房经验，而非专业化的理想，影响了大多数护士的抱负与意识形态。因此，19世纪护理的专业化有其局限。

20世纪的护理：1900—1939

关于专业化的辩论、医院护理、护理培训的性质以及依然存在的对于女性专业人员的抗拒，主导了20世纪的护理史。护理仍旧是个充满对抗的领域，不同的行动者都在竞逐影响力。在国际护理协会的推广工作帮助下，英美护理改革的道德权威取得了主导地位；然而，撇开关于专业化与培训的辩论不谈，在实践层次上的状况究竟如何并不是那么清楚的。

到了20世纪初，训练有素的护士被认为是医院医学所不可或缺的。社会政治、经济与文化的变迁，还有持续的专业化，以及像结核疗养院这类新型机构的成立，带来对训练有素的护士之需求。欧洲各地的政府当局、医院管理者、医生与改革者都认识到，护士提供的并不仅限于身体与精神的慰藉。这些新的需求，加上对女性社会角色的看法改变，以及女性运动的发展，都有助于护理的世俗化，而新一代的护士也追求自主。新的辅助疗法以及外科的变化，使得护理工作更为费力耗时，也需要新的技能；而小儿科这类新的专科机构的成长，也需要雇用专科护士。生物学、化学与病理学的新知识以及饮食与清洁的新观念，都使得护理工作必须随之改变。护士追求专业的自我定位，强调正式的培训。护理逐渐取得一般认为的典型专业性质：入门的门槛、日益明确的知识与专业技能体系，以及关于护理、道德与秩序的鲜明专业风气（参见第九章）。然而，改革并非一帆风顺。在20世纪上半叶当护士为专业自主奋斗时，她们也面临着竞争的压力。

传统上认为第一次世界大战（1914—1918）是性别角色转变的引擎，正如历史学者探问战争对女性究竟是"好"还是"坏"。护理被视为战时爱国工作的典范，有助于重塑女性的经济、政治与社会地位。这场战争确实是护理公众形象的转折点。中产阶级与上流阶级的志愿者涌入军医院服务，担任红十字会的志愿护士则被比拟为服役，这些都有助于将护理塑造为一种女性爱国服务。护理取得新的公众地位。正如凯特琳·斯图尔特伊斯（Katrin Schultheiss）在《身体与灵魂》（*Bodies and Souls*，2001）一书中所论称的，志愿者护士被描述成圣母马利亚与圣女贞德在20世纪的混合。

这种对于变迁的关注限制了人们所能提出的问题。虽然护理的形象获得改善，但其主流形象仍旧是女性特质与责任而非专业风气，改革者将护理打造为一种可敬事业的努力因而被削弱了。这里也存在着紧张关系。志愿者护士遭到敌视，而这通常是阶级与培训的问题所引起的。受过正规培训的护士将社会地位更优越的志愿者视为威胁，而后者较为短期的培训则损害了专业化。前线的经验也褒贬不一。有些志愿者护士展现了技能和理解力，但许多淑女护士的无能也受到了批评。尽管护士的形象有所转变，但战时的护理和既有的传统没有太大差别。

战争一结束，许多志愿者护士很快就放弃了护理，但这场战争确实鼓励护士进行新一波的组织工作。专业护士利用战争来肯定自己的专业能力，并且得到公众的认可。要求对护士进行规范的压力增加了。自 19 世纪晚期起，人们日益强调建立国家登记制度是规范护理的最佳办法。就像医生的证照制度一样，登记制度被认为是确保共同培训与实践的办法。随着医院设施扩张，对受过正规培训之护士的需求增加，护理改革者利用战时的经验来推动国家认可和规范。英国在 1919 年创设护士登记制度，并且成立了护理总会（General Nursing Council）来监督登记。要成为专业护士，必须在公认的学校受三年培训，并通过国家认可的考试。这确保了护士的专业地位。法国的规范则起步较晚，要到 1922 年颁发国家文凭才是在某种程度上进行了认可。

虽然登记与规范被视为专业化的胜利，但其效果也有局限。既有的阶层关系仍被保存了下来。护理课程和实践的发展是由政府而非护士所控制。这点在纳粹德国（1933—1945）最为明显。利用实习护士充当廉价劳动力的医院利益、确保护士仍然处于从属地位的医生，以及女性角色定位根深蒂固的文化传统，都影响了护理的培训和实践。女性特质的主流观念仍和专业化联系在一起。就如同 19 世纪时一般，护理领袖强调护理天生地专属于女性，不过必须是经过严格培训的女性。例如，法国的改革者就宣称，女性天生适合从事护理工作，因为她们有与生俱来的温柔与灵敏。护士是无私无我的天使，这样的形象非常强大有力：它使得护理和 19 世纪的女性观牢牢绑在一起，推迟了对护理作为一种正当专业的认可。

各地的进展状况不一，在英国和法国达成了有限的专业目标，取得了国家的承认，但在其他国家，如新成立的捷克斯洛伐克，情况则很糟。护理改革者在欧洲各地都遭到了抵制，尤其是那些拒绝接受护士应该受教育且在病房中拥有相当权威这一想法的人。护士要确保专业自主相当困难。护理在法国仍旧处于模棱两可的位置：人们仍旧将它和家务工作以及慈善与宗教义务联系起来。这样的情况不是法国所独有。瑞典护理协会（Swedish Nursing Association）进行的各种护理现代化的努力，被许多护士视为一种威胁。宗教传统对护理的主导在瑞典构成了改革的障碍。因此，在两次世界大战之间，欧洲的护理仍旧充满冲突。法国对于改革的目标出现分歧；那些认为护理是一种工人阶级职业的人和认为护理是中产阶级专业模范的人，分歧尤其严重。这些争论反映了有关女性社会经济和政治地位的更广泛的不确定性。

然而就许多方面而言，20世纪20年代和30年代最让人吃惊的是护理的延续性。培训的掌控权仍然牢牢掌握在医院学校的手中，这确保了现有的培训模式对它们是有利的。一般护士的生活变化甚少。即便成功的护士拥有更多的事业机会，但护理仍旧受到医生和非专业人员的控制。对许多护士而言，日常经验仍旧充满了限制与严格的纪律。护理的特色仍是高度地浪费人才和恶劣的工作环境，这导致人员招募不足，而随着其他女性工作机会的出现，以及医院扩张带来的更大的护士需求，护士招募不足的情况恶化了。当第二次世界大战于1939年爆发时，护理仍旧处于一个模棱两可的位置，夹在早期改革者所面对的专业价值和传统问题之间。

20世纪的护理：1945—2000

虽然第二次世界大战（1939—1945）尝试了规范与组织护理工

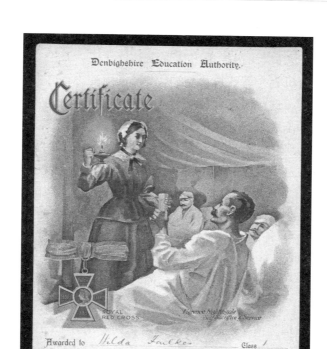

图 11.3 希尔达·福克斯（Hilda Foulkes）的毕业证
书。她在 1923 年出席了 83 堂课中的 81 堂。证书里，
南丁格尔正拿着一杯水安慰病人，这强化了训练有素
的护士的专业形象。
图像来源：Wellcome Library，London。

作的人力资源，但关于护士的角色、培训与地位的争论在 1945 年
之后仍旧在持续。医疗科技与治疗方法的发展改变了医院护理的
性质并带来了新的约束力，福利改革则对护理和医院管理带来了
新的压力（参见第十三章）。护士的传统工作、角色与责任受到了

挑战。因此,护理不再以病人为中心了。在此同时,医院出现新的低级别工作人员,使得护理工作逐渐被淡化了。社会变革带来了更多的教育机会与就业机会(这不仅限于医疗方面),却也引发了更多的问题。这些因素使得护理对女性的职业吸引力持续降低,进而导致护士短缺。许多欧洲国家的医疗服务经费限制,使得这种状况更为恶化。例如在英国,国民健康服务体系的预算限制常针对护理服务,而这种预算削减增强了护士的战斗精神。

为了应对这些紧张关系以及护理的社会地位和国家健康护理经费限制所引起的焦虑,人们把焦点放在了护士的培训方式以及一个合格的护士应该做的工作上。佩妮·斯塔恩斯(Penny Starns)在《护士长进行曲》(*March of the Matrons*,2000)一书中并没有正面谈及招募和地位问题,而是指出守旧者的战时怀旧之情,以及对于制服、徽章、职级、阶级与纪律的着迷持续影响着人们的看法。护理领袖起先想到的解决组织问题的办法是改良选拔与培训方式。因此当护理该着重于管理还是该追求专业这两种护理形式开始发生冲突时,关于培训的争论焦点仍旧集中在了专业地位和自主的问题上。此外,护理这一职业受到传统限制,仍继续强调护理的性别性质以及良好品格、责任感与关怀护理的观念。

然而,来自美国的护理新观念确实有助于从以经验或以病房为基础的培训,逐渐转变为以理论为基础。"护理程序"(nursing process)在20世纪60年代与70年代成为重要的培训模式,也就是抛弃了传统的以任务为导向的护理模式。护理程序强调透过对病人需求的评估和护理计划的实施来对病人做出主动响应。随着护理被认定为一门学科,大学的护理学校缓慢地取代了以医院为主的培训。讽刺的是,这些改革限制了依赖护士生的以病房为中心的传统护理。在20世纪80年代出现了更进一步的转变,人们把焦点放在了基层护理，以及由护士为个别病人提供护理上。这些改变反映于欧洲共同体（European Community）在 20 世纪 70 年代所采用的国际指南中，该指南在 20 世纪 80 年代得到世界卫生组织（WHO）的支持。为了适应医疗市场的变迁，这些指南强调基本教育标准，以统一各国的资格要求。

随着护士培训方式的改变，护理的性质也同样发生改变。就如同健康护理的其他领域一般，护士开始专业化。20 世纪 70 年代医疗花费的急剧增加，使得某些护理工作领域更为接近一般的医疗领域，其中的代表就是护理师（nurse practitioner）。到了 20 世纪 90 年代，许多欧洲国家的综合科医生都开始将筛检与预防性治疗的责任交给护士，而之前他们是想要防止护士从事这些医疗程序的。在这些变迁的影响下，人们对于护理组织方式的不满增加了。

结　　论

20 世纪护理改革的尝试只获得了部分的成功。即使以病人为中心和问题导向的护理主导了欧洲的护理模式，但到了 21 世纪，它仍旧是个价值被广泛低估且发展不完全的专业。这在专业化的过程中意味着什么呢？这表明护理的专业化充满了矛盾。尽管护士并不是被动的牺牲者，但专业化既受到医疗专业、国家，以及女性角色与性质的社会观与宗教观所影响，也受到护理改革者及其支持的价值所影响。专业化也不是个一帆风顺的过程，它所凸显的是其局限，而非其成功。改革者必须持续和困扰护理的问题战斗，例如，让护理培训独立于医生之外、理论和实际关切的冲突以及性骚扰。医院通常偏好毫无质疑的服从，而非创新。经费的限制使得医院能提供的护士太少了，可他们还期待得到毫不倦怠而有效率的服务。护理改革固有的问题在 20 世纪不断重复出现。关于护理是否是种职业或专业的辩论、护理劳动力的需求和提高教育标准等问题都重复地出现。

扩展阅读

- 有多篇精彩的护理史史学综览，不过，Patricia D'Antonio, "Revis-iting and Rethinking the Rewriting of Nursing History", *Bulletin of the History of Medicine* 73（1999），pp. 268 - 290，以及 Barbara Mortimer, "Introduction", in Susan McGann and Barbara Mortimer （eds）, *New Directions in the History of Nursing*：*International Perspectives* (London：Routledge, 2005), pp. 1 - 21，这两篇特别精彩。

- 关于近代早期的法国，请参见 Colin Jones, *The Charitable Imperative*：*Hospitals and Nursing in the Ancien Regime and Revolutionary France* (London：Routledge，1989)。

  Brian Pullan, "The Counter-Reformation, Medical Care and Poor Relief", in Ole Peter Grell, Andrew Cunningham and Jon Arrizabalaga (eds), *Health Care and Poor Relief in Counter-Reformation Europe* （London：Routledge，1999），pp. 18 - 39 涵盖了关于护理修会的内容。

  Robert Dingwall, Anne Marie Rafferty and Charles Webster, *An Introduction to the Social History of Nursing* (London：Routledge，1988)一书对 19 世纪的护

理进行了精彩的概述。

- 关于南丁格尔的贡献,参见 Monica Baly, *Florence Nightingale and Nursing Legacy*(Oxford：Blackwell，1997），以及 Vern Bullough et al（eds.），*Florence Nightingale and Her Era：A Collection of New Scholarship*（New York and London：Garland，1990），后者还检视了 19 世纪英国护理改革的背景,进行了精彩的评价。

Anne Summers, *Angels and Citizens：British Women as Military Nurses 1854 – 1914*（London：Routledge，1988)一书是关于军事护理的重要著作。

Katrin Schultheiss, *Bodies and Souls：Politics and the Professionalization of Nursing in France，1880 –1922*（Cambridge，MA：Harvard University Press，2001)是令人注目的关于法国护理史的研究。

但关于欧洲护理的文献较为有限,虽然 *Nursing History Review* 刊登的一些个案研究涵盖了德国、荷兰与芬兰的发展情况,但更多的还是关于美国护理的论文。

对 20 世纪的研究更为有限,Robert Dingwall et al, *An Introduction to the Social History of Nursing*（London：Routledge，2002），以及 Anne Marie Rafferty, *The Politics of Nursing Knowledge*（London：Routledge，1996)是对英国护理的综览,涵盖了 20 世纪的内容。

J. Savage and S. Heijnen（eds），*Nursing in Europe*（World Health Organization，1997)则探讨了更多当代的议题。

公共卫生

　　社会健康史一直把焦点放在国家的作为或是国家保护、促进社区与人口健康的努力上。当历史学者不再认为卫生改革是必然发生且必然有益之事时，也不再认为这是应对都市化与疫病的壮举，于是，"公共卫生"一词有了各种不同的用法，它可指涉运动、行政组织、医学学科或是政治观念。历史学者对公共卫生进行了广泛的编年史研究，从中可以看到由近代早期的控制传染病，到 19 世纪的改善物质环境，最后是 20 世纪发展"治疗型国家"（therapeutic state）的转变；然而，公共卫生受到更广泛的全国政治、地方政治以及社会经济条件的影响，考察之下会揭露出更为复杂的过程。对疫病的应对常让当局得以实施一系列公民法规，其用意不仅在于预防疾病，亦是要控制穷人。这揭示了公共卫生具有重要的政治面向，可是公共卫生的政治面向却无法直接对应到威权或自由的政治文化。历史学者检视对瘟疫的应对或 19 世纪的卫生改革，以此来考察公共卫生在降低死亡率方面的功效，进而审视多样性、地域主义乃至政策、官员和地方政治经济资源等因素对公共卫生措施的影响。探讨这些领域并进行思考比较，就会发现公共卫生改革不是自然或线性的过程。国族文化亦不可忽视：

例如,19世纪不同欧洲国家对细菌学的反应就有重大差异。专注于背景与比较,并不是要淡化公共卫生在意识形态上和操作上的改变所涉及的规训文化(disciplinary culture)的出现。社会关系的医疗化以及身体日益受到各种国家单位的监控,反映的是现代官僚国家的成长。这样的研究取向鼓励我们检视以下因素是如何影响公共卫生的：对传染病传播方式的看法、对国家角色的不同想法、改革的文化背景与知识背景、专业与慈善机构的作为,以及地方背景。本章将探讨上述这些内容。

瘟疫与近代早期国家

　　近代早期公共卫生的性质和对瘟疫的应对有着密不可分的关系,检视后者会是理解前者的绝佳起点。这点不该让人感到意外,正如本书第二章所指出的,瘟疫杀死了近代早期欧洲非常多的人,激起了区域与地方的种种反应,这成为近代早期控制流行病传播与冲击的努力的特点。

　　要采取怎样的方法来预防瘟疫,有赖于当时对疾病因果关系(或是病因学)的理解。瘟疫在某种层面上被解释为上帝不悦的象征,或道德与身体不洁净的证明。应该做的是祈祷和忏悔,其象征与仪式的作用可以凝聚社群,对于那些被认为是不道德的、玷污的,因而要为瘟疫负起部分责任的行为,也有劝阻的效果。因此,城镇组织游行和宗教仪式来遏止疾病传播,瘟疫结束时则举行祈祷或兴建教堂来表示感激。在另一个层面上,瘟疫在14世纪的重新出现,挑战了当时基于希腊医生希波克拉底著作的疾病因果概念。希波克拉底的著作认为疾病和环境状况有关,将瘟疫归因于腐败的植物、排泄物、尸体等所产生的不良空气(或瘴气),以及个人体液的不平衡。虽然这些观念未被放弃,但瘟疫却让人们注意到人与人之间的接触传染。

对瘟疫传播方式的理解,促成了一套以隔离为主的措施。不同做法之间有其紧张关系,例如在 1630 年,教皇乌尔班八世(Urban Ⅷ)就因为有人抱怨佛罗伦萨的卫生官员干涉宗教游行与仪式,而将这些官员开除教籍。然而,宗教、区域和地方当局基本上都是在上述大架构之下进行干预的。

15 世纪的意大利城邦首先引进限制病人与健康者接触的措施。这些措施通常和医学的关系不大。当城外爆发瘟疫时,城门会关起,并要求旅客出示健康证明。在这个小国林立的时代,此一排除政策相当简单直接。瘟疫降临时,病人(通常包括家属)被隔离在家中或迁移到疫病院(一所医院或是隔离站),以烟熏消毒房屋并烧掉病人衣物。意大利大多数主要城市逐渐建立起常设的卫生局,例如佛罗伦萨就是在 1527 年设立的。这代表着首度尝试有系统地监控和保护公共卫生。这些卫生局不只实施检疫制度与隔离病人,同时也设法消除被认为会滋生疾病的不卫生状况。虽然卫生局会咨询医生的意见,但它基本上是个政治组织。

随着传染病的爆发和消退,欧洲的地区当局发展出一系列应对瘟疫的常规做法。在公民层面上,出现传染病这一紧急状态使得国家可以施行一系列管制。由于疾病被认为和贫穷有关,因此国家开始实施杜绝赌博和乞讨的控制措施。在意大利模式的影响下,病人被隔离,死者被开具证明。当局开始管控死者的埋葬事宜,并建立隔离医院。市集等正常活动暂停,区域间的贸易也受到限制。死亡公告或死亡手册的印行,使得地方社区能够评估威胁的严重程度,并知悉相关的预防措施。当局任命各种官员,包括瘟疫医生、没有医学背景但负责筛检病人的检疫者,乃至负责埋葬死

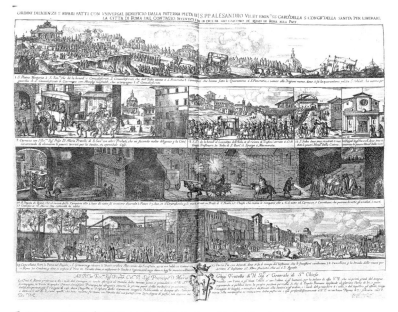

图 12.1　1656 年罗马对瘟疫的反应。罗西（G. di Rossi）的这幅石版画描绘了宗教游行、病人的运送、死者的搬移、夜间的祈祷、隔离的区域以及疫病对商业的影响。
图像来源：Wellcome Library，London。

者的坟墓工人。

　　民政和医疗当局根据接触感染的观念采取应对措施。他们会采取应对疫病的预防措施；等到出现瘟疫病例的报告便建立隔离医院、检疫措施并拉起卫生警戒线（cordons sanitaires），以防止受到感染的船只或个人传播疾病。这些控制措施不见得都很严谨，但这并非知识不足所造成的，而是视情况严重程度而定，这也反映了人们对瘟疫管制可能扰乱城市或地区生活的担心。检疫的历史都是在成功与失败之间摇摆的，18 世纪的马耳他就是个很好的例子。检疫制度逐渐变得更有组织和更严厉,并获益于国际间的情报交换以及更为严格的政府管制。例如,1720 年,当瘟疫出现在马赛时,政府就设立了卫生警戒线,任何擅自出入城市者都会被处以死刑。直到 19 世纪,检疫措施和卫生警戒线都是遏止传染病传播的方法。

这些做法并非一成不变,预防和管制会随时间而演变,而且都是在危机时期所采取的临时措施。法国和俄国在 16 世纪初期就引进了对抗瘟疫的法令,但是那不勒斯和瑞士在 17 世纪中叶之前,对疫病的管理却相当松散。地方层次的管控措施是在尝试错误的基础上实施的。实用的政策是渐进形成的。然而,对瘟疫的控制不见得都有效:在瘟疫最严重的贫穷区域,财政不足阻碍了这些措施的实施,而负责治疗或埋葬瘟疫受害者的官员则很难招募到。这些措施也曾受到批评,英国对隔离措施的价值产生争论,而更常见的状况是,瘟疫管控会激起官民冲突。16 世纪西班牙和法国的证据显示,扰乱经济与社会体制的不是瘟疫,而是对瘟疫的应对,也正是这些应对措施激起了反对。尽管有这些问题,但隔离和照顾病人的工作仍是地方政府职能的重要组成部分。

瘟疫的死亡率从 17 世纪中叶开始下降。此一现象的原因一直是历史学者的争论焦点(参见第二章),但相关研究逐渐认为这是公共卫生规划所带来的成果。检疫措施确实限制了老鼠和人的散布,因此减少了瘟疫的传播,历史学者还认为,哈布斯堡王朝为了应对 1708—1713 年的瘟疫流行而沿着奥匈帝国的南部边界建立起的卫生警戒线,以及普鲁士在 1770 年所设立的卫生警戒线,都为西欧提供了一道有效的屏障。但这并不表示实施的检疫措施都很完善。它们并不完美。这些措施不可能阻止每艘带有瘟疫的船只或每个感染者,而卫生当局考虑到城市与区域的运作,也会在认为不致影响健康的情况下放松管制措施。然而,由于瘟疫的传播相当偶然,因此即使是不完美而有漏洞的检疫措施,仍旧能够减少感染的机会。

医学警察和公共卫生:1600—1800

正如本书第二章所指出的,传统说法认为死亡率下降和实质的经济增长有关,但 18 世纪与 19 世纪初的工业化却导致了混乱、贫穷与疾病。因此,工业化和都市化起初带来的不是进步,而是死亡率的突然升高,特别是传染病引起的死亡。各国的社会经济变迁模式不一:法国的工业化过程是渐进的,而直到 19 世纪晚期,俄国几乎都没有工业化的痕迹。然而在 18 世纪,由于都市的基础建设超过负载,许多城市充斥着人群和污秽,工业和贸易的扩张污染了环境,并导致了疾病散播。许多城镇努力扩张却无法应对这样的状况。城市的街道覆盖着秽物和排泄物,连塞纳河和台伯河这样的河流都比开放式的排水沟好不到哪里去。虽然死亡模式在很大程度上取决于当地的情况,但伤寒与类伤寒等地方风土病以及夏季的腹泻疾病在这样的环境中更为猖獗;天花、流行性感冒、痢疾、白喉与其他的流行传染病,迅速传播,造成大量死亡。虽然瘟疫减轻了,但这些疾病与流行病却严重了。面对这些情况,当时的评论者几乎用尽了所有的言词来形容都市卫生状况的恐怖。地方当局常因所面临问题的严重程度而瘫痪,但欧洲国家对人们的健康越来越感兴趣了。

历史学者经常借助“医学警察”的概念,解释 18 世纪时国家在应对这些情况以及通过以公共卫生为中心的措施和对医疗实践的控制来满足人们的健康需求方面日益增加的作用。一般认为此一概念出自奥地利医生约翰·彼得·弗兰克(Johann Peter Frank)，其六大册的著作《完整的医学警察系统》(*System einer Vollständigen Medicinischen Polizey*)的第一册在 1779 年出版。弗兰克指涉的不是现代意义下的警察，而是国家的管理。弗兰克的书勾勒出控制致病行为的办法，并提出控制环境清洁的卫生管理措施。他的"医学警察"混合了家长制的观念与德国式的重商主义(Cameralism)，认为健康的人口是国力的来源，而国家的有效管理是达成此一目标的办法。

弗兰克的观念在德语国家、东欧与瑞典获得很大反响，不过"医学警察"的概念有可能要追溯到 16 世纪与 17 世纪，并且可以找出公共卫生从 16 世纪到 18 世纪的延续性。受到重商主义影响的近代早期政府，注意到社会与国家的福祉息息相关，开始搜集死亡率的信息，并且引进提升健康与生产力的措施。尽管这些措施通常只有社区的规模，而且基本上是防御性的，但理解这种对公共卫生的兴趣日益增加的方法之一就是把这些反应看成是因为瘟疫而对接触传染产生的新兴趣。从强调环境与瘴气的反接触传染理论(anticontagionist theories)到 17 世纪与 18 世纪的接触传染论立场，并不是个简洁的进程，因为这两种观念本身并不互相排斥。哪些疾病是透过直接接触或间接接触来传染要靠经验来支持，但这并不能排除其他疾病会由瘴气传播。从近代早期对传染病的反应中可以看到这种混杂的处理方式。这些混合的措施包括清洁街道和烟熏房屋等净化空气的措施，也包括管制公共集会与妓院、限制迁徙与隔离病人的措施，其中最明显的是为了应对当时性病快速传播而设立的性病隔离医院。在接获疫病出现征兆的报告时，市政府起先偏好清洁街道和房屋；当传染病真正出现后，则会结合隔离、检疫与控制环境的措施。因此，对疫病的应对同时结合了接触传染论与反接触传染论所提议的预防措施。

18世纪都市环境恶化，人们对公共卫生的关注增加，这也是当代对社会环境与物质环境的广泛关怀之一。社会经济变迁、人口增长与都市化，导致有必要以新的方法来应对传染病与风土病。在君主专制国家，这些措施混合了传统家长制的观念；但是在18世纪大多数欧洲国家，对国族状况的政治关切日增。确定自然模式与评估国族力量的努力——如法国的社会数学（social mathematics）或是英格兰的政治算数（political arithmetic）——都促成了此种看法，并提供了一套探讨健康问题的语言与方法。人们利用量化的分析与观察来建立疾病与环境之间的关联。这种对统计学的研究兴趣有很大的影响：它塑造了弗兰克的"医学警察"概念，并推广了政府必须介入疾病预防的信念。

这时又重新燃起对《论空气、水与地方》（*On Airs, Waters and Places*）一书中所描绘的希波克拉底学说的兴趣，此一学说认为瘴气与病态环境有关，并且鼓励把注意力放在传染病的传播方式上。就18世纪许多城镇的状况而言，认为疾病起因于环境状况所产生的空气毒素是十分合理的想法。然而，医学环境论者主张环境是可以改善的却是18世纪的新看法。法国皇家医学会努力从法国各地的内科医生与外科医生那里搜集来的经验信息显示人们对医学环境主义（medical environ-mentalism）的兴趣日益增加。虽然对医学环境主义的支持率提高了，但人们仍旧认为它是结合了传染病由个人接触传染与空气传染这两种不同观念的。其所造就的一套复杂说法影响了18世纪有关公共卫生的探讨。

18世纪还有其他的力量在推动公共卫生。启蒙运动的人道主义和政治经济学强调的观念是自然和人性都可以改善。贫穷和疾病的关联使穷人成了关注焦点，他们既是传染的来源，也是改革的对象,而卫生则变成文明化过程的一部分。18世纪新的政治哲学和道德哲学强调政府介入的效用,这样的观点具体表现于边沁的效益主义(Utilitarianism),也呈现在政府应为社会福祉努力以促进国家繁荣的信念中。美国在革命与《独立宣言》(1776)之后主张民主公民权,认为疾病和暴政有关;大革命的法国在1790—1794年间制订出一套全面的健康计划,也是以新的形式提出这样的信念。健康逐渐被认为是政治与经济力量的根本。这种立志于创造出健康且纪律性强的国民的兴趣,可视为越来越倾向于扩大国家控制的意识形态转变的证据。

虽然这些方法中有很多在16世纪与17世纪就为不少城市和国家所使用,但欧洲的政府和地方当局在1750年之后更积极地瞄准了公共医疗。港口检疫与努力清除都市污秽的措施,较以往执行得更为严格。瑞典在1749年的人口普查之后,对人口减少感到恐慌,因而引进新的策略来促进个人卫生教育、监控社会传染病,并建立地方医院。在其他地方,清洁与改善城市逐渐被视为值得采纳的预防措施。例如,当瘟疫在1771年降临莫斯科时,议员就宣称家庭秽物与工业废弃物所产生的有害气体是瘟疫产生的原因,并针对这样的现象展开应对。因为在意疫气散发所带来的有害影响,城中坟场被关闭与迁移;这现象首先发生在法国,接着遍及全欧。针对屠宰厂和其他污秽的行业也有类似做法。

传统做法之外也有新的应对方式,最明显的例子是,欧洲先从奥斯曼帝国引进人痘接种预防天花,随后英国医生爱德华·詹纳(Edward Jenner)发展出种牛痘的方法。这两种做法所激起的宗教、民间与医界的反对声浪很久才消退,然而,它们为当时最致命的传染病之一提供了一套解决办法。丹麦(1810)与瑞典(1815)采取强迫接种牛痘的措施是特例,但许多欧洲国家仍推行国家支持的牛痘接种计划。这些方法逐步得到采纳,进而开始发展为有系统的疾病预防政策。

到了 18 世纪末,官员不再只专注于疫病的应对,而是开始思考预防的问题。管理都市与乡村环境的努力,确实使得痢疾和热病等疾病较为减少,但我们也不该高估这些努力的成果。虽然 18 世纪出现更为明确的公共卫生运动,但是其行动常常零星而组织松散。要到下个世纪才能看到明确的卫生改革计划成形。

维多利亚时代的公共卫生改革:英国的案例

历史学者为了理解何以西欧死亡率在 1870 年之后降低,而将注意力放在了 19 世纪的公共卫生改革。近代早期推动的措施既不长久也不广泛,而 19 世纪的公共卫生则把焦点放在了预防办法上。饮水供应、污水处理、住屋、工厂环境、食品质量等问题,成为地方与国家卫生计划所不可或缺的。英国公共卫生运动被视为这套卫生改革做法的代表。作为“第一个工业化国家”,为应对工业化与都市社会转型所带来的种种问题,英国站在了最前线,首创污水排放系统、清洁饮水供应与贫民窟清理的计划。虽然把焦点放在英格兰导致了苏格兰和威尔士等其他地方变得边缘化,但英国的做法启发了欧洲其他地方的公共卫生计划。

历史学者常认为,亚细亚霍乱(Asiatic cholera)的到来刺激了改革,在 19 世纪初之前此一疾病仅限于亚洲,但 1817 年后霍乱传播到欧洲带来了越来越多的恐惧并将既有卫生措施的问题摊在人们面前(参见第二章)。霍乱致死速度快且死状甚惨,医疗人员似乎对其传播束手无策。当 1831 年到 1832 年的霍乱流行来临时,英国社会与政治正处于动荡中。帕梅拉·吉尔伯特(Pamela

Gilbert)在《霍乱与国族》(*Cholera and Nation*, 2008)一书中指出,医学与卫生权威使用国族的观念来断言霍乱的威胁,并扩张他们自己的权力。英国的应对措施包括成立了一个短命的卫生局(Board of Health),以及大约一千两百个地方卫生局,并对城市居民提出新的规范。起先采用的是防止接触传染的政策,但随着霍乱可以绕过检疫措施以及隔离做法引起的社会动荡,反接触传染论和瘴气理论获得更多的支持。后者认为,某些疾病是腐败的有机物质散发到空气中的无生命粒子所引起的,所以,针对都市环境所采取的预防策略可以预防这些疾病。虽然应对霍乱流行所采取的措施是暂时性的,但改革者继续利用传染病的威胁来倡导有利于改善都市环境的措施,同时也借助于包括卫生、男性气概、专业化、社会与政治改革及帝国等在内的紧密相联的叙事。

这样的编年史应该受到挑战。早在霍乱来临之前,为了应对黄热病(1805—1806)以及爱尔兰城镇的伤寒流行(1817—1819),就曾设立过地方卫生局。在18世纪一二十年代就已提出健康的公共责任问题。由于都市化所带来的焦虑,以及对下层阶级和民众骚动的恐惧,人们早已透过探讨疾病和贫穷的关系而倡议一系列的社会改革。在18世纪二三十年代,如何处理贫穷、流行病与相关的环境问题成为主要的关切,不只政治人物如此,公务员、神职人员、医生、慈善家、社会改革者和工业界(像是水务公司)亦然。由于解决办法所费不赀,那些热心推动公共卫生的人就求助于政府。

律师埃德温·查德威克(Edwin Chadwick)的作为常被视作连贯的英国公共卫生运动之起点。查德威克是边沁效益主义的信奉者,也是《新济贫法》的主要规划者,他相信应该以增进人们福祉的方式来重新组织社会。他认为贫穷和疾病密不可分,许多穷人是因为生病而不得不进入劳动收容所。查德威克相信针对因贫穷和过度拥挤而来的"脏病"(filth diseases)发动攻击,会增加生产力并降低福利支出。在 1837 年和 1838 年的流行性感冒和类伤寒暴发之后,他在数名医生的协助下,对都市环境进行调查。其成果是《劳动人口卫生状况报告》(*Report on the Sanitary Condition of the Labouring Population*,1842,以下简称《报告》),是关于都市卫生情况的全面声明,但它不是突然出现的。虽然这一报告是社会调查方法的先驱,但正如威廉·法尔(William Farr)的流行病学研究所显示的,在 19 世纪 30 年代已经有一系列关于健康的地理学统计和病因研究了。统计学已经被用来鼓吹道德改革与社会改革,查德威克的《报告》则是反映出更高远的目标——慈善与改革。

查德威克的《报告》强调城镇所面对的一系列问题,并断言在环境与疾病之间有统计学的关联。部分历史学者认为,该报告的结论意味着教条式地采纳反接触传染论,其中提出了一套合理化说法来强调预防,并把注意力放在了导致生病的环境与社会因素上。这份报告将对引起疾病的更广泛因素的更多理解边缘化了,而偏向于把焦点放在地方状况与基础建设上。查德威克对医生没有太大信心,他的计划内容包括饮水供应系统、污水处理以及消除都市污染与工业污染的来源。

查德威克的社会精神具体呈现在 1848 年的《公共卫生法案》(Public Health Act)中。它设立了一个中央集权的卫生总局(General Board of Health)和地方卫生局系统,将既有的特别安排合理化。总局可以要求地方成立卫生局,不过在大多数情况下,它的权力仅限于咨询。透过任命卫生官(medical officers of health,MOH)而创造出一个在地方进行检查的体系,市政当局拥有干预的力量,改善所需的经费由地方税收支出。除此之外,查德威克还积极鼓吹卫生设施,并赋予公共卫生一套独特的制度结构。他偏好的做法包括小口径的污水排水管、污水处理厂以及高压供水系统,不过地方当局也被赋予进行广泛改革的权力。这些措施是选择性的,非强迫性的,但查德威克中央集权的观点引起了憎恨。查德威克在卫生总局第一任的五年任期结束后,总局就被解散,他也只得退休。

从查德威克的卫生改革、流行病的研究方法取向,以及"国家医学"(state medicine)的新概念可以看出,在1855年伦敦市的卫生官和外科医生约翰·西蒙(John Simon)取代查德威克之后,医生取得了更大的控制权。西蒙监督了在欧洲史无前例的公共卫生管理的发展。此一编年纪事反映出在西蒙的主持下出现了更广义的国家医学概念,由此让医学专家加入了公共卫生中。查德威克偏好卫生工程,西蒙则支持对传染病性质及地方疫情进行研究,这反映在约翰·斯诺(John Snow)以及威廉·巴德(William Budd)的研究工作中。除了这样的转变之外,卫生方面的立法也变得更加严厉了:西蒙的医疗部门取得了针对个人以及地方当局的强制权力,这点可清楚见诸牛痘接种政策。国家医学的管辖范围扩大,例如扩大到针对职业病和食品掺假的措施。地方当局被赋予新的权力,可以介入清洁饮水的供应、住屋状况的规范以及隔离医院的设立。医疗卫生官员的任命则成为强制措施,因此其数量从1872年的50人增加1900年的1770人。

然而,强调从接触传染说转变到反接触传染说,以这样的框架来定位公共卫生改革的简单观点是经不起检视的。虽然医学理论确实会影响公共卫生改革,但疾病传播的观念并不那么简单。卫生改革者经常同时采纳接触传染说与反接触传染说的做法,以瘴气的观点来看待某些疾病,而将天花等另外一些疾病视为接触传染。病因观念不是唯一决定因素。地理、贸易、疾病经验、政治和经济都是影响政策的因素,法律和行政上的复杂性、金钱与专业知识,以及意识形态因素,同样影响了卫生改革。19 世纪初,城市凄惨的生活条件被视为不道德行为的诱因,因此早期改革借助主流的人道观念和福音观念来应对这些问题。其所促成的政治和改革议程结合了带有效益主义观念的家长制,致力于对都市穷人进行改造。因此,对都市环境性质的关切也结合了带有道德修辞的市民改良观念,以及社会改革的愿景。

中央政府在卫生改革中所扮演的角色同样受到历史学者质疑。不同城市有不同的问题和解决办法,这反映在地方的物质状况和社会经济条件中。公共卫生政策常发展出一套策略来应付地方问题,地方的作为影响相关措施,而全国性的立法则强调地方行动的需求。法律施行的程度也受到地方政治、社会与医疗环境的影响,因为建设蓄水池和下水道,以及规范住屋等卫生计划,本质上都具有地方性质。因此,相当大的责任不在于中央政府,而是由个别城镇扛起;当时的地方性解决方案和市民的改良信念又强化了这样的取向。

尽管在 19 世纪结束之前,只有少数欧洲政府像英国那样对行政结构做出如此重大的投入,但英国模式还是在很大程度上反映了在欧洲其他地方正在发生的事情。关注都市化和工业化所带来的问题以及对民众骚动的恐惧,是全欧洲的现象。这激励了使用统计学与病因学来探讨社会环境与道德的关系,这点可见于法国卫生学者的作品。对社会动荡的恐惧和瘴气说的医学理论结合在一起,引起了人们对都市环境的深刻焦虑。疫病证实了这样的恐惧,刺激了改革。例如,在巴塞罗那出现黄热病之后,法国就于 1822 年建立了永久性的高级卫生委员会(High Council of Health)。

尽管高级委员会和地方背景关系不大,但是在法国、德国、瑞典和俄国,可清楚看到地方响应对公共卫生的重要性。国家和各种地方机构、社团以及专业团体合作,一起来促进改革。然而,下面我们会看到,卫生国家机器的发展也遭到异议。

公共卫生的专业化

正如英国的案例所显示的,公共卫生的发展和医学专家的影响力增加有密切关系;他们既是新措施的倡导者,也担任技术顾问。为了解释此一过程,历史学者借由专业化与医疗化的概念来说明医生是如何伸张其专业技能的(参见第九章)。

近代早期对瘟疫的应对大多是由一般官员来执行的,到了 18 世纪,由于卫生的政治重要性提高,医疗人员因而获得更大的影响力。德语系国家的新规定要求行政当局必须聘任负责公共卫生的医官(physicus),法国与匈牙利则建立了医疗官员网络。皇家医学会体现了法国对医学的重视,其成员以公共卫生为手段来扩大医学的领域及其影响力。英国在 19 世纪 40 年代成立的医疗协会和压力团体(pressure groups)以及任命卫生官,都对推动改革起了重大作用。麦克斯 · 约瑟夫 · 德 · 佩腾科费尔(Max Josef de Pettenkofer)于 1865 年成为德国第一位卫生学教授,由此开创出日渐由专家取得公共卫生领导地位的新形势,他还在 1900 年创设了由医学专家组成的卫生顾问委员会。对专家的日益倚重是政府治理的大趋势之一,但在 19 世纪其他方面的专业化也很明显。这一点在成立专业机构方面表现得很显著,这些机构试图在制定公共政策、设置学院职位和设立卫生专业资格方面发挥更大的作用。根据此一说法,公共卫生改革、随后的细菌学(详见下文),以及卫生官员在道德状况与身体状况之间所建立的关联，使得医疗团体能将其权威施展在个人和社会团体上，并在公共领域维护其主张。在 20 世纪，随着公共卫生政策把焦点放在高风险团体上，公共卫生专家将他们的影响力扩大到包括学校在内的各种机构，以及对生育支持或是性病等问题的社会与政治关切上，这种权威因而得到巩固。

然而，必须谨慎看待所谓医生很快就能主导政策的说法。瑞典的医疗人员人数过少，以至于 19 世纪晚期之前的医学政策仍由一般官员所掌控。在法国和德国也可以看到同样的模式，而在英国，查德威克限制了医学对早期相关立法的影响。中产阶级对于都市环境是否需要改革的看法，通常比医学观点更有影响力。政策大多由公务人员所主导，而当局也不愿将控制权交给医疗人员。后者的社会地位在当时还不是很稳固（参见第九章）。即使到了 19 世纪晚期，除了英国以外，医疗人员很少能得到全职的职位，他们的待遇通常很差。直到细菌学兴起，医疗人员才取得对政策更大的影响力。

强调医学专家与专业化低估了其他行动者对公共卫生的重要影响。饮水与食物分析员、卫生访视人员、调查员、工程师和疫苗接种员等新的卫生官员获得聘任，并负起公共卫生工作的责任。他们的影响力范围相互重叠而彼此竞争，这导致了和医生的紧张关系。记者和社会评论家经常深入贫穷地区，并在出版物中揭露其骇人状况，这有助于刺激改革。政府经常和社团合作，其中不少社团为女性参与公共领域提供了渠道，这可清楚见于 1890 年之后在防治结核病与性病方面的努力以及婴幼儿福利的推动上。但在此同时，公众对公共卫生政策的反对，例如英国的反对疫苗接种运动，或是反对针对卖淫和性病的管制，使志愿组织参与到对改革的反对中来。虽然医疗人员也参加这些行动团体,并试图取得在某些决策领域的主导权,但我们不宜只用医疗化或专业化的角度来看待公共卫生。

衡量进步:1850—1914

衡量 19 世纪公共卫生影响的重点是作为进步指标的死亡率的下降。从 19 世纪后期开始,全欧洲的死亡率都降低了。尽管婴儿的死亡率仍旧居高不下,但平均寿命增加了,西欧大部分地区已经扑灭了霍乱,而其他传染病的流行程度也已降低。从英格兰和威尔士的粗略死亡率上可以看出传染病的衰退(参见表 12.1),巴黎经由饮水与食物传染的疾病所造成的粗略死亡率,在 1854—1889 年之间大约降低了 75%。

表 12.1　英格兰和威尔士的传染病,1848—1910:
每百万名男性(所有年龄)平均年死亡率的变化

	1848—1872 年	1901—1910 年	变化的百分比
传染病(全部)	7 517	3 282	−56
结核病	3 432	1 902	−46
猩红热与白喉	1 341	289	−78
伤寒与类伤寒	899	110	−88
天花	299	16	−95
麻疹	435	328	−25
百日咳	471	255	−46
流感	68	216	+318
霍乱	231	0	−100

	1848—1872 年	1901—1910 年	变化的百分比
痢疾	81	9	−89
腹泻与其他肠炎	1 102	874	−21

注：疾病分类是根据当代的看法。

资料来源：统计总局(Registrar-General's Office)。

　　托马斯·麦克翁在《现代人口的崛起》(*The Rise of Modern Populations*，1976)一书中对医学的作用不屑一顾,他认为营养的改善是关键,此一观点随后遭到挑战。西蒙·施雷特在《医学社会史》(*Social History of Medicine*，1988)这本期刊的第一期上发表了极具影响力的文章,他认为麦克翁低估了卫生改良的重要性,其他的修正主义者对这一观点表示支持(参见第二章)。虽然历史学者注意到了生活水平改善与社会稳定性增加对健康的作用,但他们还是广泛地接受了修正主义者的论点。饮水供应与污水排放的质量改善降低了传染病的流行程度,因粪便污染饮水和食物而传染的疾病在 1870 年之后快速减少。此外,更好的饮水供应和污水排放使城市居民可以将个人卫生观念付诸实践,其所带来的行为改变对罹病率和死亡率有重要影响。其他的公共卫生措施,像是建立隔离医院和消毒,也限制了伤寒或天花这类传染疾病的传播。

　　然而,进步远远不是一帆风顺的。强烈的区域模式出现了。虽然在 1870 年之后,欧洲所有地区都经历了流行病学转型,但在西欧和东欧出现了断层。东欧仍旧有传染病高罹患率的问题,例如俄国的婴儿死亡率仍居高不下,而乡村人口仍面临经常到来的时疫。此等状况和英国或普鲁士大不相同。这种差异不仅限于东欧。在意大利,农村水稻种植区的生活与工作环境使得疟疾的发病率在 20 世纪 20 年代和 30 年代仍居高不下。

这种差异延伸到了改革的规模上。国家的介入取决于很多因素:官员的精力、地方的压力和资源、问题的严重程度以及意识形态。不同的国家、地区与城镇有相当大的差异。虽然到了 1914 年,俄国的市政委员会已经显著改善了卫生条件,特别是关于隔离医院和消毒,但人们仍旧偏好便宜而非干净的水源。德国接受公共卫生的过程则相当缓慢。1866 年的霍乱流行确实激励比较富裕的城镇去清洁其都市环境,而国内与国际的卫生会议也鼓舞了卫生运动,但直到 19 世纪 90 年代,许多德国城市都几乎没有尝试改善都市环境。德国的状况并不特殊。要到 19 世纪最后十年,随着卫生服务的重组和新的卫生措施的实行,许多国家才进行更多的介入。

无法单以威权国家与自由派政府之别来解释这种差异。缺乏政治共识或是政治上的分歧会形成障碍,这阻扰了必要的综合卫生设施,19 世纪上半叶的英国因为社会—政治对立而阻碍了改革就清楚显示了这点。第三共和国时期(1870—1940)的法国也有同样的特征,效率不佳加上彼此竞争的团体施加压力,导致政府不稳定,进而限制了公共卫生行动。财政也是常见的问题,例如在俄国,地方政府有限的税收成了公共卫生计划的障碍。在其他地方,纳税人对昂贵的卫生措施的抵制限制了所能取得的成果。虽然有些城市积极处理卫生问题,但有些城市则不愿意为此花钱。

即便想要介入,该怎么做也不是简单明了的。克里斯·哈姆林对英国四个地区的重要研究显示,技术和法律的复杂让许多地

方当局感到困惑受挫,因而十分戒惧。^①地方的权力也不见得足以
解决地方的问题。正如 1901 年一份关于威尔士的城镇梅瑟蒂德
菲尔(Merthyr Tydfil)的报告所解释的那样:"卫生检查员不断指
出过度拥挤的状况,但在大多数情况下却无法建议该如何做,因为
被赶出去的人会无家可归。"^②进一步而言,对卫生问题的响应有其
地理特性和阶级面向。虽然改革的语言指向穷人习性、强调过度
拥挤和不卫生地区所带来的危险,但贫穷地区不见得能获得和富
裕地区同样的保护。早期改革运动的认知有其局限性,只专注于
基础建设工作,像是兴建污水下水道或是改善饮水供应。卫生当
局实行能够满足地方需求的政策,然而工作负担很大,尤其是在那
些只有兼职卫生官员的地区。

在此同时,公共卫生设施遭到抗议。俄国的医学社群对于改
革的意见分歧限制了行动。法国和英国的全科医生则对卫生政策
有所疑虑,担心公共卫生的做法会让他们失去付费的病人。除了
这些分歧之外,由于人们担心政府实施强制措施,还出现了积极的
抵抗。政府对健康和清洁等事务的干涉,很容易被认为是对个人
权利的侵犯。这样的关切可清楚见诸民谣与激进报纸对卫生改革
的反应,以及对英国疫苗接种法案的反对,其所表现出来的是对强
制措施的根本敌意。此种反对反映了自由派对国家干预个人生活
界限的看法,并提出了对公民权性质的讨论。不过对于改革或个
别措施的敌意也不仅限于意识形态。商人反对检疫措施,害怕传
染的地方居民则抗拒隔离医院的兴建。试图改变个人习惯或商业

---

① Christopher Hamlin,"Muddling in Bumbledome: On the Enormity of Large Sanitary
 Improvements in Four British Towns, 1855 – 1885", *Victorian Studies* 32(1988),
 pp. 55 – 83.
② *Twenty-Sixth Report on the Sanitary Condition of Merthyr Tydfil* (1901), p. 8.

做法的卫生改革同样会引起抵抗。

因此，必须探问公共卫生措施的影响和程度。区域和地方的差异使得大多数卫生改革与干预通常仅限于处理有关传染病的问题，这使得其他领域常被忽略，投入的重点则是要打造清洁有序的外观。参照本节讨论的各种因素来衡量公共卫生方面的进展，就可看出这是一个更为曲折的过程。

细菌学与公共卫生：1880—1914

历史学者宣称在19世纪最后20年这个细菌学的年代里，随着对健康的影响被划分为社会状况、环境状况，以及科学上所能探究的因素，科学以新的方式被应用在公共卫生上。细菌学带来的希望包括发现传染病的病因、改良诊断以及透过治疗来控制疾病。这使得风险人口以及可能成为带菌者的个人的社会行为，日益成为关注的焦点。在德国，罗伯特·科赫与其研究团队证实结核病是种传染病；在法国，路易·巴斯德对炭疽热疫苗的研究似乎决定性地断定了个体在疾病传播中所扮演的角色，以及医学介入的能力（参见第十章）。其结果是公共卫生的努力从具有包容性的预防医学措施，转变为更具排斥性而且把焦点放在了致病因子上，这创造出了新的干预意识形态，并且在欧洲国家扩大其福利机构的同时，提高了医学专家的权威。在新统一的德国以及第三共和国时期的法国，这点最为明显，细菌学为公共卫生措施的推广提供了正当性。透过一系列强调通报、隔离与消毒等做法的政策，主要的行动焦点不再是环境，而是人群。实验室诊断以及疫苗引进（细菌学研究使其成为可能），更助长了这一趋势。过去的卫生做法的重要性因此降低，得到细菌学支持的新行动则主导了公共卫生。

　　细菌学为既有的卫生措施提供了一套准则,重新强调了对个人进行隔离与消毒的重要性。细菌学提供了辨认致病微生物的办法,其所提出的愿景是透过隔离来进行预防与治疗。其所提议的解决方案较为便宜,对行政当局很有吸引力,而且无需对社会经济进行干预。例如,应对性病与结核病的立法是把焦点放在人传人与隔离受传染的个人上。英国和法国引进新的措施,规定某些传染病必须通报。政府建立起医学检查与家庭访视的体系,并且在港口和铁路为来自东欧的移民设立特殊的卫生设施,目标是疾病带原者。国家设立新的公共卫生实验室来进行检验与研究。此一过程的最佳范例是把巴斯德的理念予以制度化的法国,这里从 19 世纪 80 年代开始就设立了市立实验室,以及一系列作为研究和培训中心的巴斯德研究所(第一间巴斯德研究所于 1888 年在巴黎建立)。细菌学也提供了新的疗法,例如,于 1894 年引进了白喉抗毒血清,在 1896 年引入类伤寒疫苗。研发出新的血清并展开大规模的疫苗接种计划,例如法国在 1924 年、瑞典在 1927 年都实施了肺结核疫苗接种。

　　尽管诊断的创新以及白喉抗毒血清等治疗药剂的价值受到重视,但细菌学并未突然地改变公共卫生。它为既有做法提供一套新准则,但是像贫穷这类非特定、无法解释的疾病原因,仍然让人感兴趣。不同国家支持新科学的方式也不一样,它在法国与德国得到公众支持与投入,但 19 世纪 90 年代之前英国医学界对细菌学的价值缺乏共识,而且许多卫生官员仍旧坚定支持流行病学和卫生学。即便在法国,医疗人员对巴斯德与细菌学的反应也是视其效益而定:医界反应不一,全科医生通常不信任细菌学,欧洲其他地方也出现了这种情况。细菌学早期所提出的允诺实现得相当缓慢。如萧伯纳(Bernard Shaw)的戏剧《医生的两难》(*The Doctor's*

Dilemma，1916)所呈现的反疫苗情绪，揭露出民众和专业之间的紧张关系。疫苗的生产遭遇困难，原本被当成结核病奇迹药物的结核素(Tuberculin)，最后却失败，这也揭露出细菌学的极限。[①]

细菌学知识并不意味着抛弃旧观念。以水污染和土壤污染为基础的局部流行病学知识依旧持续存在，因为它们提供了合理的解释与当地行动的架构。在英国，卫生措施带来了改善，许多卫生官员只是将细菌学知识添加到旧有的传染病传播观念中，这创造出一套乱枪打鸟的做法。致病的微生物存在于人体与场所，因此以控制卫生和环境的方式来加以处理便显得合理。虽然出现一套关于如何介入的新语言，但目标通常一样。人们采用的往往是混合式的措施，例如英国对霍乱的应对焦点放在防止带原者入境，以及针对有利于霍乱传播的环境条件上。因此，公共卫生推动者与改革者在思考时，仍继续倚重结构性公共卫生改革、个人责任、卫生与道德等观念。对1918—1919年流感全球大流行的应对，显示出传统方法往往能为官员提供更有效的行动工具。

因此，细菌学的贡献是混杂不一的。细菌学促进了关于疾病病因与传播的新知识，但其带来的好处则不那么明显，而传统的公共卫生与流行病学做法仍有其重要性。细菌学也不是唯一鼓励把重点放在个人身上的解释方法，下一节将指出，其他潮流也鼓励把焦点放在个人身上。

---

① 结核素是科赫用甘油从结核杆菌萃取出来的药物。科赫在1890年宣布结核素可以治疗结核病，引起热烈反响，但后来发现并无确切疗效。关于这段历史，可参见 Christoph Gradmann, *Laboratory Disease. Robert Koch's Medical Bacteriology* (Baltimore: John's Hopkins University Press 2009), pp. 115 - 154。——译者注

退化与优生学

随着社会努力应付工业化、阶级分化与冲突，并且在偏爱科学的知识环境下对政府介入的需求日益增加，与退化、国家竞争力和优生学等观念相关的科学理论与社会理论的出现被认为是 20 世纪的欧洲现象。纳粹德国（1933—1945）施行的种族卫生政策被揭露之后，和优生学有关的观念成了人人避之唯恐不及的肮脏字眼；然而，对退化与优生的关切在当时的确延伸到其他的改革运动。以这种方式检视退化与优生学，会浮现一幅令人不安的图景，其所描绘的是科学观念与对生物适应的关切对当时的思想和公共卫生运动的影响。

在关于退化与优生学的辩论当中，都市化会败坏身体健康与道德健全的观念至为重要。我们之前讨论过，这些观念并不新颖，它们曾出现在 18 世纪的法国与俄国，而在 19 世纪中期则成为普遍的泛欧洲现象。它们建立在早期卫生改革者所采用的修辞之上，这些改革者将贫穷和社会状况联系在一起，并日益认为某些疾病是有遗传性的。达尔文关于进化的争议性观念为这些想法添加新的面向，并为其他人所利用。他的选择理论呈现在《人类的起源》（*The Descent of Man*，1891）一书中，而他的表弟弗朗西斯·高尔顿（Francis Galton）进一步发展了此种说法。高尔顿宣称，若天择不再淘汰现代社会的不适者，造成的后果将是人口遗传不良和疾病增加。随着 1870 年之后出现对都市化不良后果的恐慌，加上对科学管理社会的能力的信心增加，这些观念广泛流行开来。社会达尔文主义者警告称，都市化会对种族的未来造成不良影响，社会调查则指出下层阶级的健康不良情况，这让许多人倍感威胁。遗传概念加上道德范畴,结合对行为的看法,使得生病的穷人成为威胁生物秩序、社会秩序与道德秩序的代罪羔羊。军事上的挫败——像是意大利在东非的战事——以及出生率的降低,被利用来证明这些恐惧是正确的。退化论提供了一套语言,清晰地说出了许多关于遗传、健康,以及对都市化与民主化带来的动荡的忧虑,并将恐慌的焦点放在了国族未来的健康上。

20 世纪大多数欧洲国家出现的优生学运动便体现出上述观念。优生学既是社会运动也是科学。虽然不同国家的运动各自有其特定的组成,但也有共同的特征。优生学可粗略分为"消极的"(negative)与"积极的"(positive)措施。遗传观念的合理推演是要防止负面的特性传递给下一代,这是消极的优生学。于是,为了保护下一代,消极的优生学便提出"先天遗传比后天环境改善更重要"的论点。"积极的"优生学则主张采取政策来促进一个更强壮、更健康的社会。因此,优生学是透过控制生育或控制环境来改良国族与种族的。然而,对优生学做这样的评估,预设了一套一致的意识形态。单就国族的层次而言,优生学就涵盖了许多互相冲突的目标、观念与政治观点。优生学的特点就是一套复杂的科学议题与政治议题,这些议题彼此之间经常存在着紧张关系,难以清楚分疏。这使得不易取得共识,往往也难以产生明确的政策。

尽管退化论与优生学理论伴随着大量宣传,但优生学的相关立法相对而言却很少见(参见第十三章)。在英国,主要的医疗官员都反对负面优生学的措施,他们支持完整的健康护理,1904 年的《跨部门委员会关于体能衰退的报告》(*Report of the Inter-Departmental Committee on Physical Deterioration*)常被视为英国退化论思想的高峰,但其中主张使用社会与环境的改良措施来提升整体健康状况。退化和出生率降低所引起的恐惧,确实影响

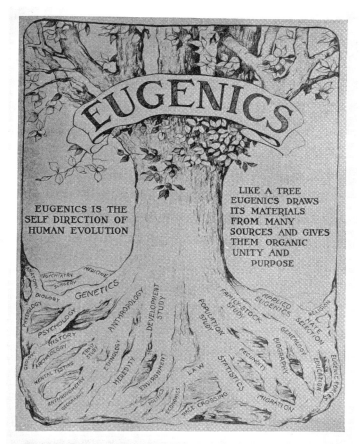

THIRD INTERNATIONAL EUGENICS CONGRESS, NEW YORK CITY, AUGUST 21–23, 1932
Introductory Wall Panel "The Relation of Eugenics to Other Sciences," based on a paper
by Dr. Harry H. Laughlin, Cold Spring Harbor, Long Island, New York

图 12.2 "优生学和其他科学的关系"(The relation of eugenics to other sciences)。这幅插画来自 1932 年 8 月在纽约的美国自然史博物馆(American Museum of Natural History)举行的"第三届国际优生学大会"(Third International Congress of Eugenics),该画描绘了优生学之"树"以及影响其成长的观念与学科。
图像来源:Wellcome Library,London。

了公共卫生与健康改革运动的语言。尽管人们会很容易地指出这些观念在纳粹德国达到高峰，但在大多数的欧洲国家，它们都向医生提供了一套强而有力的说辞，让医生能够结合原本对于都市化与婴儿死亡率的关切来推动更进一步的公共卫生措施。例如瑞典的案例就显示出，医生是如何使用这些论点来取得制定健康政策的关键角色的。法国、意大利与西班牙都很明显地利用退化论与优生学的论述来为公共卫生服务。它影响了妇幼保健的提供（参见第四章）。它改变了控制性病与结核病传播的措施，以及 20 世纪 20 年代与 30 年代鼓吹节制饮食、运动、日光浴与个人清洁的健康改良运动，也影响了健康教育和地方应对都市生活方式所带来危险的做法。下一节将指出，20 世纪公共卫生所涵盖的范围并不仅止于这些关切。

重新界定公共卫生：1919—2000

20 世纪 20 年代与 30 年代被描绘为国家医学的新纪元（参见第十三章）。若说在 19 世纪 80 年代，国家只扮演很小的角色，那么到了 20 世纪 20 年代，政府在医学专家和中央健康部门的引导下，涉入健康护理的程度则日渐加深。在 1918—1919 年的流感全球大流行好转之后，预防与控制疾病的信心增加，随着新管制架构的采用，焦点不再聚集于传染病，而是放在了人们的整体健康以及性病与结核病等社会疾病上。这带来一个问题：大多数 20 世纪公共卫生史的研究都专注于国家福利，偏好研究促进生育或是预防结核病的措施，而忽略了公共卫生本身。至于那些受到女性主义与福柯式社会控制概念影响的学者，就把上述努力概括为一则监视与社会规训变本加厉的故事，其典型范例就是关于性病的防治。

在 20 世纪 20 年代,公共卫生具有更强的国际面向。虽然国际主义已出现在 19 世纪晚期关于检疫的价值与疾病控制措施的辩论中,但到了 1918 年之后才成立由专家任职的新国际组织。刚成立的国际联盟(League of Nations,1919/1920—1946)努力的重点之一是疾病预防,这还得到了美国洛克菲勒基金会(Rockefeller Foundation)相当大的支持。1920 年设立了流行病委员会(Epidemics Commission),以便在疫病爆发时在各国范围内协调,1925 年在日内瓦和新加坡建立起更多的监测服务。国际联盟为公共卫生工作者出版专著,并从事有关霍乱、狂犬病与结核病的疫苗研究,还组织全国性的疫苗接种计划。在 20 世纪 20 年代,该机构热切地推动疟疾根除,以及对热带疾病的研究。洛克菲勒基金会这个慈善机构有其自己的规划。它偏好以国家为单位的预防措施,在 1916—1926 年间对法国结核病预防运动的支持可明显看出这一倾向。洛克菲勒基金会也对中欧做了大量投资,试图移植美国式的公共卫生模式,这种模式的目标在于流行病的预防而不是防堵。

虽然欧洲国家常怨恨国际联盟或洛克菲勒基金会的指令,但随着此种特权机构的扩大,以及 1919 年之后民族自觉运动和民主化运动的发展,各个国家还是建立了更多推动公共卫生的新机构。例如,波兰在 1918 年成立了公共卫生部,两年后法国成立了卫生、救助与国民保险部。随着政府扩充公共卫生计划,重点逐渐转向了人们的总体健康,不过这仍然受到既有基础架构的限制,一直在强调预防感染。苏联(1922—1991)对公共卫生进行了大量投入。透过清除沼泽、开发新地和治疗计划来对抗疟疾。牛痘的预防接种改为强制,也透过诊疗所来对付结核病与性病。虽然其他欧洲国家的改革没有持续那么久,但随着积极保健的观念取得新的政治重要性,公共卫生与国家医学的界限也就日渐模糊。这在人民阵线(Popular Front,1936—1938)统治下的法国最为明显。

桃乐丝·波特认为,这些公共卫生的新做法有个重要的要素,那就是社会医学。她认为,社会医学的支持者致力于将种种预防做法纳入有关国家在社会福利方面所发挥作用的国际辩论中。[1] 就概念而言,苏联试图废除预防医学与治疗医学之间的差别,这对社会医学影响甚深。苏联的观念影响了整个一代的公共卫生知识分子,在比利时、德国、法国和英国出现各种要将社会医学制度化的努力。在纳粹德国,随着种族卫生取得主导地位而采取了不同的做法(参见第十三章)。

然而,公共卫生的基础架构经常没有多大改变。在 1914 年前夕,公共卫生仍被认为是地方政府的职掌。资本投资经常花在地方当局已经有所投资的地方,例如,女性、儿童与婴儿的福利,或是结核病的诊所与疗养院。较少扩充其他的服务。若说 20 世纪 20 年代和 30 年代的公共卫生计划是 1914 年之前做法的延伸,那么,新的基本原理则是根据细菌学和社会卫生学而发展出来的。这为机构与卫生专业人员的网络提供了努力的目标,这点可清楚见诸防治结核病的大量投资中。

到了 20 世纪 20 年代,对流行病的控制已成常规,而辨认、隔离与打疫苗成了国家卫生计划的重心。这时展开了大规模的疫苗接种计划,预防天花、白喉与破伤风的疫苗接种成为常态。在工作场所,人们开始积极地透过医疗筛检、更好的卫生措施与食堂,来使工厂更有效率与更健康。人们设立大量的检查员和诊所来为社区

---

[1] Dorothy Porter, "From Social Structure to Social Behaviour in Britain after the Second World War", *Contemporary British History* 16(2002), pp. 58 – 80.

或特定团体提供服务。这点尤其可在对婴幼儿诊所的投入中看出来(参见第四章)。有关准备夹杂了对于社会经济匮乏的关怀以及医疗与教育政策,并诉诸已经建立起的环境观念以及将婴儿死亡率归咎于无知母亲的说辞,在针对穷人时特别如此。除此之外,儿童也成为提供学校医疗服务的目标。其他(包括慈善与地方当局的)服务则有推广运动、社会俱乐部和一些促进健康的身体与习惯的体育活动。

新的做法被推出,旧的做法被重新界定。这点可见诸英国、法国与德国对结核病防治计划的实质投入中。法国率先采用结核病诊所,德国则将焦点放在疗养院。这三个国家都建立起机构网络,由检查人员、健康教育以及护理计划来加以支持。这些机构的努力重点常是预防性治疗,这可见诸法国国家社会健康署的工作,或是意大利的疟疾防治运动。当时人们认为健康是个人和市民的责任,鼓励对健康教育的投入,而这些教育很多都是针对女性的。健康教育强调了体能文化与健康的重要性,并制作了广播节目与影片,指出卫生、营养、居家整洁与工作都是关键因素(参见第二章)。

第二次世界大战(1939—1945)后对健康护理进行了相当大的投入(参见第十三章)。虽然随着公共卫生的社会与政治支持度降低,这些投入转而偏好医院医学,但至少在战后初期仍旧推动了传统政策。战时经验突显了疫苗接种的价值,而启动的新计划则获益于药厂研发百日咳、小儿麻痹和天花等传染病疫苗。随着青霉素的引进,抗生素的发展改变了对结核病和其他传染病的处理方式。还有其他针对疾病预防的努力,例如,用 DDT 杀虫剂来对付疟疾就是明显的例子。虽然延续性仍旧存在,例如,清理贫民窟或是防止环境污染,明显的就是英国对于烟雾污染的应对,但公共卫生被重新界定。随着慢性疾病取代传染病而成为主要的关切,在强调长期风险与生活习惯的背景下,教育受到重视,焦点则转移到社会行为上(参见第二章)。

到了20世纪60年代晚期,公共卫生走到了十字路口。对于生物医学的大量投资使得焦点从预防医学转变为治疗医学。生物医学表面上的成功使得传染病研究的重要性降低,并出现以人口为基础、对慢性病更感兴趣的研究(参见第十章)。公共卫生的重要性降低了,官员逐渐担任起协调非机构性服务(non-institutional services)的管理角色。社会福利改革、人口老化,以及对生活习惯与疾病之间关联的流行病学研究,使得公共卫生扮演的新角色必须和当代对抽烟等单一议题的重视以及个人责任的观念更加协调一致。以风险与生活习惯为焦点的新议程主导了公共卫生,这在某种程度上是为了回应关于抽烟的辩论,也是在政策上采用实证医学(evidence-based medicine)的结果。随着健康护理的费用急剧增长,人们便把重点放在了鼓励健康的生活习惯上。在这个过程中,随着采用新的媒体技术,对广告实行管制,以及利用税收(像是香烟税)来鼓励健康行为,公共卫生专家的传统作用遭到削弱。

在20世纪80年代,对于艾滋病全球大流行的恐惧,以及国际对环境议题的重视——世界卫生组织的健康城市(Healthy Cities)计划是重要的代表——重新燃起关于公共卫生性质的辩论。虽然在过去的10年里日益强调基层医疗护理,并对健康教育和提升投入了更多的经费,但是,自由、隐私与强制之间的冲突在对艾滋病的应对里变得明显起来。21世纪对非典(SARS, Severe Acute Respiratory Syndrome)采取的行动,进一步提出在个人权利与社区健康安全之间如何取得平衡的问题。像肥胖这类和生活习惯有关的疾病,不仅带来新的挑战,也再度强调教育上的努力。结核病和性病的再起以及疯牛病(BSE)这类新威胁的出现,要求新的响应;不过,真正让疾病防堵的观念与公共卫生的角色引人注目的原因是对流感全球大流行的恐惧。

思考关于强制、自由与隐私等理念以及健康教育等问题,让我们能够将 21 世纪的公共卫生放在一个更长的历史之中。虽然 19 世纪那样的公共卫生工程计划已经较少见了,但公共卫生仍旧存在争议,并且受到国际、国内、区域、政治、社会经济以及专业的因素所影响。

扩展阅读

- George Rosen,*From Medical Police to Social Medicine* (New York:Science History Publications,1974)一书是对公共卫生的经典研究。

    Dorothy Porter,*Health,Civilization and the State*:*History of Public Health from Ancient to Modern Times* (London:Routledge,1999)一书是一部涵盖范围广的综合作品,其中探讨了公共卫生与福利的性质。

- 关于瘟疫,Paul Slack,*The Impact of the Plague in Tudor and Stuart England* (Oxford:Clarendon Press,1990)是开创性著作。

    Carlo Cipolla,*Fighting the Plague in Seventeenth-Century Italy* (Madison,WI:University of Wisconsin Press,1981)以及 John Alexander,*Bubonic Plague in Early Modern Russia* (Oxford:Oxford University Press,2003),则分别探讨了意大利与俄国的反应。

- 在注意到广泛的公共卫生议题之余,Annemarie Kinzelbach,

"Infection, Contagion and Public Health in Late Medieval and Early Modern German Imperial Towns", *Journal of the History of Medicine and Allied Sciences* 61 (2006), pp. 369 - 389 对地方层次的公共卫生发表了看法。

- 关于霍乱的影响有相当多的研究著作，Margaret Pelling, *Cholera, Fever, and English Medicine 1825 - 1865* (Oxford: Clarendon Press, 1978) 专注于理论辩论。Richard Evans, *Death in Hamburg: Society and Politics in the Cholera Years 1830 - 1910* (Oxford: Clarendon Press, 1991) 则检视了社会面向与政治面向。

  Peter Baldwin, *Contagion and the State in Europe 1830 - 1930* (Cambridge: Cambridge University Press, 2005) 一书从比较的角度讨论了传染病是如何影响欧洲公共政策的。

  Ann La Berge, *Mission and Method* (Cambridge: Cambridge University Press, 1992) 一书探讨了 19 世纪初法国的公共卫生情况。

- 关于维多利亚时代的英国，Anthony S. Wohl, *Endangered Lives: Public Health in Victorian Britain* (London: Methuen, 1983) 一书是好的入手点。

  至于更详细的研究，Christopher Hamlin, *Public Health and Social Justice in the Age of Chadwick: Britain 1800 - 54* (Cambridge: Cambridge University Press, 2009) 是对早期公共卫生运动最好的考察。

  Anne Hardy, *The Epidemic Streets: Infectious Disease and the Rise of Preventive Medicine 1856 - 1900* (Oxford:

Clarendon Press，1993)敏锐地分析了主要致死疾病在英国的传播与对人口的影响。

- 关于欧洲国家的著作较少。Dorothy Porter（ed.），*The History of Public Health and the Modern State*（Amsterdam：Rodopi，1994）提供了容易入门的概述。

  Manfred Berg and Geoffrey Cocks（eds），*Medicine and Modernity：Public Health and Medical Care in Nineteenth- and Twentieth-Century Germany*（Cambridge：Cambridge University Press，2002）、N. E. Christiansen and K. Petersen，"The Nordic Welfare States"，*Scandinavian Journal of History* 26（2001），pp. 153 - 156,以及David Barnes，*The Great Stink of Paris and the Nineteenth-Century Struggle against Filth and Germs*（Baltimore，MD：Johns Hopkins University Press，2006）则是较为详细的研究。

- 关于公共卫生的影响,最好的入门是Simon Szreter，"The Importance of Social Intervention in Britain's Mortality Decline，c. 1850 - 1914：A Reinterpretation of the Role of Public Health"，*Social History of Medicine* 1（1988），pp. 1 - 37。

  虽然探讨性别的研究不多,但Alison Bashford，*Purity and Pollution：Gender，Embodiment and Victorian Medicine*（Basing-stoke：Palgrave Macmillan，1998）提出了引人深思的说法。

- 关于20世纪的著作较少,与国家福利及优生学相关的讨论,读者可以参见第十三章的"扩展阅读"。Paul Weindling (ed.)，*International Health Organizations and Movements*，*1918 – 1939*（Cambridge：Cambridge University Press，1995)探讨了国际组织的公共卫生角色。

健康护理与国家

　　历史学者常宣称欧洲国家依循相似的演化路径，其福利模式最终殊途同归。关于国家健康护理的扩张的一种看法是：16世纪以来快速的人口增加使得中世纪时期所建立的福利机构无法负担，促使国家进一步干预。20世纪50年代的研究强调慈善的进步，20世纪60年代与70年代的历史学者则探讨欧洲政府在针对工业化所衍生的种种问题时，是如何以渐趋中央集权的福利政策作为实用的解决方案的。有学者注意到，福利和政府的发展与自由主义的相对力量有关，国家对健康护理的介入则关系到福利资本主义（welfare capitalism）的发展。就此观点而言，19世纪社会福利的发展牵涉到的是德里克·弗雷泽（Derek Fraser）在《英国福利国家的演化》（*The Evolution of the British Welfare State*，1973）中所提到的"工业化的逻辑"及其所带来的社会变动，以及家庭与社区之间紧密关系的瓦解。这种研究取向认为，随着政府日益关心人们的福利，这一发展是渐进式的。

　　这样的说法有些问题。它无法解释像瑞典这类工业化程度较低的国家为何也发展出类似的福利系统，不过认为福利国家的福利模式殊途同归的说法强化了现代性是大势所趋的观念。说出不一样的国族故事是有可能的，但正如彼得·鲍德温（Peter Baldwin）在《欧洲的传染病与国家》（*Contagion and the State in Europe*，2005）一书中所清楚指出的，福利史不能被化约为干预主义与自由放任，或是威权主义与自由主义的二元对立。学者已经跳脱了国族叙事以及关于福利政策不成问题的本质所隐含的预设，他们强调中央政府与地方政府之间的脆弱关系，以及地方主动性的巨大空间。他们检视国族文化、阶级关系的变迁、国家构造的性质以及医学专家的角色，以此作为解释现代国家越来越多地参与健康护理的方式。这带来了更为复杂的社会政策史，其所分析的主题包括性别、优生学与专业化，以及福利国家和现代性的关系。对福柯的追随者而言，福利代表的是规训的工具，首先规训的对象是不正常者和穷人，接着是整个社会体。虽然说20世纪80年代和90年代盛极一时的社会规训典范有时高估了医疗权威和国家权力对社会的渗透程度，但它也鼓励历史学者检视国家和医疗权威高涨的关联。

　　然而，国家影响力的影响层面究竟有多大也很难说，因为它不仅限于机构提供的医疗护理或是健康保险。例如，欧洲政府就积极涉入殖民医疗和军事医疗（参见第十四章与第十五章）。如对堕胎和医疗人员执照所进行的这种立法管制，也使国家涉入医学辩论和医疗实践中（参见第九章）。有关济贫和国家涉入医疗护理的史学研究也是错综复杂的。对护理与专业化的史学研究借助市场概念来强调政府在制订证照要求方面的不情愿（参见第九章与第十一章）。对公共卫生的研究则将国家干预的增加归因于疫病、医学知识的变化以及专业权威的提高（参见第十二章）。国家医学或公共医学在1939年之前通常指的是公共卫生，但医学社会史学者从更广泛的角度指出要以社会的医疗化以及医学专家与国家从19

世纪晚期开始取得的日益高涨的权威来界定正常与病态。以生命政治(biopolitics)为旨趣的研究认为,20世纪的医学结合了国家的强制面向而创造出新的权力领域;由于苏联(1922—1991)与纳粹德国(1933—1945)的公共医学带有更加威权强制的色彩,所以对这些国家所推动的社会工程的相关研究可以清楚地看出生命政治的研究取径。

本章所要处理的不是政府如何规范医疗(参见第九章)或处理卫生问题(参见第十二章),而是把焦点放在18—20世纪,检视国家所担任的健康护理角色。由于欧洲国家对福利的界定与干预虽有其相似之处但也有重要差异,因此很难将不同国家的体系化约为单一模式;然而,本章会勾勒出总体趋势。本章不会只指出何时发生哪些重要改变,而是以编年方式考察以下重要课题:为何欧洲政府开始涉入健康护理? 医生具有何种程度的影响力? 政治观念、干预的意识形态或社会与阶级的压力在多大程度上影响了国家?

国家、医疗与福利:1600—1870

欧洲国家的健康护理责任在16—17世纪与济贫体系关系密切,其动力反映在近代早期国家规模小、分散与各自为政的性质上。医疗服务以济贫为中心,而且基本上是地方性的,依赖地方资源,以穷人或短暂留住者为主要对象,若是其他的受助团体,则会被要求自行支付医疗护理或医药的费用。供应来源是不同机构与不同当局所组成的复杂网络,包括教会、教区、地方当局、慈善机构与个别的慈善捐赠者。瘟疫与其他疫病所带来的毁灭性后果迫使地方与中央有所行动,建立隔离医院并引进检疫制度和其他措施

（参见第十二章）。例如面对定期来袭的疫病，维罗那（Verona）的反应是创设一座济贫院并且进一步增加税收来帮助穷人。到了17世纪初期，许多城市当局已经为穷人发展出了一套复杂而非正式的医疗救济系统。其所提供的方式包括进入机构接受护理，或是以发放式济贫的方式向住在家中的穷人提供医药、食物或医疗救助。正如意大利和西班牙的例子所显示的，民政当局也管理共同的济贫基金和医院基金会（参见第八章）；在其他地方，民政当局聘用外科医生、内科医生及其他医疗人员来治疗穷人。教区的记录显示，生病的穷人通常会受到具有同情心的人道对待，能够享有一些医疗服务。

历史学者论称，16世纪与17世纪的欧洲发生了相当大的社会经济变迁，使得济贫系统必须扩大。人口增加与经济扩张需要新的救济方式，对游民以及社会失序的恐惧也影响了救济供应。正如本书第三章所指出的，宗教改革与反宗教改革创造出新的济贫原则，这些原则被用于维护宗教认同并强化社区价值。因此济贫系统不只是穷人人数增加引起的焦虑反应，还混杂着经济、道德与宗教的关切，将时运不济的"值得救助"的穷人与乞丐、妓女等"不值得救助者"区分开来了。

这些近代早期的源头是18世纪社会福利的滥觞，其扩张可以关联到资本主义与市场经济的出现、城镇的发展，以及由此导致的社会与家庭支持网络的崩溃。人口增加、社会流动性加强与工业化当然会对"前工业时代"的经济体系造成压力，但正如本书上一章所指出的，对社会福利的关切也反映了对重商主义日益增加的兴趣，以及将人口视为国家繁荣的根源。"医学警察"提供了一套规范原则，强调必须以卫生与其他福利作为强化国家的工具，不只如此，启蒙运动的人道主义、新政治哲学与道德哲学也强调政府干预的效用。俄国等国家所采取的形式是开明专制，许多欧洲国家也逐渐认为健康是政治力量与经济力量的根本。

不同政府对同样的问题有不同的反应，但可以从中发现大体的模式。基本上是透过隔离医院等专门机构、有限的机构性支持和发放式济贫等措施，将焦点放在应对疫病（参见第十二章）并且向生病的穷人提供救助上。德国创造出由市政医院、诊疗所和休养所所组成的网络，而路易十四治下的法国是以发放药包和派遣医疗人员来应对疫病，到了19世纪则引进了公众支持的医院与公共救助方案。虽然英国的《新济贫法》（1834）原本的用意是打消人们申请救济的念头，但也演化出一套围绕着劳动收容所的机构化救济体系。在19世纪60年代的丑闻①之后，随着当时的人开始把济贫院的病房称为公立医院，人们更加关注向生病的穷人提供医疗护理。新的立法允许设立独立的济贫法医院以及推动医疗服务改善，即使这些机构通常只提供最基本的服务，但对于那些无法以其他方式得到医疗护理的人而言，它们仍旧是最重要的医疗护理提供者。除了这些机构之外，许多欧洲国家聘用医生来监督疾病预防措施或为穷人提供医疗救助。一般认为发放式救助比机构护理更有价值，例如法国在1794年建立起慷慨的公众救助计划，于每个行政区设置福利局（Bureaux de Bienfaisance），提供药物并聘请医生治疗生病的穷人。欧洲国家渐渐负担起新的义务，包括疫苗接种计划或是精神病患者的护理（参见第十六章），并且在医疗上扮演监督的角色。

为了解释这一过程，历史学者彼得·拉斯列特（Peter Laslett）

---

① 英国医学期刊《柳叶刀》（The Lancet）在19世纪60年代刊出一系列文章，揭发劳动收容所医院恶劣的环境，引起相当大的关注。——译者注

提出了"核心困苦"（nuclear hardship）的概念，通过 18 世纪晚期与19 世纪向核心家庭的转变，个人日益依赖正式的救济系统。拉斯列特的假说让人注意到缺少地方资源或家庭资源是如何影响济贫与个人选择的，但它无法适用所有的欧洲国家。此一假说并没有说出完整的描述。公家涉入医疗护理或为医疗护理提供经费，并非只是由需求所推动或是工业化的结果；欧洲国家在 1750 年之后对赤贫现象开始感到不安，由此改变了对待济贫的态度。这些关切结合了改善国家效率的愿望与降低济贫成本的需求，继而创造出一套救济系统，其设计目的在于施加社会控制与道德控制。对于福柯学派而言，这种想要创造出纪律良好且健康的对象的尝试，是日益支持扩大国家控制的意识形态转变的一部分。关于此过程常举的例子是 1834 年《济贫法修正法案》（Poor Law Amendment Act）对英国济贫系统的改革，该法案围绕着低于舒适原则①及劳动收容所的鉴定，来遏阻赤贫化并降低福利开支。德国引进的埃伯菲尔德体系（Elberfeld System）也激起了同样的辩论，此一系统的目标是针对需求来提供护理以减少救济开支，并鼓励穷人重新工作。一般认为这些观念导致收容式济贫［indoor（or institutional）poor relief］的条件往往有辱人格或不充分。

在推动新济贫方案和国家资助机构方面，对于国力的重新关切发挥了作用。这些担忧使得瑞典提出一系列偏重于急性病救治的措施。同样的焦虑在法国也引发有关公共福利的辩论，但真正造成改变的是法国大革命（1789—1799），在此期间，立法者试图建立国家主导的福利体系。法国的改革揭示了影响福利方案的不同

---

① 低于舒适原则（less eligibility），指的是劳动收容所的生活条件要比社会最底层工作的生活条件更差、更不舒适，以吓阻穷人借由进入收容所接受救济来规避劳动谋生。——译者注

政治取向和价值观之间的紧张关系。平等和博爱的理想促成了
"视福利为一种权利或公共责任"的看法,但革命派的希望却遭到
抗拒国家干预者的反对,还受到经济自由、财产神圣及强大的地方
自主理念等观念所限制。在法国及其他地方,强有力的自由放任
观念和对慈善机构的信心,都限制了国家的干预。

　　历史学者在思考 19 世纪济贫的变迁与公共福利的性质时,强
调国家立法和地方实施之间的张力,而地方层级是这些服务会如
何发展的关键。在普鲁士,国家一开始不愿介入地方福利体系,相
信地方提出的解决方案是最好的。在瑞典,他们认为教区应该为
贫穷教友负责,这种观念于 1847 年在瑞典落实立法。城市与地方
当局经常扮演引进健康服务的关键角色,这可清楚见诸俄国在
1864 年成立新的地方行政单位(*zemstvos*),随之在许多乡村社区
出现以社区为基础的免费医疗护理系统。在欧洲其他国家,地方
对于服务的需求经常决定改变的步调,这使得都市和乡村的护理
模式反映出地方的福利意识形态、人口密度、地形与可达性。

　　国家的护理供给也不完全符合简单的进步模式。巴黎与柏林
的公共福利机构为社会各阶层提供了高标准的护理,但法国和德
国的其他地方并未复制这样的状况。某些城市与地区不愿意或无
法投入金钱,举例来说,在 1871 年之前法国有 40% 的社区没有福
利局。福利制度能得到的财政支持经常很有限,地方当局所提供
的医疗护理常被认为质量不良。在英国,即便地方医疗服务有所
扩大,但仍因对地方税赋负担增加的反对而受到限制。因此,许多
地区负责地方福利的组织仍旧依循传统的地方救济模式。

　　19 世纪并未势不可挡地转向公共救济,事实上,私人非营利组
织仍旧在提供医疗护理上扮演着关键角色。天主教与新教对慈善
价值的信念、市民的自豪、无私与自利因素的交杂都影响了慈善事

业的发展。医疗自助与互助风气创造出互助会（mutual aid society）的网络，并在穷人生病时提供支持。然而，即使存在私人非营利部门的力量，在私人慈善和公家供应之间并没有严格的区分。法国的慈善局在财务上同时受到公家与私人慈善机构的支持。政府和天主教会在西班牙合作成立服务于社会边缘团体的机构，这些服务减轻了公库的负担，创造出所谓"福利的混合经济"，其界限在 19 世纪逐渐被重新界定。

围绕着公共医疗的污名，使得历史学者认为济贫被避开了，而中产阶级则试图管控公共医疗的供应。这样的看法大多来自关于贫穷污名的社会科学研究。这样的研究创造出一幅简化的图景，强调了对立面，却忽略了国家机构提供的医疗救助对许多人而言是非常重要的资源。尽管收容式济贫和发放式济贫经常不足或有辱人格，但接受济贫者并非完全无助或完全失去希望。英国的穷人在《新济贫法》之下有权得到救济，尽管《新济贫法》起初遭到穷人的强烈反对，但他们确实接受了救济。学者们逐渐了解到救济经常是经过协商的。穷人有其专门机构，需要利用由家户结构和家庭或社区资源形成的公共服务。个人或一家之主经常决定利用地方政府的服务以避免困苦或因为该项服务本来就是他们所渴求的。

如本节所说明，扩大济贫范围的努力相当零碎，而且受到一系列因素的影响，这不只和工业化与需求有关，也和政治观念、救济的观念以及地方资源有关。尽管国家介入医疗护理和福利的范围日益明确，但地方上的、灵活的架构仍旧主导着救济。接受救济的人并非只是监控的牺牲者，他们使用一系列的策略来获得他们自认应得之物。结果导致的是护理的混合经济，国家在其中发挥有限但日益增加的作用。下一节将会指出，在 19 世纪晚期和 20 世纪初期此一福利混合经济的范围出现的改变。

健康与国家：1870—1914

历史学者常将 1870—1914 年描述为就医渠道与护理渠道的扩张时期。他们将此一扩张归功于国家，因为欧洲各国政府都建立起了新的福利服务和保险制度。国族建构的过程鼓励着对国家和国族提出新看法，因为既有的福利安排开始无法处理现代工业化社会所面对的问题。新的干预准则被提出，挑战了自由放任的观念。例如，法国的共和派就支持社会连带主义（Solidarism），主张相互扶持的必要性，并为广泛的福利方案辩护，这些方案是以社会责任的观念来平衡个人权利。社会调查员再度发现贫穷使人们对退化与社会动荡感到焦虑，由此，政府对福利的态度发生改变。关心都市化带来的危险、忧心社会与家庭制度的崩溃等，使得健康与福利变成政治问题。

欧洲政府为了响应这样的关切，建立起或扩充了救济体系、保险制度以及医疗服务。由于教会和慈善团体等私人非营利组织显然已经无法应对关于福利的要求，因此需要更加集体主义的解决方案。到 1914 年战争爆发时，公共医疗的面向和涵盖范围已有很大程度的发展。在此同时，医疗人员更为紧密地涉入民族国家和政策制定。新的健康优先事项促使政策发生转变，社会改革和保险制度范围扩大，涵盖更多的人。这个现象在英国非常明显：济贫法的医疗服务延伸到赤贫者之外的人，许多城镇在 1870 年之后追随伦敦的范例而建立起公共医院和诊疗所。对地方政府医疗服务的需求也增加了，不过和慈善医院相比，地方政府所提供的设施仍相当有限。健康护理通常不能和失业或鼓励生育等其他社会问题区分开来，但政府对保健提供的日渐涉入，促使个人与国家的关系发生改变。

各国都发生了政府与医疗专业之间的斗争，都发展出新的资助体系，都试图说服大众相信国家发起的规划是有利于社会所有阶层的，但各国对国家主义式的解决方案接受程度不一。不过大量的历史文献认为，就时程和重点而言，各国其实大同小异。欧洲政府确实彼此模仿，都按照本国的需求、财政情况与政治体系以及对国家干预的主流态度，来修订属于本国的福利规划。虽然给付很有限，但政府还是创立了意外、生病与失业保险制度。针对那些被认为会削减国力的特定疾病，则透过诊所和机构来处理（参见第十二章）。政府支持鼓励生育的政策，因此妇女和儿童成为主要的救助目标，其架构和做法反映了当时的性别意识形态（参见第四章）。德国、法国和英国建立了校医服务，还扩大公费的助产士护理、规范牛奶的供应、强调婴幼儿护理的改善。这些措施中有许多不只是为了治疗疾病，也是为了鼓励健康的生活习惯。

历史学者传统上认为德国体现了进步的社会立法潮流，其他欧洲国家群起仿效。普鲁士扮演着领导角色，于1871年统一后，它扩大了社会政策。在"铁血首相"俾斯麦的主导下，德国于19世纪80年代引进强制性的健康、意外与老年保险，经费是来自雇主和雇员。起先只有低薪的劳工必须投保，但到了1919年德国大多数人都已入保，这产生了一笔相当可观的基金，不只可用于支付个人从医院与医生那里得到的服务，同时也用于这些服务的现代化。一些欧洲国家追随德国的做法，不过在瑞典有些健康保险制度是自愿参加的。

法国则有另一套模式，学者们论称法国第三共和国（1870—1940）缓慢地引进了有效的福利与医疗方案，他们将原因归于经济与社会的落伍、对国家干预的抗拒,以及心胸狭隘的商业利益力量。这些说法都有些道理,在第三共和国初期由于共和国的未来还不确定,福利并非优先事项。建立公共救助方案的尝试虽引发讨论,但结果是遭到抵制,他们偏好由地方与慈善组织来提供,并由国家来支持自助机构。

不过认为法国落伍只是其中一种观点。用不同角度来思考法国的福利史,有可能发现简洁的福利编年史并非总是有效的。第三共和国虽然肇建之时就在意识形态上承诺要改善健康,但要到第一次世界大战爆发之前的 20 年,才对医疗护理进行实质性的投入。公共健康护理体系在 1893 年重整,1898 年引进工人的赔偿制度,并逐渐将一般医疗保险普及到相当一部分人口中。4 年后要求地方当局成立卫生局,到了 1914 年大约有 1/3 的法国医生都参与了公共健康方案。国家在医院和济贫院的花费超过了两亿零四百万法郎,免费医疗服务的花费则是两千八百万法郎,几乎占了全部福利支出的一半。若将促进生育的措施列入考虑,那么对第三共和国的福利制度则会有更加积极的评价。法国当时还设立了婴儿福利诊所来鼓励喂母奶,并且提供定期的健康检查。到了 1904 年,每个区都必须成立妇产院,提供完整的产前与生产服务。因此,第三共和国的福利制度从早期向穷人提供社会救助,转为支持更普遍的措施。

由于国家企图针对特定人群——例如,结核病与性病患者等——建立起一套监控系统来界定与控制不正常的人,因此国家医学的扩张也常被解释为现代化与医疗化的过程之一。如同民主化、经济发展与公办教育的成长一般,社会改革反映了集体化的过程与民族国家的成长,是迈向现代性的动力。受马克思主义研究取向鼓舞的学者将国家福利的成长归功于工人阶级领袖,他们勤力将政治力量的增长转化为帮助工人的国家方案。例如,英国选举投票权普及到所有的男性,就对福利有深远的影响,因为这创造出敢于提出主张的工人阶级与议会里的工党,他们要求提供更好的健康护理。然而福利也有其他的功能,对新马克思主义者而言,这是种控制的形式,是减少社会紧张和抗争的治标措施。例如俾斯麦在德国引进的保险方案,就被形容为一套反社会主义的措施,以及进行政治安抚与社会整合的手段。这些论点使人注意到健康护理改革在政治上与选举上的好处,而资产阶级政党、农民组织和商业利益也涉入其中。中产阶级通常扮演重要的角色,他们保护自己免于风险,这影响了国家福利的扩大,而上涨的私人护理费用及公立医院的吸引力和费用,又添加了更多扩大福利制度的诱因。因此,引进的医学方案通常是多阶层利益联盟的成果,需要微妙的政治平衡措施。

20 世纪 80 年代与 90 年代的女性主义研究,开始强调性别意识形态和女性行动对福利改革的重要性,研究兴趣从批判福利方案的歧视性质以及如何强化性别意识形态,转变为探讨行动者的问题,并将注意力放在女性的政治行动主义和影响力上。中产阶级女性扮演了刺激福利改革的重要角色,特别是在儿童与母亲的福利上。在不同背景下对母性主义意识形态以及国家政策的研究兴趣,强调了其中的共同模式,从而揭示出女性是如何与国家建立新的关系,以及如何挑战现有的社会制度与政治制度的。因此,福利改革是当时许多欧洲作者所谓的女性问题的一个组成部分。

历史学者也指出医生在国家医疗服务发展中所扮演的角色,他们将人们越来越相信用科学方法来解决社会问题与医学专家的影响力联系起来。在第三共和国时期,医生对新的社会立法有显著的影响力。在意大利、西班牙、俄国和土耳其,许多医生也担任政府职务并推动了社会改革。国家的职位不只带给某些医生财务上的好处，也提升了他们的政治影响力和医学专家权威性。然而，支持国家干预的生物学观念的人，不是只有医学专家，正如本书第十二章所指出的，退化论的医学模型和通俗模型在19世纪末的欧洲广泛流传，对医疗服务的供应发挥了强大的修辞影响力，特别是在与结核病、性病以及婴幼儿福利有关的医疗服务上。对民族衰弱与退化的恐惧影响了社会政策，历史学者对此深为着迷，并且将这恐惧关联到对生育的鼓励、优生学、种族卫生运动以及医疗福利方案上（参见第十二章）。

对于探讨法国第三共和国时期福利的历史学者而言，退化论观念至关紧要。对人口减少的忧虑在19世纪晚期对法国的影响，远超过任何其他欧洲国家，退化论观念受到普法战争（1870—1871）的挫败、出生率的降低以及殖民恐惧的鼓动。人口危机的表象提供了一套强有力的重新界定社会问题的语言，增加了法国对会因为性病、结核病、酗酒和高婴儿死亡率等问题而失去活力的恐惧。这些恐惧和对女性社会角色的看法有着密切关联，还表现在跨党派对多生育主义的支持上，这种多生育主义经常将女性化约为健康后代的繁殖者。就和其他欧洲国家一样，此时法国提出一系列的解决方案，包括体育运动和移民政策对人力资本的投入。虽然促进生育运动并没有说服法国夫妻多生小孩，但公共救助计划成了努力改善国族健康的关键行动。

就全欧洲来看，退化和优生学的观念具有相当大的灵活性，对民族衰落的恐惧直接或间接地影响了某些健康策略；然而令人惊讶的是，在1914年之前罕有明显的优生学措施付诸实施。复杂的科学与政治议题使得优生学运动经常处于紧张状态，以至于共识基础狭窄，难以提出明确政策。正如英国优生学学会的例子显示的,运动缺乏共识且充满矛盾,支持积极方法者(例如以学校的医疗服务来推动更健康的社会)和主张消极解决方案者(强制不适者节育)有所分歧,使得行动遭挫。即便是支持生育、对退化高度关切的法国,优生学运动也只获得有限的成功,因为其所强调的重点不是适者生存,而是强化了一个缺乏明确定义的法国民族。

即便政府开始去干预过去被视为私人领域之处,但重要的政治、社会与意识形态的阻碍,限制了这种干预的本质。传统的福利机构继续提供救济,介于国家、互助以及慈善机构之间的一套福利混合经济仍旧是基本的供应来源。例如在法国,慈善机构的努力超越了公家机构所提供的救济。尽管医疗服务由地方政府所提供,像英国的济贫法医院或是隔离医院就是如此,但许多医院主要仍是私人非营利机构。私人与慈善机构对于发展出新的服务相当重要,例如结核病的疗养院和治疗就是如此;它们也发挥刺激辩论的重要作用,这可见诸比利时(1899)、法国(1901)以及德国(1902)所成立的性病防治组织。在此同时,许多国家层级的方案是由互助组织或慈善组织的方案衍生而来。比利时的社会保险系统是由私人非营利的疾病保险网络发展出来的,英国的健康保险则以获得许可的互助会为基础,经费来自个人、雇主与国家。正如健康保险的例子所显示的,公家与私人的医疗组织经常互相合作,由此创造出一套在财务上可行而社会能够接受的混合系统。

这段时期,慈善与互助在护理结构中仍有重要的一席之地,但很少有福利计划是全面的或完全受到欢迎的。都市与乡村地区的服务仍有重要差异,不同城市之间的支出也有相当大的差别。虽然服务延伸到新的群体,但主要强调的仍是穷人和工人阶级,提供的服务也有限。特定的计划强化了性别预设,认为男性养家而女性是依赖者,母职是女性主要的责任。医生或许曾试图透过公共医学来扩大其权威，但这并不意味着他们毫不批判地接受国家所扮演的新角色。许多医生觉得治疗的自主性受到国家医疗服务的威胁，且常认为公共医学提供的是二流的服务，那些担任地方政府职位者则宣称他们的薪资低、工作重。这种对失去自主性的抱怨与恐惧，在全国和地方的层面上引起对抗。例如，德国的医生怨恨对健康保险组织的依赖，当抱怨被忽视时，德国的医生发动罢工，强迫健保机构和他们达成协议，赋予他们更大的自主性和控制权。荷兰和西班牙的基层医生也出现同样的抵抗，法国强大且组织良好的医疗专业则成功地影响了福利立法。反对者也不仅限于医疗人员。新的措施威胁到工人阶级的经费与自助传统，[①]健康访视者和其他检查人员对于工人阶级家庭来说是不受欢迎的打扰者。不同社会团体和党派对国家的社会责任有不同的观念。地方精英常使用私人非营利网络来提升他们的政治事业和社会地位，由此抵制中央政府和地方政府的倡议。正如瑞士的案例所显示的，这足以搅乱国家的社会福利计划。

如上述的讨论所揭示的，19 世纪晚期与 20 世纪早期的医疗福利并不单纯是国家服务扩张的故事。国家所扮演的角色遭到质疑，也受到许多不同行动者和观念的影响。关于退化的恐惧在多大程度上影响了国家福利计划的扩张，仍须平衡考虑对生育运动的支持、工人阶级运动的出现以及女性问题。随着新的服务和保险的建立，国家和传统福利机构之间的界限发生改变，然而，医疗服务渠道的扩张并不全然是国家推动所产生的现象，也不仅是医疗化和加强控制而已。

---

① 欧洲工人运动透过成立医疗互助金来招募工会会员、增进成员间的团结与筹募经费，国家办理的医疗社会福利对此种工运策略有削弱作用。——译者注

国家医学：1914—1939

英国在第二次世界大战后成为福利国家的这一看法使得 20 世纪 20 年代和 30 年代的变革一直被视为 1945 年后改革的背景。然而，第一次世界大战中各国的备战，既扰乱了当时的福利服务，也刺激了对战争至关重要的领域的改革。为了应付战争，欧洲国家采取措施来提升国族健康水平，因为人民的健康已经变得具有军事上的重要性（参见第十五章）。政府更直接地干涉人民：对日常生活以及工作进行管控，并扩大公共卫生服务；增加对性病和结核病的治疗措施，以及婴儿和母亲的福利，也建立起改善工作场所健康环境的措施（因此也提高了工作效率）。战争不是分水岭，而是加速了既有的趋势。

虽然国家在第一次世界大战时的扩张并没有伴随着意识形态的改变，但战后重建的观念，以及经历战争的人口损失之后想要重建国族的欲望有利于国家的介入，并且建立起一套有助于改革的新的健康优先事项。例如，德国在 1918 年挫败后兴起重建德意志民族的理念，这一理念在魏玛共和国时期（1919—1933）促成了疾病保险的扩大。在经历战时的巨大损失后，对于国族健康的深刻体认使得优生学和鼓励生育的旧关切重新流行起来。欧洲各国都表示，社会福利与医疗福利的方案能够消除贫穷，减少社会冲突并造就健康的国族。在这层意义上，战争在欧洲助长了强而有力的社会改革运动。

在 20 世纪 20 年代和 30 年代，各国政府在医学专家及新成立的中央健康部门的引导下，更深入地参与了健康护理的提供，其关怀超越了传统的公共卫生观点，在国家、私人非营利部门、家庭与企业之间建立起新的关系。这些关系的性质在各国中有所不同，但重点都没怎么放在传染病上，而是更为关注人们的整体健康。相关服务不是免费就是由健康保险来支付，其中免费的服务是针对穷人或是肺结核和性病这类社会病。结果，公共经费支持的医疗服务渠道变多，专业技能得到扩大，对于医学的治疗能力和医院医学的信心强化了这样的转变。欧洲的社会政策进一步趋向一致，各国彼此比较、研究医疗服务的供应方式，从而建立起相似的福利方案。一国接着一国推行退休金、失业保险与家庭津贴，也建立起福利健康门诊，成立性病诊所以及结核病门诊和疗养院，并且投资婴幼儿福利以及产妇服务。人们相信预防医学的价值：疫苗接种和免疫计划扩大，特别是针对肺结核的，并且发展出健康的教育方案（参见第十二章）。随着大众对公共服务需求的增加，更广泛的福利概念被提出，这鼓励了在协调和扩大公共服务方面的努力。例如在法国，共和国透过津贴与现代化计划进一步涉入健康护理，在 1933 年之前已提供超过四千三百万法郎用于医院兴建计划，到了 1939 年拥有医疗保险的法国人已超过两千万人。欧洲其他地方则透过中央卫生部门以及政府经费将健康护理系统化，这促使许多欧洲国家在不知不觉间将地方的福利与医疗措施国有化了。

优生学与鼓励生育仍然广泛流行。优生学观念从英国传播到北美、拉丁美洲、北欧、欧洲大陆和亚洲。对退化的持续恐惧促使政府发起对抗结核病与性病的运动，但欧洲却没有任何地方充分支持优生学立法。鼓励生育则更具说服力和更普遍。在战壕所承受的人口损失使得鼓励生育团体的声音能被全国听见，一股紧迫感弥漫在要努力降低婴儿和儿童死亡率与罹病率的周围。这些关切在法国最为明显。法国在 20 世纪 20 年代于地方上成立了高等生育委员会，并推动立法来阻止人口减少（包括禁止堕胎）、提高生育力以及发展儿童护理资源。在欧洲其他地方，鼓励生育则表现在鼓励大家庭的政策（例如在瑞典），扩大产前产后的护理以及改革助产士制度，并增加怀孕女性所能得到的国家福利上。但要到20世纪30年代，母亲的健康才得到更多关注（参见第四章）。

不应高估健康护理供应的全国性质：20世纪20年代与30年代的特征之一是福利仍旧相当零碎，政府的推动受到经济上的限制，经常同时受到左派与右派的抗拒。虽然中央扩大了其财政控制，但福利供应仍有显著的地区差异，地方政府拥有相当大的推动空间。这并不是中央创新者与地方保守派之间的简单较量。在法国，地方的实验和辩论对全国政策的决定相当重要，而且是由地方当局负责提供医院服务经费的。丹麦和挪威也有同样的状况，地方当局在推动社会政策上扮演中心角色。英国的地方政府在两次世界大战之间高度承担起健康护理的责任，是因为它们既抗拒又利用了中央的计划。在20世纪20年代，卫生所与诊疗所快速扩张，其中，婴幼儿福利与结核病服务是地方的主要举措。1929年宽松的《地方政府法案》（Local Government Act）激励地方政府扩大对健康护理的承诺和投资。《济贫法》下的医院被移转给地方当局并发展为一般医院。在大多数欧洲国家，健康服务的扩张反映了对地方政府控制权的支持与日俱增，以及国家对健康护理责任的增加。

尽管医疗人员在很大程度上参与了由公共经费所支持的服务，但那些想要捍卫专业自主或财务自主的医生对此并非毫不反对。医生的积极抵抗和不信任显示，公共医疗不仅仅是一个简单的医疗化模型；把注意力焦点放在使用服务的人身上，也会看到类似的情形。尽管使用公共医疗护理的人通常接受的是较低质量的服务,但许多人并非被动地接受护理,随着"医疗服务渠道是公民权一部分"的观念普及,他们就自己所能接受的救济进行谈判,为更好的条件发起运动,同时抵制医疗权威。

把焦点放在中央政府或地方政府,不该让我们忽视国家机构和慈善团体的关系演变。虽然它们建立的是复杂而不自在的伙伴关系,但受到双方意识形态和实用主义的影响,私人非营利组织仍与公家机构合作,这使得 20 世纪 20 年代和 30 年代出现了一些活跃的福利机构。例如在丹麦,公家机关和私人机构结合创建出退休金与健康保险的联合系统,这反映了保守的政府救助和自助观念。到了 1934 年,英国的私人非营利组织有 37％的经费来自国家,且在地方层次上尝试推动更大规模的合作。对不愿超支预算的政府而言,这代表了一种切合实际的安排,并且让私人非营利团体可以跟上不断增加的支出。并非所有的慈善团体和地方当局都欢迎这样的关系,双方皆心存警惕。尽管如此,欧洲各国政府仍依赖私人慈善来填补其福利方案的漏洞。

20 世纪 30 年代的全球经济萧条对福利供给有重要的影响。高失业率使得健康、营养和失业成为关键议题,在此同时,救助政策开始模糊不同种类救济之间的界限,这点可清楚见诸威尔士的学校医疗人员的工作,他们进行健康检查并提供免费的学校餐点,这既是处理健康问题,同时也是在应付贫穷问题。经济大萧条不只促使接受福利救济的人政治化,也使得长久以来对于值得救济者和不值得救济者的区分开始瓦解。虽然在地方层面上,高失业率导致人们看待福利的态度改变,但政府仍旧想控制支出。社会福利预算遭到削减,例如在挪威,国家对于肺结核疗养院的支持减少,还放弃了社会福利立法。其他国家则由中央政府控制健康护理的支出。地方机构试图颠覆这些中央政策,由此揭露出地方和中央对福利供给的不同态度。

到了 20 世纪 30 年代晚期,出现复杂的福利供应网络,这反映出健康护理的提供常常具有不定而零碎的性质。在 20 世纪 20 年代和 30 年代,国家扩大其健康护理的责任,进而逐渐走向集体主义。虽然这个过程有许多不一致之处,但正如法国的例子所显示的,其带来的后果之一是,在地方政府层面上创造出微型的福利国家。虽然地域主义仍受到重视,但有越来越多的意见偏好更为全国性的做法。调查显示,由慈善团体和地方当局来提供福利的既有做法缺乏协调与效率,此一结果更强化了支持全国统一做法的观点。即便 20 世纪 30 年代对于国家福利远景的讨论没有实质的政策影响力,但却刺激出更多的辩论,进而影响了战时的讨论。

纳粹福利:1933—1945

有历史学者宣称德国在 20 世纪走的是条独特的道路。虽然不该视国家社会主义和法西斯主义为畸变,可是当历史学者在探讨现代性的问题时,仍会举纳粹种族政策的例子,以此来支持德国福利改革有其独特性的观点。然而,我们仍可看出纳粹政策与德国皇帝威廉时代(1871—1919)和魏玛时期(1919—1933)的连续性,因此不能将之视为与以前福利政策的决裂。例如就像许多欧洲国家一样,从 19 世纪 90 年代起德国采取改善婴儿与儿童健康的措施和广义的优生学政策,并着手处理酗酒、性病和结核病等所谓的种族毒素。魏玛共和国时期,社会卫生学提出的福利介入的思想为左右两派所利用,这也和欧洲其他地方所发生的状况类似。因此与其说有一条独特的德国道路,不如说希特勒所采取的政策可被视为欧洲其他地方的种族卫生思想的激进暴力表现。

在希特勒的统治下,福利计划的焦点是要创造出一个单一种族的民族社群(*volksgemeinschaft*)。健康与生育等同于德国国族主义的一部分,社会问题则被医疗化。虽然纳粹还采用都市计划和经济学等其他社会与政治科学,但种族卫生却被提升为中枢政策。这并不意味着既有的福利体系发生剧烈变革。正如前面所提到的,魏玛共和国的福利体系已经包含了对社会卫生的重视;但在希特勒统治下则更加强调种族卫生、婚姻以及家庭,并视之为国家必须积极承担的责任,遗传健康(*Erbgesundheitspflege*)以及保护种族(*Rassenpflege*)被明白地写入了福利政策。新的福利机构建立起来。强调个人责任与种族卫生的法案通过了,以此来改良种族,限制或消灭所谓低等或外来的种族团体。控制生育的措施遭到限制,自然生产受到鼓励。1934 年展开绝育计划并很快就达到庞大的规模。遗传健康法庭和上诉法院建立起来。1939—1940 年展开常被婉转地称为安乐死的计划,对精神病患者和残障人士进行大规模屠杀,接下来则是有系统地消灭犹太人。纳粹的政策与体系被出口到其所占领的国家,如捷克就强制实行了新的健康护理政策。

许多德国医生积极参与纳粹的福利计划,精英医生很快就参加了强迫节育和安乐死的计划。历史学者对于为何有这么多的医生参与极感兴趣,结果出现三大思想流派。早期研究强调医学思想和医学培训有助于将病人客体化,从而使医生能轻易接受纳粹政策。此一解释被另一叙述所取代,后者强调针对精神疾病所发展出的决定论的解释,对不治之症的无能为力,以及收容这些病人的成本的不断升高,促使医生相信消灭无法治愈者能让资源用在有希望治愈的病人身上。医疗专业在 20 世纪 20 年代就有必要降低较不具价值的病人所带来的负担达成一致,纳粹将这些观念激进化。然而,其他历史学者认为答案在于纳粹赋予医生的权威,不过事业野心、贪婪和某些医生的残暴性格也都是相关的因素。纳粹主义不只让医生自以为是德国种族健康的守护者,也增加了德国医生的收入和机会。

人们很容易看到安乐死计划和大屠杀,由此宣称纳粹所追求的种族卫生政策极为残暴,但纳粹也实施了进步的社会政策:促进身体健康和良好饮食,谴责抽烟,支持整体论医学(holistic medicine)以及由综合科医生担任家庭医生的观念。纳粹的福利政策和欧洲其他地方鼓励生育的政策以及对家庭与儿童健康的支持,有其相似之处。这不是要忽略纳粹政权的残暴,而是要指出纳粹的福利政策不仅仅是节育或屠杀。纳粹的福利政策也没有完全成功,其健康护理体系既有成功,也有失败。因此,检视纳粹的福利政策必须看出其连续性,辨识出它和欧洲其他地方状况的相似之处,并指出种族卫生是如何主导德国的福利做法的。

医学与福利主义:1939—2000

第二次世界大战结束后的几年,人们又开始发展公共福利,但这不仅仅是一个扩张的问题。不同国家采取的政策、改革的进程以及服务的性质有所不同。1945 年之后的福利史可分为几个阶段。1939 年之前只有零零星星的规划,战后各国执行重建计划,健康护理的公共支出提高;因此,战后到 20 世纪 70 年代中期被视为古典福利国家的时代,其特色是先进行早期立法行动,接着扩张。健康护理费用占国内生产总值(GDP)的比例,随着国家提供健康护理的成本升高而增加(参见表 13.1),然而 20 世纪 70 年代和 80 年代随着经济不稳定,扩张速度减缓,由此进入焦虑与改革的时

期,在20世纪90年代福利涵盖的范围成为辩论重点。虽然这可能
意味着存在共识,但事实上国家参与健康护理经常引起争议,其所
建立的方案都是妥协下的成果。瑞典和英国各因不同的理由而成
为此一过程的范例。

表 13.1　国家的健康护理费用(占国内生产总值的百分比)

国家	1980 年	1985 年	1990 年	1995 年	2000 年
法国	5.6	6.3	6.2	7.4	7.1
德国	6.6	6.8	6.3	8.2	8.1
意大利	5.5	5.3	6.1	5.1	5.8
荷兰	5.1	5.2	5.4	5.9	5.0
挪威	4.9	4.5	4.3	4.3	4.0
西班牙	4.2	4.3	5.1	5.4	5.2
瑞典	8.3	7.6	7.4	6.2	6.3
瑞士	3.6	3.9	3.9	4.6	5.0
英国	4.9	4.9	4.9	5.6	5.5
美国	3.7	4.1	4.8	6.2	5.9
经济合作与发展组织(总计)	4.5	4.6	4.7	5.1	5.3

数据来源:OECD Health Data;*OECD Health Statistics* (database). 此数据基于 OECD
(2010),OECD Health Data 2010: Statistics and Indicators, www. oecd. org/health/
healthdata。

　　虽然有些国家的福利体系要比其他国家更慷慨,但彼此之间
有一定程度的趋同性。甚至在苏联,两次世界大战之间由意识形
态所驱动的健康政策在20世纪50年代和60年代也因偏好临床医

学的取向而黯然失色。[①] 此一扩张的原因引起历史学者的讨论,早期对 20 世纪社会政策的解释认为战时的经验创造出同舟共济的团结感或福利共识,但近来的历史学者已逐渐从其他角度来解释这种成长,包括政党赢得选举支持的必要性、社会福利专业人员影响力的增加、人口增长、相信旧有的福利供应体制是失败的这种想法,以及现代性计划需要采用福利政策等。此外,人们也注意到有利于国家进行干预的强大思潮,例如凯恩斯主义的观点、理查德·蒂特马斯(Richard Titmuss)对社会政策与社会整合深具影响力的著作、公民身份与普世主义的观念,这些皆有助于创造出国家干预有利于经济发展和个人自由的氛围。

传统上研究社会政策的历史学者认为,英国在 1942 年发表的《贝弗里奇报告》(Beveridge Report)是古典福利国家的蓝图,第二次世界大战则在英国孕育出社会连带主义与普遍福利体系的有利条件。一般认为战时经济的要求、紧急医疗服务(Emergency Medical Service,EMS)以及公立医院的缓慢现代化,都促进并正当化了政府在健康护理上所发挥的直接作用,其成果就是国民健康服务体系。根据这样的说法,紧急医疗服务建立起健康服务的雏形,但却暴露出其不足之处,提高了医院服务国有化的说服力。尽管《贝弗里奇报告》隐含这样的体系,但仍有必要重新讨论所谓战时团结的观念,并指出战后发展与 20 世纪 30 年代之间的连续性。因此,问题在于如何在国民健康服务体系的创立与长期趋势之间取得平衡。

有两件事很关键,一件是对福利的态度从施舍转变为权利,另

---

① 苏联在意识形态上强调预防医学,但结果仍和其他国家一样偏好临床医学。——译者注

一件是 20 世纪 40 年代社会立法数量的增加,但这也不是没有前例。虽然 20 世纪 30 年代地方政府已经承担起较大的健康护理责任,但第二次世界大战期间的扩张是由中央的经费支持的,1929 年的《地方政府法案》中所体现的行政效率的观念强化了这种中央集权的趋势。甚至贝弗里奇也使用两次世界大战之间的调查来设计他的社会福利蓝图。然而,影响国有化过程的重要因素还包括两项,一项是医界对于受地方当局控制是有所抗拒的,另一项是政府得与英国医学协会及医院主治医生妥协,这两项因素导致原先由地方政府控制规划的做法被否绝。就此而言,医疗专业对新的服务产生了很强的影响力,直到 20 世纪 80 年代,医疗专业一直利用这一优势。因此,国民健康服务体系与其说是共识的产品,不如说是在医生反对以及政治人物与专业人员的妥协下诞生的。

国民健康服务体系被设计成了一项综合性服务,由中央税收资助,在提供服务时免费。相较于之前松散的系统,新的医疗服务体系是一个巨大的进步。它创造出医院、综合科与社区医疗的三元系统,反映出专业的层次体系并强化了医疗人员之间既有的权力关系。综合科医生、牙医、眼科护理和药物处方等就医渠道扩及全民,但强调的重点是国有化的医院服务。公共卫生和基层医疗护理受到冷落,而在意识形态、专业与物资方面对医院医疗进行重大投资(参见第十二章)。国民健康服务体系极受民众欢迎,很快被接受。

然而国民健康服务体系并不代表战后唯一的健康护理体系,虽然贝弗里奇提供了一套普世主义的蓝图,却演化出三个基本模式。英国、瑞典和西班牙实行的是将医疗服务国有化的公共系统,而意大利、葡萄牙和希腊在 20 世纪 70 年代和 80 年代走向就医渠道的普及化,但国家并未排挤私人非营利或私营部门,多元主义和

私人健康护理仍旧存在，只是普世主义被整合到社会政策中。在
欧洲，更普遍的是基于保险原则将公共和私人供应相混合的模式，
在这种模式下，由社会保险保障国民能够获得私人机构所提供的
医疗服务，德国和法国的做法都具有此一特色。在联邦德国，纳粹
的福利政策有一部分留存了下来，继续依靠家庭护理和强制住院；
法国则创设了一种分散化的系统，互助的资金由雇主和雇员提供。
美国所代表的是另一种系统，基本上是私人保险系统，但对于老人
或穷人等特殊团体的护理则以补贴的方式达成；在 20 世纪 90 年
代，随着福利支出的增加，此一私人保险模式开始吸引欧洲的注
意力。

　　各国在福利方案的性质以及公家服务的扩大速度上有所不
同。丹麦的社会民主党以及其他的左派，很快就扩大了国家的健
康护理，走向普遍主义；苏联则由于经济效益差而削弱了乐观的健
康护理计划。这样的差异以及福利计划在实施上的缓慢不前，反
映了利益团体、立法者和财政的复杂互动模式。即使女性团体在
决策过程中扮演的角色没那么重要，但天主教会、工会、保险公司、
制药公司以及稍后的自助团体却都影响了政策的判定。这一点在
瑞典和后佛朗哥时代的西班牙很明显，这两个国家的工人运动推
动了国家福利的扩张；20 世纪晚期，艾滋病政策的发展与服务让人
注意到自助团体所扮演的角色。自助团体与政府的协商不只造成
了拖延，也影响了既有的服务结构。

　　一般人很容易认为医生是福利方案的主要受益者，但他们和
国家的关系很少是单纯的。惯于自律且自主性高的医生经常反对
改革。在法国第四共和国（1946—1958）垮台之前，医疗工会联合
会（Confédération des Syndicats Médicaux）有效地否决了健康服务
改革。然而，正如国民健康服务体系的例子所显示的，福利体系经

常会强化既有的医疗阶层关系,医疗专业人员能够施力之处不仅限于政策的制定,还包括护理的提供以及优先顺序的界定。不令人意外的是,很快就出现了质疑医疗权威界限的声音。

就在人们对专业主导表示担忧的同时,最初的乐观情绪于20世纪50年代和60年代开始消退,因为有证据表明健康不平等现象依旧存在。事实证明,全面的健康护理体系很难管理,也很难筹措经费。病人的要求与期望提高,昂贵的新医疗科技与治疗步骤,再加上来自医生的需求都导致成本增加,就像通货膨胀一样。战后婴儿潮所带来的人口结构的转变,以及罹病模式向慢性与退化性疾病的转变,都带来更进一步的压力。结果造成20世纪60年代典型的短期福利危机,由此发展出来的管理解决方案,试图融合中央规划、健康需求和经费来源。欧洲国家重组其服务,引进病人付费或是扩大对护理提供者的管控。英国国民健康服务体系的不断改革是反复重组的最佳例子。

1973年石油危机之后的经济萧条对福利计划有所影响,服务的支出开始超过国家的能力,特别是昂贵的医院服务。丹麦失业率的增高和人口老化,迫使公共福利被削减;联邦德国也对社会支出实施同样的限制,削减了健康福利津贴。这时出现的共同现象是:医疗成本提高,人口老化以及长寿的慢性病人数量增加,加上更高的期待和要求,都增加了健康护理的支出。

然而,批评与经济不景气并没有导致彻底的改革。政府减缓福利扩张的速度,并努力使支出的发展能和经济发展一致。在20世纪80年代,政府仍不想进行激烈的改革,而是减少开支、提高效率并且将某些成本移转到病人身上。注意力被放在健康教育上,重点在于提倡健康的生活习惯,避免吸烟、饮酒与没有安全防护的性行为等特定风险行为,试图借此降低成本(参见第十二章)。政府越来越注重护理的有效性与质量,以评估成本价值并鼓励问责。经费的限制使健康护理的配给受到影响。法国在 1983 年引进医院病床收费制,并在次年实施更为严格的财政控制以减缓开销的增加。政策制定者和健康护理供应者日益重视病人的筛选与优先级别。

但经济因素只是改革原因的一部分,对于为何进行福利改革还可找到其他的解释,包括政治上的必要、决策者的世代交替以及对福利和公民身份的新看法。那些最需要免费护理的人无法受到帮助,因而,普遍主义名不符实,遭到攻击,人们认为有必要在公民和国家之间订立新的福利契约。传统上有一种假设,认为比较穷的人获益最多,虽然这个预设在 20 世纪 80 年代的研究中受到挑战,但仍然有人担心普遍主义正在造成一种依赖文化。随着家庭结构、雇用模式、日益增加的不平等,以及人口老龄化导致的对公共服务需求的增加,欧洲政府根据美国理论家的著作,更为强调必须选择性地分配福利。这些观念其实并无新意,在许多方面是重复了早在 20 世纪 50 年代就已经表达的关切,但结合公共与私人福利的美国式福利国家观念,在欧洲越来越有影响力。例如,意大利在 20 世纪 90 年代的改革就使它更为接近美国模式,其目标是创造出一个更为分散、在管理下进行竞争的系统。这些观念也出现在撒切尔治理下的英国(1979—1990),其支持国民健康服务体系改革、准市场制度、竞争和消费者选择以及私人医疗,这不只带来了重组,也使得管理人员成为提供健康护理的关键人物。随着福利主义的文化受到挑战,个人式解决方案要比集体式方案更受重视。

结　论

对于社区、个人与地方责任的重新强调,导致国家、保险公司与专业人员之间形成复杂的互动网络,从长远来看,这些变化和早期的做法有呼应之处。地方与中央集权之间,特别是地方自治和政府之间的势力冲突,以及混合的护理经济,都是 18 世纪以来的福利特征。有关 18—20 世纪的国家医疗服务的提供可以放在如下的背景下:过去三百多年来,国家、非营利性和私人护理之间的新关系是如何演化的,以及这些关系是如何受到社会经济、政治、意识形态变迁以及私利影响的。国家的医疗护理责任不该从现代化的角度来加以解读,也不只是需求或医疗化所带来的结果,而是由协商、冲突与共识所影响的复杂而崎岖的过程。

扩展阅读

- 虽然很难推荐一本综合概述,但 George Rosen, *From Medical Police to Social Medicine* (New York: Science History Publications, 1974) 和 Dorothy Porter, *Health, Civilization and the State*: *History of Public Health from Ancient to Modern Times* (London: Routledge, 1999) 这两本书是精彩的入门。

- 关于近代早期的济贫事业,参见 Brian Pullan, *Rich and Poor in Renaissance Venice*: *The Social Institutions of a Catholic State to 1620* (ACLS History E-Book Project, 2008) 及 Paul Slack, *Poverty and Policy in Tudor and Stuart England* (London: Longman, 1990)。

Ole Peter Grell and Andrew Cunningham （eds），*Health Care Provision and Poor Relief in Northern Europe 1500 - 1700* （London：Routledge，1996）一书是从比较的角度进行叙述的。

有大量的著作探讨 19 世纪，其中关于英国《济贫法》的研究很多，优秀的入门是 Anthony Brundage, *The English Poor Laws 1700 - 1930* （Basingstoke：Palgrave Macmillan，2001）。

关于法国，参见 Jack Ellis, *The Physician-Legislators of France：Medicine and Politics in the Early Third Republic* （Cambridge：Cambridge University Press，1990），以及 Timothy Smith, *Creating the Welfare State in France 1880 - 1940* （Montreal and Kingston：McGill-Queen's University Press，2003）。

Young-sun Hong, "Neither Singular Nor Alternative：Narratives of Modernity and Welfare in Germany，1870 - 1945", *Social History* 30（2005），pp. 133 - 153 检视了德国福利的发展。

- 关于优生学的影响，参见 Robert Nye, "The Rise and Fall of the Eugenics Empire：Recent Perspectives on the Impact of Biomedical Thought in Modern Society", *Historical Journal* 36（1993），pp. 687 - 700。

M. B Adams （ed.），*The Wellborn Science：Eugenics in Germany，France，Brazil and Russia* （New York and Oxford：Oxford University Press，1990）。

Gunnar Broberg and Nils Roll-Hansen （eds），

Eugenics and the Welfare State：*Sterilization Policy in Denmark*，*Sweden*，*Norway and Finland*（East Lansing，MI：Michigan State University Press，2005）一书提供了很好的检视。

Daniel Pick，*Faces of Degeneration*：*A European Disorder c. 1848 － 1918*，1993 edn（Cambridge：Cambridge University Press，1993）一书是对退化论观念之影响的开创性研究。

Seth Koven and Sonya Michel，"Womanly Duties"，*American Historical Review* 95(1990)，pp. 1076 － 1108 是对女性与健康护理政策的最佳综览。

- 20 世纪公共医疗的维度很广,因此,相关文献的范围也相当广泛。参见 Helen Jones，*Health and Society in Twentieth-Century Britain*（London：Longman，1994）。

Anne Hardy，*Health and Medicine in Britain since 1860*（Basing-stoke：Palgrave Macmillan，2001）一书提供了优秀的导论。

Peter Baldwin，*The Politics of Social Solidarity*：*Class Bases of the European Welfare State 1875 － 1975*（Cambridge：Cambridge University Press，1992）一书则从比较的角度进行了讨论。

- 关于两次世界大战之间的地方当局的医疗,Becky Taylor，John Stewart and Martin Powell，"Central and Local Government and the Provision of Municipal Medicine，1913 － 39"，*English Historical Review* 122(2007)，pp. 397 － 426 阐明了供给的多样性,以及地方医疗服务的重要性。

- 关于对性病的反应,参见 Roger Davidson and Lesley Hall (eds), *Sex, Sin and Suffering*: *Venereal Disease and European Society since 1870* (London: Routledge, 2001) 所收录的文章。

- 关于结核病的著作相当多,Linda Bryder, *Below the Magic Mountain*: *A Social History of Tuberculosis in Twentieth-Century Britain* (Oxford: Clarendon Press, 1988)仍是开创性的研究。

- 关于促进生育论与母职,参见 Deborah Dwork, *War is Good for Babies and Other Young Children*: *A History of the Infant and Child Welfare Movement in England 1898 – 1918* (London: Tavis-tock, 1987)。

  Susan Pedersen, *Family, Dependence, and the Origins of the Welfare State*: *Britain and France 1914 – 1945* (Cambridge: Cambridge University Press, 1995)。

  Paul Weindling, *Health, Race, and German Politics between National Unification and Nazism 1879 – 1945* (Cambridge: Cambridge University Press, 1993)。

  Michael Burleigh, *Death and Deliverance* (London: Pan, 2002)一书深具洞见地检视了纳粹德国的福利政策。

- 关于苏联的健康护理情况,Susan Gross Solomon and John F. Hutchinson (eds), *Health and Society in Revolution-ary Russia* (Bloomington, IN: Indiana University Press, 1990), 以及 M. G. Field, "Soviet Medicine", in Roger Cooter and John Pickstone (eds), *Medicine in the Twentieth Century* (London: Routledge, 2000), pp. 51 –

66,是优秀的英文研究著作。

- 关于公共卫生,参见前一章的"扩展阅读"。

- 关于第二次世界大战的冲击,参见第十五章的"扩展阅读",以及 Charles Webster, *The Health Services since the War. Volume I：Problems of Health Care. The National Health Service before 1957* (London：HMSO, 1988)。

虽然关于英国国民健康服务体系的著作很丰富,但其中,Charles Webster, *The National Health Service：A Political History* (Oxford：Oxford University Press, 2002),以及 Geoffrey Rivett, *From Cradle to Grave：Fifty years of the NHS* (London：King's Fund, 1998)是易读的导论。

关于比较研究,可参见 Ellen Immergut, *Health Politics：Interests and Institutions in Western Europe* (Cambridge：Cambridge University Press, 1992),或是 Anna Dixon and Elias Mossialos, *Health Care Systems in Eight Countries* (European Observatory on Health Care Systems, 2002)。

对 20 世纪健康政策有兴趣的读者,参见 James Morone and Janice Goggin, "Health Policies in Europe", *Journal of Health Politics, Policy and Law* 20 (1995), pp. 557 - 569。

David Wilsford, "States Facing Interests", *Journal of Health Politics, Policy and Law* 20(1995), pp. 571 - 613; Christopher Pierson, *Beyond the Welfare State*? (Cambridge：Polity Press, 2007)探讨了有关福利的政治经济。

医疗与帝国

　　帝国主义有许多形式：正式的与非正式的，文化的、政治的或经济的，而这些形式也随着时间而改变。近代早期的长途贸易激发了欧洲对于外在更广阔世界的认识，先后在美洲与太平洋地区建立起殖民属地。到了17世纪，包括法国、荷兰与英国在内的欧洲强权，发现殖民会带来战略上和经济上的优势。征服、贸易或移民推动了扩张，不平等条约、武装干预乃至和商业、传教、军事与医疗等利益相关的干预主义意识形态皆推波助澜。19世纪是"帝国的年代"。欧洲国家借着参与侵略性与竞争性的战事来取得新的殖民地，在非洲尤其如此，并将其非正式帝国推展到南美洲、中国与日本。虽然各殖民地的状况并不相同，也不是建立在相同的缘由上；然而，那种认为欧洲国家将文明带到世界各地的信念让帝国产生了强大的魅力。尤其是在19世纪末，医学的发展进一步提升了这样的自信。

　　随着20世纪60年代殖民地自治化的开始，历史学者开始检视殖民背景中的医学史。对帝国的兴趣到20世纪90年代开始流行，而研究也开始超越了过去的外交史，呈现出帝国是如何包罗万象的，以及它是如何对现代世界的构成产生重大影响的。此一转向发生在各个次学科中，也反映了后殖民理论的采纳以及对全球政治秩序的当代关怀。医疗与帝国的历史书写出现了几个大趋势。其中之一是把焦点放在西方医学是如何影响非西方国家的发展的，这里指的基本上是临床医疗、卫生、疫苗注射、健康教育和个人卫生。起先，学者们宣称西方医学从都市中心（伦敦或巴黎）传播到边陲（孟买或开普敦），殖民地采用西方医学知识和实践，这有助于现代化并改善健康。之后的研究则提出应该将医学视为"帝国的工具"。在此一架构下，西方医学与当地医学的冲突被夸大，殖民医学被化约为霸权与抵抗的问题。

虽然历史学者一直使用中心与边陲的概念，但 20 世纪 80 年代出现一个更具批判性的研究取向，拒绝中心与边陲的僵硬二分，转而强调理念、实践和个人事业的交流。受到新帝国史（new imperial history）和底层研究（subaltern studies）的影响，学者们从 20 世纪 80 年代晚期开始探讨殖民的脉络，认为它不只促成了热带医学等新学科的发展，也影响了欧洲的实践和观念，他们还指出交流比传播更为普遍，殖民地对都市中心有相当大的影响。在某些区域，欧洲与殖民地的医生对当地医疗嗤之以鼻（例如在南非）；在某些地方，他们又表现出一种不情愿的佩服（例如在中国）。历史学者们承认殖民医疗没有单一模式，不同的治疗方法同时并存、互相重叠。有研究成果进一步指出，医疗人员绝对不仅是帝国的工具，殖民医疗（colonial medicine）也不仅是殖民地的医疗（medicine in the colonies），而是通常经历过协商、适应与吸收的过程。正如戴维·阿诺（David Arnold）或马克·哈里森（Mark Harrison）对印度的研究所清楚显示的，新的殖民医学史研究成果对于医学观念和做法是如何经过协商而适应当地环境的，提出了更为细致的理解（参见本章"扩展阅读"）。这并不意味着否认殖民医疗是被用来支持欧洲控制的理念或是白人统治团体的价值观这一看法；而是说控制经常是预料之外的结果，并非原本就是目的本身。医学并非有意被当成一种殖民力量来加以推广，相反地，如南非与印度的情况所显示的，殖民医疗政策是划地自限的，主要是为殖民部队与行政当局服务的。

　　本章在这些史学趋势的基础上探讨殖民医疗互动的性质，以及它们对于医疗实践和医疗机构的影响。重点是西方医学和殖民主义的关系，而非检视印度的尤纳尼医学（Unani）或阿育吠陀医学（Ayurveda）等当地的医疗系统。在思考这样的关系之前，必须先强调的是殖民主义涵盖了将近五百年的时间，而殖民互动发生在不同的地方、地理条件、气候以及社会经济与政治脉络中。这些区域与脉络存在着显著的差异：在澳大利亚或新西班牙（墨西哥）等追求自给自足的白人移民殖民地（settler colonies）与在非洲和南亚的殖民地不同。在阿根廷与中国等所谓非正式帝国，经济、文化与医学的影响携手并进。不同的帝国强权采取不同的做法，例如西班牙的殖民政府就采取了比英国更为中央集权的方式。这些差异影响了殖民医疗的形式，在某种程度上也造就了其复杂性。

种族与医学

　　正如沃里克·安德森（Warwick Anderson）所指出的，医学史学者经常认为"生物医学的主体是（一个）通用的主体"，且最主要的是白人。[①] 对当时的人而言，此种概念隐含着欧洲优越性的信

---

① Warwick Anderson, "How's the Empire", *Journal of the History of Medicine and Allied Sciences* 63(2003)，p. 464.

念,这反映在鲁德亚德·吉卜林(Rudyard Kipling)及其他作家的作品里。种族差异的观念渗透到殖民互动和帝国信念之中,并且影响了殖民的行政和作为。受到埃德华·萨义德(Edward Said)著作的影响,20世纪80年代的学者们开始探讨种族差异的观念,以揭露医学在多大程度上是文化帝国主义的强力代理人,以及殖民扩张是如何促成种族范畴与科学种族主义(scientific racism)出现的。对权力的问题感兴趣的历史学者、人类学者与文学学者指出,种族在18世纪的科学与知识界取得了坚实的知识地位,并且强调19世纪以科学为基础的种族主义转变成了20世纪的种族卫生学(racial hygiene)。学者们对于这样的转变为何及如何发生虽然没有达成共识,但他们都承认科学种族主义与殖民统治互相强化,而种族等级的框架又强化了欧洲优越性的信念。种族概念因此提供了思考欧洲殖民主义观念的有用起点。

17世纪,欧洲殖民扩张鼓励了对种族差异的兴趣。虽然种族的观念取自长久以来有关宗教与社会差异的既有观点,但种族团体之间的区分被赋予新的意义,通常是借由血缘或解剖的差异来加以概念化。在此一框架下,非洲人被明确地联系到猿类上,其特点是在性方面放荡不羁、缺乏理性、暴力而丑陋。这些观念助长了欧洲人的优越感且将殖民权力正当化,然而,到了18世纪,种族又呈现为新的结构。正如丹尼尔·笛福(Daniel Defoe)的《鲁滨逊漂流记》(*Robison Crusoe*,1719)所显示的,虽然关于食人族的离奇叙述仍旧影响着流行观点,然而,新的种族观点对于欧洲人自认为与非欧洲人的差异提出了一套新的理解方法。影响这些观点的不只是文化、宗教、政治与历史传承,也包括生物学和解剖学的研究。殖民主义是这些新种族观念形成的关键,也为种族理论提供了试验场。

18世纪的发现之旅为欧洲带来许多新的动植物与人体标本。

解剖学家利用这些标本来建构不同种族的等级,其中包括强烈的地理成分,并依赖同时代人关于性别与性差异的想法(参见第四章)。解剖学者和自然学者采用"伟大的存在之链"[①]这一模型;在此模型中,自然界顺利地由最简单进展到最复杂。瑞典植物学者卡尔·林奈(Carl Linnaeus)以及德国医生约翰·布鲁门巴赫(Johann Blumenbach)发展出把人和其他动物群体区分开来的全面分类。由这些研究发展出科学种族主义,但是在解剖学者与自然学者的机制与社会脉络中所蕴含的文化关切、个人信念与预设,和他们所推动的生物学观念或解剖观念同样重要。解剖学者在他们的研究中将欧洲男性建构为杰出的标准,视非洲人为低级种族,认为澳大利亚土著居民在本质上无法发展文明,因此注定灭亡。这样的观点获得奴隶制度辩护者的支持。

许多关于种族差异的理论被提出,用以解释这些欧洲人眼中的差异,而这些理论逐渐取得科学上的正当性。环境论者借助圣经的观念论称:由于亚当和夏娃是人类共同的祖先,所以种族的特征是由气候、饮食、文化与疾病等环境因素造成的,这些因素改变了身体与行为。这样的信念来自通俗的环境决定论观点与希波克拉底学说。例如,环境论者认为印度的极端气候和丰饶的土壤造就了一个懒散的种族,法国作家则强调热带气候让女人的性欲过强。这样的观点出现在当时有关科伊科伊女性(Khoikhoi women)[又称为霍屯督人(Hottentots)]的讨论中。虽然反奴隶运动采用这些观点来强调所有的人天生都是平等的,然而环境的解释依旧支持一种信念,即人类的起源是白种欧洲人,而退化过程是造成种

---

① "伟大的存在之链"(Great Chain of Being),这是源自柏拉图和亚里士多德的概念,在新柏拉图主义中得到充分发展。这一理念详述了所有物质和生命的严格的宗教等级结构。——编者注

族差异的原因。这些观念让 19 世纪早期的作者得以表达出对于暴露在陌生环境下的不安(详见下文)。

在 1780 年到 19 世纪 30 年代间,随着种族的界限更为僵固,这种环境取向遭到挑战。此一种族思想的转变在很大程度上是因为对人类特征的固定性有了更为悲观主义的评估,这样的评估来自比较解剖学、在殖民地与当地人接触的报告、种族免疫力的观念以及体质人类学、骨相学与测颅术(测量脑容量)的研究。其结果是形成了一种有关种族的观点,这种观点支持对种族等级制的理解,而这种等级制又被用来支持社会与政治上的分歧。种族差异的科学观念得以发展并广泛传播,以至于种族在 19 世纪中期获得了明确的生物学意义,在这一意义中强调气候影响力的观念(特别是在法国的医学著作中)以及天生的种族特征。欧洲强权日益发展的殖民统治以及他们本身的优越感,进一步强化了欧洲人自以为代表理想身体形态与种族形态的信念。国家和国家地位的新观念支持这些观点,而种族则被用来强化国族主义的主张。工业化与科技发展进一步强调种族差异,并且被当成是欧洲优越性的证据。此外,欧洲拓殖者的疾病经验使欧洲人的身体和殖民地人民有所差异的观点更容易被接受。在英国、澳大利亚与德国的骨相学研究以及对头颅的度量中,种族差异得到强化,这些研究认为不同种族的头颅反映了他们的智力,而某些种族是低等的,特别是非洲人和澳大利亚土著居民。民族志和人类学等新建立的社会科学以及地理学的研究似乎肯定了这样的观点,他们补充了一定量的证据来支持种族等级的观念。

这些观点并非都包括在内。种族差异的观念不一定与种族低劣直接相连,这点可见诸让-雅克·卢梭(Jean-Jacques Rousseau)的"高贵野蛮人"概念。距离、受教育程度低以及专注于欧洲本身

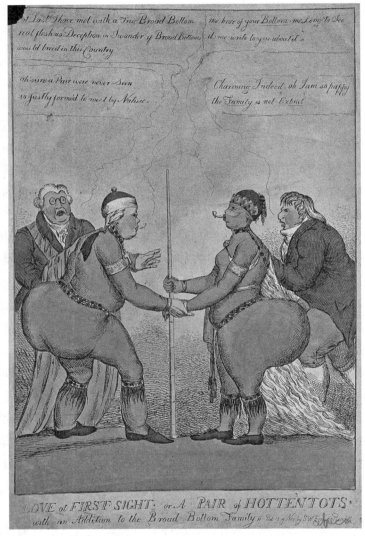

图 14.1 《霍屯督的维纳斯》(*Hottentot venus*)。这幅石版画描绘了两名身躯庞大的女人,其中一人就是"霍屯督的维纳斯"。
图像来源:Wellcome Library, London。

或地方事务,都会对帝国的观念造成限制。这同样适用于种族思维。尽管如此,种族等级的观念仍被热切地用来支持以下的主张,即某些比较落后的国家或民族应该被征服,甚至某些已经比较发达的民族也需要欧洲人的教导。科学种族主义不是帝国的必要前提,但种族等级的概念和殖民主义是相辅相成的。帝国主义者利用这些种族等级的理论,因为它们为殖民主义提供了极好的辩护。

种族生物学差异的观念在帝国主义全盛时代(约 1880—1910)变得非常重要。例如,印度或开普敦早期的移民或许会和当地人通婚,但随着白人家庭日益稳固,传统关系被重新界定。更为强调生物学上的差异、人类适应力的极限以及演化的等级。虽然种族等级在 19 世纪中期就被视为理所当然,但达尔文的《物种起源》(Origins of Species,1859)以及《人类起源》(Descent of Man,1871)的出版鼓励了其他人将他的演化概念与选择学说运用到人类社会,并建构起种族等级制度。达尔文并未强调种族之间在身体与智力上的差异,但其他人却创造出一套易受影响的社会达尔文主义。例如,德国的恩斯特·海克尔(Ernst Haeckel)认为达尔文的猿人(ape-man)衍生出 12 个物种,并宣称地中海人是进化等级最高的。这所带来的信念是,认为非欧洲人是原始、懒惰、淫荡而不值得信任的,产生了对非欧种族普遍的消极看法。虽然一般承认欧洲人容易罹患热带疾病,但却认为澳大利亚土著居民这样的种族等级低下者在社会上是注定失败的。这些有关种族的刻板印象在当时的辩论中被广泛使用,这表明殖民脉络所发展出来的概念被带回了母国。从辩论都市化与都市穷人的性质时借用了种族的语言和隐喻方式,就可清楚看到这点。种族、阶级与贫穷等范畴常被混用,社会评论家经常使用"原始人"或"野蛮人"等字眼,引人联想非洲的形象,这点可见诸卜威廉(William Booth)的《置身最黑暗的英格兰及脱身之道》(*In Darkest England and the Way Out*, 1890)。对不良血缘、移民团体及非洲人的恐惧,成为维多利亚时代哥特文学和 19 世纪晚期探险故事的常见题材。

19 世纪 90 年代与 20 世纪初的体质人类学和以种族为导向的民族志,透过提供一套看起来如数学般精确的种族论证强化了这些观点。"种族进步""种族没落"以及"种族卫生"等观念成为更广泛的身体隐喻的一部分,这影响了社会科学以及关于国族状况的辩论。优生学运动强化了白人优越性的信念(参见第十二章)。它结合了对帝国种族体质下降的恐惧,以及对欧洲国家捍卫其殖民地的忧虑。对优生学学者而言,种族是个方便且具有可塑性的概念,它吻合其对国族生物学标准的关切,以及对于不健康成分对国家血统污染影响的恐惧。在 20 世纪 30 年代,纳粹德国(1933—1945)采用的种族卫生政策,以及在大屠杀中出现的恐怖形式,被视为这些观念的缩影。

反犹太主义(anti-Semitism)并不是德国的专利,例如法国第三共和国时代(1870—1940)的政治就受到反犹太观念的影响,20 世纪的种族卫生也不仅限于反犹太主义。20 世纪前半叶,亚非反殖民主义情绪和国族主义运动的高涨,促使欧洲重新认定白人优越性与控制权的种族观点。这样的焦虑在南非强化了种族隔离的意识形态,并鼓励使用脑力测验来将黑人划入智力低下的范畴。英国的帝国主义团体在 20 世纪 20 年代与 30 年代举办巡回教育,鼓励移民到它认为需要"白人"的地方去维持欧洲霸权。在殖民地区演变出来的种族偏见被带回欧洲,这有助于建构现代的种族主义。例如,法国就借用殖民地的刻板印象来轻蔑地对待法国南部的居民,指控他们是杂种、懒惰而且脑容量较小。这样的恐惧表现出了种族主义思想,并见证了禁止不同种族之间的性关系与通婚的殖民法律的通过。

事情的另一面是两次世界大战之间出现的反种族主义意识形态。德国的社会主义者批评种族卫生观念,而英国学术界则对于种族分析所带来的政治后果感到不安。面对纳粹主义,在 20 世纪30 年代科学界反对种族主义的声浪增强,更多左派与自由派的科学家否定种族主义是科学观念。国际科学社群于 20 世纪 50 年代早期在联合国教科文组织的支持下,否认种族是个能用来辨认人类遗传差异的科学名词。联合国教科文组织借助于文化人类学这个新领域,论称所谓种族的生物学现象是种社会神话。就个别国家而言,战后揭露的真相,像是法国维希政权(1940—1944)的作为加强了此一意识形态的转变过程。然而,医疗化的种族论述并未消失。贬斥种族理论并不意味着拒绝承认种族有心理上和身体上的差异。种族概念仍旧拥有反响,这可清楚见诸法国对北非移民的反应,以及 20 世纪晚期关于不同种族与不同族群的社区健康差异的辩论,或是关于艾滋病的辩论。

种族的观念对于塑造共同的文化与信念系统十分重要,许多欧洲医生共享这样的文化与信念。殖民医学带有种族主义的面向,而种族概念则影响了公共卫生政策;但种族主义的理论与实践又经常出现分歧。在不同的殖民与非殖民脉络存在着不同形式的种族歧视。虽然科学种族主义、种族刻板印象以及欧洲对于种族等级的看法被用来将种族主义正当化,但影响殖民互动与殖民医学的并不仅限于种族观念,还包括殖民政权所遭遇到的问题。下一节将检视这些问题。

帝国与疾病

疾病向历史学者提供了一个重要的焦点，以此来考虑殖民主义的冲击以及殖民强权所采取的控制策略。广泛的叙事经常结合疟疾这类个别疾病的研究，不过焦点经常放在戏剧性事件，而非日常生活上。早期研究认为殖民主义与欧洲的干涉改善了健康情况，晚近研究则越来越强调殖民扩张所带来的高死亡率，以及西方医学在应付热带疾病时的相对无效。人们开始将帝国的历程以及殖民主义所建立起来的导致发病率和死亡率的结构，和疫病联系在一起考察。例如，对于非洲的研究显示，在 1930 年之前，与欧洲征服一同到来的是生态与疾病的灾难时期。有一派学说认为，交通的改善、迁徙与军队的移动所带来的人口分布的变化，刺激了疾病的传播。另一派学说则认为殖民主义剥夺了本土居民控制其环境的能力，也摧毁了既有的生态，进而创造出疾病猖獗的环境。此一灾变说学派强调，正如 15 世纪和 16 世纪西班牙在美洲建立殖民统治的案例所显示的，殖民主义透过日益频繁的接触与沟通、战争、农业变迁和都市化，带来了毁灭性的后果。虽然很难估算殖民主义的代价，但在某种程度上，帝国主义延续或扩大了既有的健康不平等，另一方面也创造了新的健康问题。

16 世纪的发现之旅，对于它所遇到的族群而言是场灾难。西班牙人来到美洲，从欧洲带来了天花、鼠疫、麻疹、水痘与流行性感冒等疾病，此外也从非洲带来了黄热病与疟疾，它所摧残的不只是美洲印第安土著居民，还包括加勒比海的人。美洲不是殖民遭遇带来疾病的唯一地方。在太平洋岛屿与新西兰，麻疹这类的疾病在 18 世纪杀死了大量当地人。虽然欧洲帝国主义在南亚或稍晚在非洲的发展，并没有像在美洲那样对本土民族带来同样的灾难后果，但殖民主义仍旧和疫病关系密切，它带来结核病这类新的本土型疾病，并且散播了脚气病这类营养不良的疾病。随着1750年之后的接触愈加密集，霍乱、天花、流行性感冒与麻疹等疫病也随之增加。当探险家、士兵与商人进入内地时，当地人便暴露于对新病原体几乎没有抵抗力的环境中了。例如，白人移民来到澳大利亚北部，对于土著居民的健康造成了不利的影响。大多数的殖民区域在19世纪90年代与20世纪初出现了一系列霍乱、天花，然后是肺鼠疫的流行病疫情。当时的理论将这些疫病归因于非欧洲人是疾病的"处女地"。诚然，地区的地理环境条件创造出不同的疾病模式，但对欧洲人而言，南美洲、非洲和南亚都是不健康的地方。

　　殖民政策促成疫病与地方风土病的增加。寻找工作、强迫迁徙及奴隶贸易，增加了暴露于疾病的机会并有助于疾病的传播。贸易扩张也有同样的影响：例如，天花与昏睡病（sleeping sickness）就沿着贸易路线传播。殖民战争带来直接的冲击，导致社会结构崩溃与对环境失去控制，殖民士兵的强暴行为则助长了性病的传播。上述是残暴的例子，但征服与殖民政策还有其他影响疾病模式的方式。商业与农业在南亚与非洲的扩张导致生态变迁，改变了地方生态与疾病模式。例如，新的灌溉渠道为蚊子提供了理想的繁殖场。社会与政治危机创造出来的环境使得鼠疫在1896年之后蹂躏印度达20余年之久，至少导致一千两百万人死亡。由于广泛的贫穷、对疾病的免疫力低以及不良的都市环境，印度容易受到疾病侵害，再加上现代的交通与贸易网络，更是助长了疾病的传播。用来扑灭某一疾病的计划，有可能让另一种疾病出头。例如，雅司病（yaws）与梅毒提供的交叉免疫有限，20世纪20年代与30年代在肯尼亚殖民地消灭雅司病的做法，导致梅毒在20

世纪 40 年代与 50 年代相应地增加了。帝国主义者和他们的批评者，要到 20 世纪 20 年代才注意到殖民政策导致高发病率。

受到影响的不仅限于被殖民人口的死亡率与患病率模式，欧洲移民通常会感到极大的危险，因为他们遇到了一些过去未知或大多已经从欧洲消失的疾病威胁。至少在 18 世纪之前，败血病一直在长途航行中杀死船员，移民也遇到了新的疾病。虽然某些疾病，像是昏睡病很少影响到移民，但其他的疾病则对殖民主义构成威胁，在 18 世纪的拉丁美洲与加勒比海，黄热病是移民与商人的重大问题。非洲则和疾病联系在一起。用死亡的意象来形容 19 世纪殖民地时期的非洲就是"白人的坟墓"，特别是当殖民者为追求资源而迁徙到当地人所认定的不健康地区时。这样的意象成为一般人对于非洲大陆的认知，并影响了医疗上和政治上的反应。不过不只非洲让欧洲殖民者遭遇了生命损失。在南亚与拉丁美洲，很少有欧洲移民能逃得过疟疾。霍乱和痢疾带来相当高的死亡人数，黄热病对欧洲移民的毒性似乎远高于当地人。

殖民扩张促使人们对殖民的健康风险进行检视。17 世纪，医学作者们讨论高温、潮湿以及日晒对于健康的影响，随之出现了关于"炎热气候"的文献。到了 18 世纪初期已经出现了很多的热带疾病文献。这些文献大多数把焦点放在加勒比海和东印度群岛，（英国、法国和荷兰在这些地区都有重要的航海利益与贸易利益），并且将高死亡率和环境与气候联系在一起。这些作者大多采取白种人、精英主义与男性的视角，断言欧洲人可透过适应环境（acclimatization）这一过程来获得对热带疾病的免疫力。适应环境的观念提供了一套科学准则，这对于农业与医疗等领域有实际意义，并且创造出一种乐观看法，即认为欧洲移民能够适应当地环境，对当地疾病产生免疫力。虽然适应环境的观念在 19 世纪仍旧流行,特别是在植物学和农业方面,但印度与非洲的白人移民以及外界评论者的说法,则呈现出一派高死亡率与日益令人沮丧的景象。在医学文献和旅行写作中,确实出现了对于欧洲殖民更为悲观的看法。种族观念被用来解释为何殖民者在新的环境会面临生理与精神的崩溃,有人宣称种族因素使他们难以应付当地环境。不同种族对于疾病有不同的免疫力,这样的观念具有惊人的适应能力:它对于难以适应的欧洲移民具有吸引力,也让那些担心适应环境意味着获得当地人特征的人感到安慰。

　　虽然欧洲人容易罹患当地人拥有天然免疫力的热带疾病(像是疟疾),但易患病体质(predisposition)的观念仍被用来解释为何热带种族容易感染新的疾病。19世纪晚期,人们日益接受细菌学的疾病解释,因而把焦点放在当地人与疾病环境所带来的危险上。尽管当地人能够适应地方疾病,但他们也被视为感染源,这助长了关于病态原住民这样的荒诞说法。在非洲人的血液中发现疟疾寄生虫的存在,为非洲人是麻疯等疾病的天然带原者的想法提供了基础。认为当地人的身体是地方病原体感染源的观念强化了飞地式的处理方法(enclavist approach),[①]并且为殖民国家进行严酷的干预提供了辩护,将种族主义的观念正当化,这在南非特别明显。

　　当殖民医生遇到他们眼中的新疾病,或是熟悉的疾病以新的、毒性更强的形式出现时,热带疾病的性质促使医生去反思欧洲的医学知识。虽然并非所有的医疗人员都这样认为,有些人毫不认为地理或气候有何重要性,但18世纪与19世纪对于医疗地志学(medical topography)的兴趣,强化了环境决定疾病的既有观念(参

---

① 意指少数白人殖民者聚居在与周遭当地人所在区域隔绝开的"飞地",以避免疾病感染。——译者注

见第十二章)。殖民医疗人员采用这些观念,强调气候与地形影响了疾病的发生。在印度与非洲,欧洲人把热、腐败与疟疾联系在一起,论称居住在高地以及采取常规的卫生措施会减少疟疾等疾病的风险。即使在 20 世纪 20 年代,医生仍旧支持用气候与环境的观念作为解释热带疾病的基础。这套想法认为因高温或热带疾病而病倒是生物学的结果,这提供了让移民安心的解释架构,并影响了殖民医疗政策。

殖民医学

我们必须谨记,简洁的范畴是很难套用在不同的殖民地、不同的强权与不同的区域的,然而帝国的确征用了公共卫生与医疗来为其服务。引进西方医学以及对当地医疗人员进行西式的培训,不只肯定了殖民国家的现代性与文明声望,也被认为可以拯救当地人免于当地医学与迷信的危害。正如法国医疗人员在阿尔及利亚的活动所显示的,医疗人员的探险有助于开拓新的领域并提供相关信息。殖民医生不只提升了殖民统治的支持度,也影响了行政政策,公共卫生行政则向殖民国家提供了该如何运作的洞见。医疗与公共卫生政策也有助于保有与扩大殖民地:接种牛痘和以奎宁来预防疟疾,常被认为是协助欧洲在亚洲与非洲扩张的关键。

帝国或许为新的科技、观念或治疗提供了试验场(或实验室),但在大多数时候,殖民者最初关心的都是他们自己的健康。例如西班牙王室关切的是派驻在美洲殖民地部队的健康,以服务于殖民的目标。同样的模式也出现在 19 世纪下半叶的澳大利亚北部,当时采取的措施是要保护少数的白人移民。医疗服务与卫生计划都集中在欧洲人或其军队的所在地,因此都市和沿海地区的医疗供给比乡村地区好。历史学家称这种做法为飞地式的。

就控制那些威胁殖民地社会经济与军队安危的疾病而言,公共卫生与环境计划成为协助移民或贸易所不可或缺的努力。因此卫生改革的焦点放在鼠疫与天花等对欧洲士兵、移民与殖民利益造成最大影响的疫病上。例如在印度,1857 年的暴动之后,英国必须派遣更多的士兵以保护印度免于再度出现这样的起义,随之而来的是军队面临高患病率,这使得减少死亡率的卫生改革成为焦点。然而,殖民医学与卫生并不仅限于环境控制、疫苗接种或奎宁的预防性投药(防止疟疾)。卫生政策标示着对被殖民者的身体发动前所未有的侵犯,这影响了种族隔离的政策。对于霍乱与天花的恐惧,在纳塔尔(Natal)与德兰士瓦(Transvaal)导致对印度人与南非人的隔离,因为他们被认为是疾病的感染源而必须加以处理。对于疫病的反应有时是严酷的。在塞内加尔,如果违反黄热病隔离措施的话,可能受到的处罚包括罚金、终身监禁,甚或死刑。20世纪初期在印度与南非用来对抗鼠疫的措施,把目标放在了被认为不卫生的个人和区域(主要是贫穷区)上。在印度进行了逐屋搜索与人身检查,消毒或拆毁建筑物,某些区域的住民被撤出,鼠疫感染者被隔离。南非对鼠疫的反应也同样严厉:开普敦当局将六七千名非洲人迁移到鱼陆谷(Uitvlugt)的另一个定居区。这些反应被认为是南非创造出种族隔离社会的关键事件。

这些广泛的概括掩盖了医疗互动与政策的复杂性,夸大了其影响力,而很少注意到不同殖民地或不同脉络的理论与实践状况。公共卫生措施的有效性不一,干预的程度深浅有别。当西方医学观念与政策和当地社会风俗发生冲突时,其影响力受到更多限制。例如在印度,政府控制鼠疫的政策和民众与宗教价值观发生冲突,激起了反对的声浪和暴动,进而导致政策被修正。这些做法也不见得完整一致。就像殖民扩张的其他领域一样,多样做法在医学中有其重要性,而这经常导致在策略上与实践上出现混杂的状况。正如沃博依斯所指出的,在像澳大利亚这样的白人移民殖民地,主要的目标是重新建立起欧洲式的医学机构;在非洲,只有少数欧洲军队与行政机构控制着广大而人口稀薄的区域,欧洲医疗涵盖范围甚小并且以维护军事效能为优先。[①] 距离与资源都对殖民权力与权威造成限制,医疗权力亦然。医疗互动与政策所揭露出来的,不是一个无所不在的殖民国家机器与欧洲霸权凌驾在受压迫的被殖民者身上,而是殖民主义与权力的极限。通常,殖民者的数量很少而其领域却很广阔,这对殖民统治造成障碍,并且使得西方医疗的传播延缓。医疗也不是个均质的实体。欧洲医疗人员来自不同的国家医学传统,这影响了他们的做法,同时他们也在不同的殖民、政治、经济文化与机构脉络中工作。

殖民地在不同的时间做不同的事情,殖民强权在不同的地方采用不同的政策。例如,锡兰(斯里兰卡)的医疗服务会聘用受过西方培训的当地医疗人员,这和英属印度不一样,不过这两个殖民地都在英国的控制下。正如尼日利亚的例子所清楚显示的,区域与当地的条件与机构,还有殖民医疗官员的抵制是同样重要的。当地的行政人员或医疗人员能够阻挠中央的政策,修改或自行创造出新政策。例如,旁遮普(Punjab)的卫生措施,就因为专业人员与行政人员的不和而无法顺利实施。当地的医疗人员也会为了避免引起骚动或反对而限制行动。卫生计划也不见得都能成功。到了 19 世纪末,殖民医疗官员都心照不宣地承认殖民政策使得卫生

---

① Michael Worboys, "Colonial and Imperial Medicine", in Deborah Brunton (ed.), *Medicine Transformed: Health, Disease and Society in Europ, 1800 – 1930* (2004), pp. 211 – 238.

问题一直存在：例如在孟买，改善供水的努力导致该城某些区域被地下水浸透，形成了以水或昆虫为媒介的疾病的完美滋生地。

殖民国家也不必然是殖民医学最主要或唯一的行动者。虽然国家提供的医疗服务只限于欧洲平民或士兵，但传教医疗能到达的范围要广得多。到了 17 世纪，天主教会在新西班牙（今墨西哥）设立医院与提供药物给私人医疗工作者等方面扮演着主要角色。基督教传教士在中国、日本与印度成为西方医学的重要提供者，稍后随着 19 世纪末殖民扩张的焦点区转移，他们在非洲也扮演着重要角色。1850 年之后，正式的医疗传教工作扩大了传教士的接触范围，对传教士而言，医疗提供了一套有效的手段，让他们可以挑战迷信的力量，保护传教士本身的健康，同时这也是争取当地人改变信仰的工具。例如在中国，医院或施医局的设置经常是这类医疗传教工作最为明显的象征。

关于西方医学移转到殖民地区的研究里，虽然有越来越多的历史研究兴趣强调殖民地的抵抗，但殖民医学互动过程很少是单纯的宰制或抵抗。例如日本在明治维新（1867—1868）之后，政府主动拒绝中医而偏好西方医学。在其他地方，不论西方医疗或传统医疗都无法取得独占的地位。殖民医疗与当地医疗的理论与实践并没有根本的差异，这使得观念与做法的交流成为可能。例如，近代早期在西班牙殖民的美洲，西班牙、美洲原住民与非洲医疗体系有其相似性，他们都相信超自然的力量与药用植物，这有助于观念的交换与传播。虽然在 18—19 世纪西方医疗与当地医疗的差异变得更为显著，但彼此之间仍旧是一种互动的过程，而不是一个体系完全取代另一个体系的情况。正如帝国的其他面向一般，殖民者会利用当地的传统与做法，特别是当资源有限而所在地又很遥远孤立时。多元主义——或可视为彼此增益——非常重要，西方医生或护士越远离制度化的西方医学中心，这种多元主义就越鲜明。

西方医学的某些面向确实吸引当地人的支持。例如，当地人确实相当愿意尝试西方药物，特别是在许多以植物或矿物制成的药物和当地疗法很相似时。设立医院或许会赋予帝国统治者或传教士正当性，但统治者与传教士也受到当地人利用并适应了当地文化。这种相遇是相互影响的。17世纪晚期前往印度的旅游者提到，欧洲医学非常不适合处理当地的疾病，甚至在19世纪时的殖民移民者也愿意使用当地的疗法。例如哈丽特·迪肯（Harriet Deacon）就指出18世纪在非洲的荷兰人就采用科伊桑人（Khoisan）的某些接生做法与黑人产婆，特别是碰到难产的时候。①

使用当地医疗知识与医疗人员，在19世纪依旧存在。在西印度群岛、东印度群岛及非洲，医疗人员会采用某些美洲原住民或非洲奴隶的医疗做法。原住民疗法常被用来代替更为昂贵的欧洲药物。欧洲医生并没有积极杜绝使用当地疗法，他们选择药物的指导原则是：找出所在地最盛行的疾病疗法，并接受当地医疗人员的建议。在别处，比如在锡兰（斯里兰卡）等地方，西方医生将采用当地疗法视为一种让当地人相信西方做法有效的方法。要到外科改良以及有效的药物治疗与疫苗发展，使得西方医学和其他文化的医疗体系鸿沟扩大之后，西方医疗才加强其掌控能力。多元主义在19世纪大多数时候仍相当重要。因此，殖民医疗互动很少只是简单的宰制或抵抗的问题。

---

① Harriet Deacon，"Midwives and Medical Men in the Cape Colony before 1860"，*Journal of African History* 39(1998)，p. 289.

热带医学

历史学者强调，帝国医学在 20 世纪远离早期的环境主义观点，转而把焦点放在那些对欧洲移民造成最大伤亡的病媒传播的寄生虫疾病上。历史学者迈克尔·沃博伊斯关于英国的早期著作，批判性地评估了热带医学知识的发展，阐明了它是如何和政策、行动者以及"建设性帝国主义"（constructive imperialism）的意识形态相联系起来的（参见本章"扩展阅读"）。到了 20 世纪 90 年代，沃博伊斯的研究影响了其他历史学者，他们将注意力放在中心与边陲的关系上。研究显示，热带医学的使用方式依当地脉络而定，但也指出热带医学有助于帝国的医疗化。

英国医生帕特里克·曼森（Patrick Manson）以及罗纳德·罗斯（Ronald Ross）在 1897 年发现的疟蚊会传播疟疾，以及接下来对于病媒传播的寄生虫疾病的研究，被认为是热带医学的滥觞。身为英国在此一领域的领导专家，曼森确实如此宣称。然而，热带医学并不始于曼森与罗斯。阿米可·毕纳尼（Amico Bignami）与朱赛佩·巴斯提亚内里（Giuseppe Bastianelli）这两位医生，以及动物学者乔凡尼·巴蒂斯塔·莫尔加尼同时也在意大利进行疟疾研究。细菌学在 19 世纪 80 年代和 90 年代的发展所打下的基础，让研究兴趣从环境转变为病媒传播的寄生虫疾病，并鼓励人们将焦点放在特定的病原上。某些致病细菌的辨识与培养以及疫苗的研究，看起来为对抗疾病提供了实用的效益（参见第十章）。由于流行病和风土病的盛行程度，殖民脉络创造了进行深入研究的有利条件。这样的做法清楚地呈现在德国细菌学家罗伯特·科赫在 19 世纪 80 年代于埃及进行的霍乱研究，以及英国在 19 世纪 90

年代于印度进行的抗类伤寒血清的注射实验中。热带医学专家
集中探讨产生热带疾病的微生物与寄生虫,研究的焦点也从在实
验室中辨识出致病因子,转变为研究殖民地区的昆虫病媒、生态
与卫生。

疟疾研究辨识出的寄生虫—病媒传播机制成为其他研究的模
型。热带疾病的观念焦点从病菌转移到寄生虫赖以生存的气候,
热带医学的建构则环绕着寄生虫的生命史。发现新的病原与病媒
会带来可观的科学声望,这促成利物浦(1898)、巴黎(1901)与布鲁
塞尔(1906)等地数所热带医学校的创设,也带来国际竞争与国族
主义的装腔作势,疟疾研究尤其如此。医生和细菌学者努力理解
热带疾病的病因学,对相关的昆虫进行分类登记,并努力消灭疾
病。随着其他寄生虫病媒的发现——例如传播昏睡病的采采
蝇——热带医学在实践上出现了改变,强调要消灭寄生虫、其传播
病媒以及它们赖以产生的环境。欧洲的医学理论或实践从来不是
热带医学的唯一来源。例如,在日后赢得诺贝尔医学奖的查尔
斯·尼科尔(Charles Nicolle)的领导下,突尼斯的巴斯德研究所进
行了关于鼠疫的重大研究。殖民地的医疗人员使用其经验来挑战
欧洲的医学观念,并且对此进一步加以发展。因此,就许多方面而
言,热带医学是在殖民的脉络中发展的。殖民地学校是提供形成
热带疾病知识的主要地点。

其他的因素也创造出有利于热带医学应用的脉络。这和 19
世纪晚期的新帝国主义大有关系。欧洲强权之间的国际竞争,比
如,"瓜分非洲"、法国第三共和国(1870—1940)利用帝国来作为象
征性的统一力量,以及试图创造出有利于开发殖民地资源且让欧
洲人可以不受疾病侵扰的环境,说服了殖民地行政官员对热带医
学进行投入。此一扩张正好碰上一系列疫病的流行,这激励着殖

民强权在政治上支持热带医学，并对研究进行大量投入（像是对昏睡病的研究）。征服疟疾、黄热病和昏睡病会带来政治与经济的效益，也是进一步巩固欧洲殖民主义的手段。因此，热带医学立刻获得那些鼓吹帝国扩张者的支持，并且被整合到殖民地的医疗卫生计划中。

热带医学被视为通过公共卫生措施来杀死寄生虫或病媒，或是打破传播循环，从而提供预防性干预的手段。随着扑灭的想法获得支持，热带医学在策略上偏好集中对付特定疾病；这样的发展也使得热带医学被形容为殖民的工具。然而，这类政策经常经费不足，而且是在匆忙之下以强制手段执行，这点可清楚见诸北扎伊尔（Northern Zaire）或者是比属刚果（Belgian Congo）处理昏睡病的努力中。这方面的努力包括透过灌溉计划或砍伐森林来管理地方生态，将当地人从乌干达或澳大利亚北部等被认定为是传染源的地方迁出，或是为欧洲移民建立起防疫封锁线——此种政策在非洲大力推行，由此用卫生理由来将种族隔离正当化。法国和德国偏好的做法则是发展预防性投药与化学治疗。用杀虫剂来杀死寄生虫或昆虫，不过在20世纪40年代引进DDT之前，这些杀虫剂都效果有限。也有一些个人措施，像是穿保护性的衣服以及在蚊帐中睡觉，这些常规做法也变成了帝国形象表征的一部分。

然而延续性依旧存在。私人非营利组织，如美国的洛克菲勒基金会、医疗传教机构以及传教士，继续在殖民医疗服务发展上扮演关键角色。例如，苏格兰教会在肯尼亚率先进行根除雅司病的行动，其所采用的方法后来被殖民国家广泛采用。20世纪40年代与50年代，来自南非社会各阶层大量的证言显示，许多人由于希望被治愈而被教会所吸引。医学和福音运动结合起来，提供了一个比国家或地方医生更为有效的西方医学代理人。

随着欧洲移民死亡率情况的改善,强调要改善被殖民者健康的利己主义逐渐成为 20 世纪 20 年代和 30 年代殖民医疗政策的特征。随着要求改变的压力增加,两次世界大战之间的这段时期常被视为帝国统治与殖民医疗服务的分水岭。在 1914 年之前,殖民医疗官员大多只对欧洲垦民负责;到了 20 世纪 20 年代,殖民强权——像是法国在中南半岛和比利时在刚果——都开始为当地人发展国家医疗服务,并且试图进一步消灭或控制特定疾病。例如,英国在乌干达将居民从采采蝇肆虐的地区迁徙到新的屯垦地,在面临严重人口危机的情况下,开始为当地人建设医院和诊疗所。国家医疗职位向受过西方医学培训的当地人开放,也设立了殖民地的医学院。

对当地人将疾病传播给白人移民的恐惧,确实促成了殖民政府努力将医疗护理延伸到当地人身上。殖民强权试图发展殖民地经济,而非洲与远东的医疗服务的目标,就是要支持这样的努力。在其他地方,社会动荡的日益严重和国族主义运动的出现引起了人们的关注。殖民强权开始感到对他们的殖民地有更多的义务,这又夹杂了打击反殖民情绪的必要,以及对当地治疗者和统治者的政治与社会力量的限制。医疗,特别是公共卫生和政府经费支持的医院,成为达成此一目标的手段。

如印度和肯尼亚的例子所显示的,虽然 20 世纪时西方医疗服务的市场扩张,但对当地人需求的无知、人力不足、财政资源困难、西方医疗的局限以及地方的反对,使得殖民医学政策无法全面涵盖。疾病控制政策——像是南非控制伤寒的除虱计划,或是在比属刚果以特殊的营地来隔离罹患昏睡病的病人——都反映了殖民医疗当局对待当地人的恶劣方式,这些引发了相当多的对立。对住院治疗的恐惧使得许多人不愿意寻求西方医疗护理,而且人们对殖民医疗政策的抗拒和对当地原住民治疗者的信任依旧强烈。

　　尽管一方面试图强力限制当地固有的医疗实践,比如在非洲;但另一方面为了抗拒西方医疗的入侵出现了各式各样的疗法和治疗者。如同 19 世纪一般,本土与西方的医疗系统在 20 世纪经常重叠,向其中的一个或另一个求助,或是同时向两者求助,取决于个人选择、地方习俗与文化、渠道与资源,以及需要治疗的疾病。罹患麻疯这类无法治愈的疾病的病人比较愿意接受本土治疗方法,因为本土治疗者通常比较便宜。殖民当局意识到这样的状况而试图管理当地的治疗者,但也想将这些本土治疗者排除在医疗市场之外,在非洲尤其如此。不过,不同的区域和地理环境有不同的情况,大多数的殖民医疗服务仍旧集中于欧洲人居住的区域。公共卫生是以穷人为目标,治疗服务则仍旧偏好富裕的都市欧洲人。后殖民的医学改革一直重复这样的区分。

西方医学与发展中的世界

　　殖民地自治化的过程于 20 世纪 40 年代晚期在南亚展开,于 20 世纪 50 年代晚期在非洲展开。到了 20 世纪 60 年代中期,这不只带来许多前殖民地的政治独立,也包括某种程度的医疗独立。然而,即便达成某种程度的医疗自主,但并不意味着西方医学在 1945 年之后就不再干预非洲或南亚。殖民主义的遗产之一是医疗、经济与政治上的依赖,卫生的国际主义以及偏好西方式解决方案的援助团体又强化了这种依赖。世界卫生组织、美国的技术援助计划,还有苏联,都在提供医疗护理与扑灭疾病计划里扮演重要角色。例如,世界卫生组织就赞助了一系列计划,内容包括从接种儿童疫苗到支持公共卫生和提供基层护理。援助计划的数量不断增加,并设置(灾难与饥荒的)紧急援助计划。然而,对抗传染病的努力仍主导世界卫生组织的工作,这点可清楚见诸其疫苗接种计划。由于世界卫生组织和其他国际机构仍被前殖民强权由上而下的生物医学议程所主导,这样的政策延续了殖民医学根深蒂固的兴趣。有些人相信这样的政策是对过去殖民统治的补偿,还有些人认为这来自一种错误的信念,即认为那些被贴上发展中标签的国家,经济落后的重要原因是健康不良。

连续性在医疗领域的重要性更胜于其他的后殖民主义领域。殖民医疗既有的供应模式和对本土医学的成见,在 1945 年之后仍被重复。尽管许多新兴独立国家的卫生政策理念是要将健康护理延伸到所有的人,但是战后初期的迅速发展支撑了对西方医学优越性的信念,而这种信念鼓励了西方式、都市式和以医院为基础的做法,以及对疾病防治计划的持续投入。非洲统治者支持发展医疗服务的重大努力,以此展示他们改善人民生活的决心,但他们当中有不少人引进了西方的态度、医疗科技和药物,却忽略了对大多数人口居住的乡村地区的服务。

对于西方医学效用的信心,往往和获得的成果不成比例。尽管消灭天花或雅司病等传染病的计划,在表面上获得了成功,但战争、贫穷、饥荒、不同的医疗文化、跨国制药公司日益增加的影响力,以及有限的资源,都对发展中世界的健康水平有相当大的影响。例如,医学培训的渠道有限常导致后殖民国家缺乏医生。有些情况是经费被挪用来建立昂贵的西式医院;还有些情况则是有待解决的问题的规模太大,例如扑灭疟疾就是如此。某些计划的失败则反映了对当地文化和医疗传统仍旧缺乏认识。西方式做法的限制到了 20 世纪 60 年代开始凸显。在世界卫生组织以及联合国儿童基金会(United Nations International Children's Emergency Fund，UNICEF）的推动下，20 世纪 70 年代的注意力开始从以医院和医生为中心的护理，转向基层健康护理。但正如其他的领域一般，通常说辞更胜于实际。财政的限制、政治的敏感问题以及来自西方制药工业——或所谓的大型制药公司（Big Pharma）——想要保护其药物市场而来的压力，阻挠了特定领域的健康护理，例如艾滋病防治计划就是如此，并且导致了狭隘地聚焦于某些特定的健康问题。

结 论

20 世纪上半叶，西方热带医学取得成功，然而艾滋病这类新兴传染病的出现、旧疾病的重新浮现（特别是疟疾），以及亚洲和非洲因为生活习惯而引起的疾病的增加，凸显了西方医疗介入的局限性，以及医疗和殖民主义的多层关联。在殖民的背景下，即便医疗在伸张西方观念与做法时发挥了意识形态的作用，但欧洲知识绝非由殖民权力、镇压与暴力所构成的封闭体系。殖民医疗和热带医学随着政治、军事、地理、流行病和经济的背景变迁而有所调整。虽然应对疾病的努力常常是画地为牢，在都市区之外尤其如此，但在其他领域则发展出混合或多元的医疗护理形式。然而，殖民政策有其局限性。这可见诸南非的状况，社会经济条件和法律控制使得当地人在 20 世纪继续使用当地医疗。尽管全球健康规划越来越由国际组织所推动，但发展中国家的健康护理体系仍维持着多样而零碎的模式，陷入了依赖自费护理、自我救助和传统治疗者以及大型制药公司压力的夹缝之间。在殖民与后殖民的场景中，医疗似乎从来都不是单一不变或直接了当的。

扩展阅读

- 关于医疗与帝国的史学概论有好几篇,其中包括 Shula Marks, "What is Colonial About Medicine? And What Has Happened to Imperialism and Health?", *Social History of Medicine* 10(1997), pp. 205 – 219。

  Richard Drayton, "Science, Medicine, and the British Empire", in Robin W. Winks (ed.), *The Oxford History of the British Empire*, Vol. 5: Historiography (Oxford: Oxford University Press, 1999), pp. 264 – 276。

  Waltraud Ernst, "Beyond East and West", *Social History of Medicine*, 20(2007), pp. 505 – 524 一文是好的入门。这些概论勾勒出关键的研究与取径。

- 关于殖民医学与热带医学易读的概论,可参见 David Arnold (ed.), *Warm Climates and Western Medicine: The Emergence of Tropical Medicine 1500 – 1900* (Amsterdam: Rodopi, 1996)。

  Michael Worboys, "Colonial and Imperial Medicine", in Deborah Brunton (ed.), *Medicine Transformed: Health, Disease and Society in Europe 1800 – 1930* (Manchester: Manchester University Press, 2004), pp. 211 – 238。

- 种族与医学是个复杂的议题,一开始最好参见 Waltruad Ernst and Bernard Harris (eds), *Race, Science and Medicine 1700 – 1960* (London: Routledge, 1999)。

  Warwick Anderson, "Disease, Race and Empire", *Bulletin of the History of Medicine*, 70(1996), pp. 62 – 67。

- 关于医学作为"帝国的工具"，参见 Daniel Headrick，*Tools of Empire：Technology and European Imperialism in the Nineteenth Century*（New York and Oxford：Oxford University Press，1981）。

  Roy Macleod and Milton Lewis（eds），*Disease，Medicine，and Empire：Perspectives on Western Medicine and the Experience of European Expansion*（London：Routledge，1988）一书所收录的论文挑战了现代化与发展的传播论模型。

- 关于西方医学与原住民社会的关系，参见 David Arnold（ed.），*Imperial Medicine and Indigenous Societies*（Manchester：Manchester University Press，1988）。

- 关于帝国对西方医学理论的影响，参见 Alan Bewell，*Romanticism and Colonial Disease*（Baltimore，MD：Johns Hopkins University Press，2003），以及 Ann L. Stoler，*Race and the Education of Desire：Foucault's "History of Sexuality" and the Colonial Order of Things*（Durham，NC：Duke University Press，1995）。

  David Arnold，*Science，Technology and Medicine in Colonial India*（Cambridge：Cambridge University Press，2004）以及 Mark Harrison，*Public Health in British India：Anglo-Indian Preventive Medicine 1859 – 1914*（Cambridge：Cambridge University Press，1994）进一步说明了印度的医疗是如何依当地环境而调整的。

- 关于疾病模式有大量的著作。关于近现代世界，参见 Noble Cook，*Born to Die：Disease and New World Conquest*

1492 – 1650（Cambridge：Cambridge University Press，1998），或是 Alfred Crosby，*Ecological Imperialism：The Biological Expansion of Europe 900 – 1900*（Cambridge：Cambridge University Press，2004）。

关于 19 世纪与 20 世纪，可参见 John Farley，*Bilharzia：A History of Imperial Tropical Medicine*（Cambridge：Cambridge University Press，1991）；Marynez Lyons，*The Colonial Disease：A Social History of Sleeping Sickness in Northern Zaire 1900 – 40*（Cambridge：Cambridge University Press，2002），以及 Philip Curtin，*The Image of Africa：British Ideas and Action 1780 –1850*（London：Macmillan，1965）。

Philip Curtin，*Death by Migration：Europe's Encounter with the Tropical World in the Nineteenth Century*（London：Macmillan，1989）一书广泛地探讨了殖民主义与死亡率的关系，是一本优秀的著作。

- 关于殖民医学与权力，参见 David Arnold，*Colonizing the Body：State Medicine and Epidemic Disease in Nineteenth-Century India*（Cambridge：Cambridge University Press，1993）；或是 Megan Vaughan，*Curing Their Ills：Colonial Power and African Illness*（Cambridge：Polity Press，1991）。

关于对殖民医学的抵抗，参见 Luise White，*Speaking with Vampires：Rumour and History in Colonial Africa*（Berkeley，CA：University of California Press，2000）；或是 Andrew Cunningham and Birdie Andrews（eds），

Western Medicine as Contested Knowledge（Manchester：Manchester University Press，1997）。

关于 20 世纪的著作较少，不过 Randall M Packard，"Post-colonial Medicine"，in Roger Cooter and John Pickstone（eds），*Medicine in the Twentieth Century*（London：Routledge，2000），pp. 97 - 112 一文是篇优秀的概论。

此外，还应补充参考 Sung Lee，"WHO and the Developing World"，in Cunningham and Andrews（eds），*Western Medicine as Contested Knowledge*，ibid，pp. 24 - 45，以及 Fraser Brockington，*The Health of the Developing World*（Lewes：Book Guild，1985），两者都对世界卫生组织的介入进行了批判。

医疗与战争

　　过去三个世纪以来,医疗成为军事行政管理的重要内容。受此种关系变化所鼓励的观点认为:医学是少数从战争中获益的领域。外科的发展、火药的发明和 18—19 世纪的战争有关。护理改革与克里米亚战争(1853—1856)有关。战地医疗护理组织则与南非战争(1899—1902)有关。新式武器在第一次世界大战(1914—1918)中造成复杂的伤口,外科医生在面对可怕的脸部伤害与破碎的骨头时,发展出新的外科技术并带来整形外科和骨科的发展。

　　然而,脱离背景来探讨战争中的医疗是不明智的。战争对医学的影响也不那么单纯:它可能带来实质却短暂的影响。罗杰·考特(Roger Cooter)引领着此一研究领域,他拒绝将战争视为某种外在于社会的事物,而是主张战时与平时的医学无法轻易分离(参见本章"扩展阅读")。他的作品指出,战时影响医学的因素并不仅限于战争状况带来的技术进步、护理伤病士兵的需求或是医疗人员的专业关切。正如考特所解释的那样,每场战争都制造出特定的问题,例如由于冲突发生的条件(壕沟战)、战场的地形(非洲的传染病环境),或使用的武器类型(手持武器和火炮)等所引发的问题。考特强调,在评估战争和医学的关系时,必须考虑不同的意识形态与社会经济背景。

　　检视资源和政治意识形态是如何影响军事医疗服务的，就可以说明脉络的重要性。考察英国内战（1642—1649）就可看出，双方之所以采取不同的做法，和他们的政治信念大有关系。保王派的军队对于伤亡不甚关切，认为这是军队指挥官的职掌。这样的态度使得指挥官只在口头上支持对统一协调伤员护理的需求。议会派的军队则采用不同的做法。对共同福祉的关怀，加上掌控着伦敦的医院和大量财政资源，以及获得了大都市医疗建制与商业建制的支持，使得议会愿意对效劳的死伤士兵负起责任。这样的做法既实用也有其政治考虑。向退伍军人提供福利服务的政治目的是预防他们叛变。到了 19 世纪末，又出现其他政治因素的影响。识字率的提高以及出版物的增加，加上投票权的扩大，使得政府更加意识到有必要改善军事医疗护理。

　　战时的社会经济、文化与政治的背景，是理解医疗和战争之关系性质的关键；然而，还有其他的力量涉及其中。实际或战术上的考虑，对军事人力以及对人力浪费的态度的转变，或是医疗科技与军事科技的角色都很重要。本章将这些基本预设列入考虑，检视战争与医疗的关系、军事人员面对的危险、军事医疗服务的建立，以及战争对平民和社会政策的影响。

战争的危险

　　军事战争产生的医疗问题、军事人员遭受的疾病与伤害，都影响了军事医疗服务的性质。关于军事行动的公众论述经常强调流血和死亡人数，但在战时士兵不只会死在战场上。对许多人而言，战争意味着伤害、生病与残障，而暴露于疾病和伤害的风险程度又和军阶有关;此外,自残也不是那么罕见。

近代早期的战争与殖民扩张,使得士兵和水手暴露于一系列的伤害与疾病中。除了子弹之外,还有许多其他的创伤原因,可能来自刀剑或撞击,像是被毛瑟枪的枪托打到。爆炸、烧伤与意外在军旅生活中常常发生。枪伤给军队的外科医生带来了许多问题,需要新的技术。丹尼尔·皮克(Daniel Pick)在《战争机器》(*The War Machine*,1993)一书中所发现的系统性的死亡机械化,成为20世纪60年代之后有关军事冲突持久形象的一部分,也塑造了持续的战争伤害。机关枪、坦克、长程轰炸机、化学武器等新军事科技,改变了战争的性质以及军事人员与平民所受到的伤害。即使排除掉大屠杀的牺牲者,两次世界大战惊人的伤亡人数也彰显了20世纪的军事战役性质、科技与伤害之间的关系。第一次世界大战约有六百万名英国人和德国人受伤,超过两百万人终身残疾。火炮、地雷或弹片造成的复杂伤害超过了小口径的来福枪,带来了毁容与残疾,更造成了心理障碍,士兵同时也受到毒气、坏疽以及战壕足(trench foot)①的威胁。以下会说明复杂伤口和感染风险所带来的医疗问题,这影响了第一次世界大战军事医学的性质。

现代的机械化战争产生了其他种类的伤害。虽然尼尔·弗格森(Niall Fergusson)这类修正主义历史学者强调,士兵之所以能在现代战争中幸存下来,是因为他们把它当成一场冒险,但人们普遍认为战争会带来心理影响。第一次世界大战的"惊弹症"(shell shock)、第二次世界大战的"战争疲劳"(battle fatigue)、越战的"创伤后应激障碍"(Post-Traumatic Stress Disorder)以及"海湾战争综合征"(Gulf War Syndrome)等标签,都被用来描述现代战争带

---

① 足部长期接触寒冷潮湿、不卫生的环境而引发的组织病变。——译者注

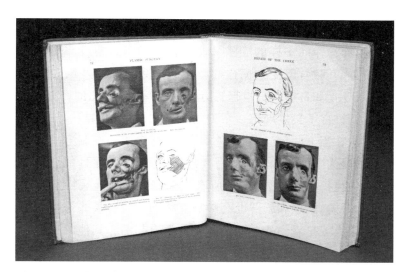

图 15.1 这些照片显示出炮弹碎片所造成的脸部伤口，以及病人在 1916 年 4 月到 1917 年 5 月间所接受的治疗。照片来自伦敦的乔治国王军医院（King George Military Hospital），记录了一位士兵的整形手术过程以及其他士兵在第一次世界大战中所受到的可怕伤害。
图像来源：Wellcome Library, London。

来的情绪与心理创伤，这也反映了医疗背景与军事背景的变迁。

第一次世界大战凸显了战争所带来的情绪与心理代价。军人可能因战争而经受心理痛苦这样的观念在 1914 年之前几乎从未被考虑过，这在某种程度上是因为这种现象被贴上了其他的标签，[①]不过，在第一次世界大战中惊弹症成了一个令人不安的新现象。所有参战者都认为惊弹症对士气和战力构成威胁，但如何衡量惊弹症对士兵的影响程度却是各有见解，相关报告非常不精确，

---

① 士兵因为战争而心灵受创，现在可能被诊断为创伤后应激障碍，但类似现象在过去则可能被贴上"懦夫""装病""不忠"等标签。——译者注

其中掩盖了精神不安的程度。诊断上的混乱意味着有些案例会遭到误诊,而惊弹症多样的症状又使其很难确定。不过即使有这些方法论上的问题,但受到惊弹症影响的士兵人数以及当时所引起的恐慌,还是和日后它所激起的历史研究兴趣不成比例。

尽管许多士兵发展出一系列的策略来应付壕沟战——包括把注意力放在当下的危险上、黑色幽默、高估个人的控制力、宿命论、迷信,或是为眼前的混乱建立一个想象中的秩序,而且他们当中有许多人应付得很好,然而不是所有人都能成功。新兵特别容易受到伤害,军阶、阶级和族群也会影响症状和反应。某些惊弹症个案是因为杀人或是看到战友受伤或死亡而引起的。其他的报告则指出,原因在于在责任观和胆怯感之间出现了难以忍受的冲突。那些从战场幸存下来的人,经常发现他们得应付强烈的罪恶感。不管精神障碍发生的理由为何,惊弹症都是个污名化的标签。

实际的惊弹症不同于我们熟悉的战争诗人作品中的文学表征,但惊弹症为何会成为第一次世界大战的医学现象与文化现象还是引起了相当多的讨论。当时的人无论是在战时还是战后都将惊弹症等同于道德败坏、装病或软弱,他们透过粗暴的阶层诠释来将患者认定为道德败坏的人。这种将惊弹症和软弱联系起来的想法在德国被用来解释为何输掉战争。历史学者提出一系列诠释,将惊弹症和现代性联系起来。女性主义文学评论家伊莱恩·肖沃尔特(Elaine Showalter)在《女性病》(*The Female Malady*,1985)一书中宣称,惊弹症是男性气概的危机,但对其他历史学者而言,这是对现代工业化战争的历史特性的回应。这套解释所隐含的模式是,人类的本性无法适应环境的变迁,因此,惊弹症成了对现代战争环境的抗议。乔安娜·博克(Joanna Bourke)在《亲密的杀戮史》(*An Intimate History of Killing*,1999)一书中主张,第一次世界大战中令人难以忍受的是被动地置身于极度危险中。战壕生活的单调、冲突所带来的神经衰弱与士兵恶劣的生活环境使其更为恶化,结果导致紧张、悲伤与高度挫折感。然而,士兵当中崩溃比例最高的不是博克观点所暗示的那些较不活跃者,而是那些密切参与战斗者。那些最常暴露于杀戮危险的士兵所面临的风险看起来最高。

军人遇到的惊弹症问题,并未在 1918 年结束。许多有身心障碍的退伍军人,通常很难重新适应家庭与平民生活。和平时期的政府与社会不见得都同情他们。在 20 世纪 20 年代和 30 年代,政府为残障退伍军人所提供的抚恤金和复健服务有着巨大的缺口,在英国和德国尤为如此。在德国,心理残障的退伍军人的处境成为政治议题,这也是关于战争、阶级与福利的大辩论的一部分。抚恤金和健康护理逐步遭到削减,而这些退伍军人无法康复的原因则被归于他们的道德败坏以及对福利的依赖。许多有心理残障的退伍军人因此觉得受到了迫害。

把焦点放在心理上和身体上的伤害,只说出了故事的一部分。法国的人口学研究估计,17 世纪欧洲所有的死亡军人当中只有 10%—25% 是死于战斗。直到 20 世纪初,传染病暴发一直是军事战争中的主要致死原因,近代早期的陆军每个月大概会因为疾病而损失 2%—4% 的战斗人员,而西班牙海军水手的生病人数也非常多,以至于其在地中海的帝国地位遭到了威胁。殖民扩张带来了一系列摧残 20 世纪海军与陆军的疾病。在公元 1800 年之前,欧洲士兵在热带地区因疾病而死的比例是欧洲本土的 4—5 倍之高(参见第十四章)。霍乱、疟疾、鼠疫、伤寒、斑疹伤寒和黄热病等传染病经常在军营肆虐。疫病对军队死亡率的重要性在克里米亚战争中特别明显,英国、法国、撒丁尼亚和土耳其的部队死亡人数之中,有 2/3 是疾病所造成的。军营常是草草搭起的,过度拥挤、不卫生且位于糟糕的地点,于是成了传染病散播的理想场所;疲劳、饮食不良和压力也降低了士兵对传染病的抵抗力;管理不良和补给不足,则使这些问题更为复杂。在这样的情况下,卫生在 18 世纪成为重要的军事问题。然而,卫生知识的应用却进展缓慢:战役的结果,特别是殖民地的征服,影响了人们对疾病的态度,高死亡率常被军事胜利所掩盖。尽管到了 1939 年卫生情况已经有所改善,但疾病仍旧是军人住院的重要原因。

不只是传染病会引起问题,败血病直到 18 世纪晚期仍是海军主要的病因。尽管 17 世纪以来就有限制军人性行为的努力,但性病流行的程度一直引人关注。性病到了 1917 年成为战争主要的问题,法国、英国与美国军方都被迫采取预防感染的措施。军事人员还面临其他的危险。18 世纪在法国的军医院以及南非战争的英国战俘营,生病与受伤的士兵都被当成临床教学和治疗实验的材料。由于第二次世界大战的影响,1947 年的《纽伦堡公约》试图禁止这样的医疗实验,然而,不论这些志愿役和义务役的士兵是否愿意,他们一直被用作医学实验的小白鼠。

正如这部分内容所显示的,军事冲突性质的改变、科技的变迁以及作战的地理环境,都会影响士兵受伤的类型(包括心理上或身体上的),以及军事当局所面临的健康问题。尽管在公元 1900 年之前,军事战争的主要死因仍旧是疾病而非战伤,但对许多人而言战争就意味着伤害、生病与残障。

战争与医学

历史学者对于战争在医学进步中所扮演的角色争论不休;当

然,战争似乎促进了医学的某些领域的发展(像是第一次世界大战和第二次世界大战的制药研究),或是凸显了卫生等领域在军事中的重要性。然而,要一概而论却很困难。战争对医学的冲击很复杂,加速某些领域的发展,转变其他领域,还有些领域则毫不受影响。此一过程也不单纯。军阵医学既是由多重的行动者所组成的(包括医疗人员、军事人员与平民),也是由军事科技和医学科技所构成的。战争对医学的影响视时间、地点、周期、发生的背景及其后果而定。

近代早期的战场成了重要的外科学校。火药的使用迫使人们对伤口的处理必须更为积极,这激励了外科技术的创新发展,这点可见诸 16 世纪法国外科医生安布罗斯·巴雷(Ambroise Paré)的著作。陆军外科医生对于截肢逐渐采用比较保守的做法。17 世纪的外科军医和内科军医强调特定疗法的价值,多数的内科军医和外科军医是在职位上边做边学,而且偏好迅速、简单的疗法。战争造成的疫病代价促进了传染病研究与对预防医学的投入。18 世纪的医生约翰·普林格尔(John Pringle)以及外科医生詹姆斯·利德(James Lind)等英国军医的著作,是军阵卫生具有代表性的重要研究,其中,利德所提倡的饮用柠檬汁戏剧性地减少了败血病。

法国大革命(1792—1802)与拿破仑时期(1803—1815)的战争引进了新的外科步骤,并且修正与改良了既有的方法。法国对于公民军队(citizen army)的巨大投入使得医学教育必须改革,以应对军医的需求(参见第六章)。外科医生的技能在海战与陆战中被反复考验。再晚一点的军事冲突则见证了战场护理的改善,引进了针对烫伤病人的整形外科以及急救护理(详见下文)。在 19 世纪的军事冲突中,可以看到军阵护理与卫生设备的改进,以及战场护理性质的改变;第一次世界大战则是军医学性质出现系统性改变的时期。处理复合性骨折和伤口感染,以及提供修复外科手术的需要,鼓励着连续冲洗法(continuous irrigation)等新的外科疗法的出现,这改善了治疗效果。静脉注射生理盐水及输血被用来处理创伤和休克。对于烧伤的治疗则采用其他的方法来加以修正(包括使用石蜡来覆盖烫伤)。战时所发展出的团队工作、地区主义与等级制度的概念,在两次世界大战之间成为有关保健改革的讨论的一部分,这也强化了专业价值。

　　第二次世界大战期间出现进一步的发展。有些进展是来自对部队(像是英国的波顿唐①)或是对战俘与平民进行的医学实验。纳粹政权在集中营进行过许多残暴的实验,其目标是改善军事效率或是确定某些药物的效能。此外,战时的环境以及保存人力的需要也驱动了医学的发展。无法取得治疗疟疾的奎宁等自然产品,使得同盟国将科学努力的焦点放在发展新的合成化合物上。对青霉素的进一步研究带来了足够的产量,可以治疗严重的病人,人们也引进了治疗结核病的链霉素等其他药物。机械化的战争需要具有移动能力的医疗单位,更有系统的输血服务被建立起来,化学武器造成的后果以及航天医学等领域的相关研究受到新的刺激。在英国外科医生阿奇博尔德·麦金杜(Archibald McIndoe)的影响下,复形外科与整形外科有所改良。

　　但重要的是不要过度强调进步。社会经济、文化与医学—政治等多样而互相矛盾的力量,影响了军阵医疗的性质。新的医疗科技或医疗步骤的应用不见得都切合实际,在海战中便能看到这类问题的例子。船上的医官经常必须在相当简陋而拥挤的环境下

---

① 波顿唐(Porton Down)是英国军方的研究基地,曾在此地对英国士兵进行人体实验。——译者注

进行治疗,因此这样的条件并不适合使用麻醉剂、消毒或是 X 光之类的新诊断科技,在炮火与硝烟笼罩的船上很难进行外科手术。除了这些实际限制之外,从一场战争所学到的经验不必然能应用到未来的军事冲突。例如,南非战争中对于使用消毒剂来清洁伤口的把握,就不适用于第一次世界大战的战壕。战争也不见得能够提供新医学知识发展的理想条件:难以取得统计数据,军医常缺乏研究经验,前线需要快速的解决方法而不利于长期的试验。新的方法也经常遭到反对。例如,当德国在 1914 年下令其部队强制接种类伤寒疫苗时,就引发医学社群关于疫苗安全性与有效性的激烈辩论。士兵也不是那么容易被说服,他们不单因为对疟疾药物有效性有所怀疑而抗拒使用,也因为谣传药物会引起性无能而拒绝。财务和战术上的考虑导致了更多障碍。输血和新药物等医学科技创新的引进,以及它们所带来的组织变革并非必然,而是要视军事文化能否理解它们的效益来定。

　　战场上的发展不见得都能转化到平民医疗。战时的发现反映了军事冲突的地方背景或国家背景,而这些不见得都能应用到平民身上。例如对战壕足的治疗和平民医疗就没有直接的关联。此外,正如库特所指出的,像骨折这样具有明显平民性而且是战时优先项目的治疗,"在和平时期通常会回归到原本的低下地位"。[①] 将知识由战场移转到平民医疗是个复杂而缓慢的过程,例如在第一次世界大战期间,整形外科或骨科这类专科所得到的鼓励仍是短暂的,要到第二次世界大战才有进一步的进展。因此,知识和技术的传播方式并非简单直接的过程。

① Roger Cooter, "War and Modern Medicine", in W. F. Bynum and Roy Porter (eds), *Companion Encyclopaedia of the History of Medicine*, Vol. 2 (London: Routledge, 1997), p. 1550.

　　然而,我们不能忽视战争或军事对医学及看待疾病与残障的态度的影响。例如 16 世纪或第一次世界大战发展出来的创新外科技术,为伤口处理提供了更好的方法。18—19 世纪的军医院是实验与新式医疗管理的重要中心。新的疗程和疗法会在军医院中进行试验,像是抗梅毒的药物洒尔佛散。军阵医疗人员、期刊和学会成为国内和国际的医学主流。加入武装部队的医生得以接触到先进或新的治疗方法。青霉素是常提到的例子,但这种对新事物的接触还延伸到了卫生方面。军事需求所鼓励的研究和实验也能转而为民间所运用。英国海军在 18 世纪对败血病的研究,以及第二次世界大战以 DTT 杀虫剂来对付疟蚊的试验,是其中的两个例子。在文化上,醒目的军事化象征在 19 世纪进入了护理和医疗中。例如,细菌变成"隐形的敌人",公共卫生是"对抗疾病的战争",而青霉素则是"战胜"感染的"魔术子弹"。普法战争(1870—1871)造成的法国创伤,或是南非战争造成的英国创伤显示,战争也会提出关于国力强盛与否的社会难题与医疗难题。这是个双向的过程:医学和生物学的模拟被用来形容战争(或战败),而战时的医学进展则透过缓慢而且通常很复杂的过程扩散到平民医疗。

战士们的医疗护理

　　军阵医疗服务是由一系列相互关联的力量所造就的:医疗科技与军事科技、冲突的背景、战术、医学—政治利益、殖民的野心与经验以及遭遇到的疾病与伤害。赢得战争需要健康的部队:预防武装部队折损于疫病与传染病或败血病是符合军事需求的。因此,医学日益涉入对战争的管理,把焦点放在降低人力浪费、透过更好的护理来提高效率,以及透过医学检查来确保能招募到更健康的兵员。随着公元 1800 年之后走向大规模军队、征兵制与现代武器的趋势,预防或减少医疗上的"浪费",变得日益重要。军医吸收了这些观念,例如在第一次世界大战,外科医生起先不太注意复原希望渺茫的病例,然而征兵制改变了这样的立场,开始更为强调拯救士兵的生命与身体。装病带来的问题或威胁获得更大的注意,这往往迫使士兵采取更为激烈的行动来获得光荣退伍。

虽然健康的士兵对任何的战争行动而言都很重要,然而在 16 世纪之前,一般情况是士兵得自助或寻求战友、亲戚的帮助。16 世纪的军事革命带来人力的问题,由此促成了军阵保健服务的改善。军事策略的改变以及更为强调常备军,意味着士兵不会被任意浪费,因为高发病率被认为削弱了军事效能。健康护理会被用来确保有效的战力及提升士气。因此不令人意外的是,那些最先发展出常备军的国家,也最先为其部队组织起医疗护理体系。17 世纪法国的例子显示出军团对于医疗护理投入的程度。虽然前线所能提供的大多是一般的外科治疗(参见第七章),但也建立起了常设的军医院。即使刚开始很少有国家在这方面能和法国相比,但普鲁士或俄国等有常备军的国家都紧随其后。

18 世纪随着军队变得更庞大且更专业,殖民战争的次数也增加了,医疗服务组织被用来减少人力浪费,内科医生和外科医生的参与更为积极。战场带给外科医生地位和专业机会;当医疗竞争日益激烈时,军阵医疗带来了收入上的好处(参见第九章)。18 世纪还建立起对伤口的协同处理。此外,为了对抗疫病,军队更为注意卫生措施,也引进了对新募兵员的医学检查。招募训练有素的医疗人员成为重要的需求,越来越多的军医获得固定的薪水以及和军官相当的地位。军医院的网络被建立起来,也设立了特殊的军医学校来提供合格的医学人员。虽然军阵医疗的护理标准不输其他的医学领域,但财政短缺限制了医疗供应,这使得在军团的层面通常只有极简陋的医疗服务。

19世纪欧洲国家的冲突与殖民战争需要大量的人力资源。由于有必要减少伤亡与疾病的影响,医疗在军事组织中扮演起更重要的角色。公众与政界对军人福祉的关切使改革变得必要,19世纪晚期的政府发现,忽略武装部队的健康会带来政治代价。当军阵医学更加专门化与以科技为导向时,医疗人员和护士也标榜其专业证照资格,这个转变反映了军事组织和医学组织的大趋势。有证据表明,人们普遍忽视基本卫生,并在言辞上强调战争和疫病之间的关系,那些急切想要获得肯定的医生看到了要求改善卫生条件的压力。虽然克里米亚战争和南非战争表明了卫生改革及基本医疗护理的相对失败,但在19世纪下半叶,大多数欧洲国家都采取了一致的行动来对抗传染病,并改善军阵医疗护理(参见第十一章)。例如,英国的军阵医疗就在克里米亚战争后进行改革,建立了皇家军医团(Royal Army Medical Corps)以及位于纳特利(Netley)的教学医院。帝国的扩大使得部队高度暴露于传染疾病,必须借由更好的卫生条件来与之对抗,以确保有效的占领与控制(参见第十四章)。所有部队都强制接种牛痘,英国和德国在20世纪初都开始接种抗类伤寒疫苗。为了防止性病的传播,部队中引进了争议性的措施(参见第四章),模糊了平民领域和军事领域的界限。到了1914年,德国和英国军方完全认识到了卫生的价值。

自20世纪80年代起,认为第一次世界大战是历史分水岭的看法受到了挑战。战争确实带来戏剧性变化,但也有其延续性。就医学而言,它提供了一个发展医疗护理、新的组织与供应方式的重要场域,且利用了战前的规划、复健的文化以及医学军事用途的概念。医疗与医学专家在人力动员上变得非常重要,新的医学监测形式被引入并延伸到了普通民众（详见下文）。对性病的恐惧促成性病医院的建立，并引进了更为严格的措施，包括个人的预防或是在嫖妓之后进行检查，以防止性病的散播。壕沟战与重型火炮促成了处理伤员的新方法，伤亡人数急剧增加以及报纸的报道使公众要求为受伤与残障士兵提供更好的护理。创设在前线的早期治疗与设置通畅的医疗交通线，此后成为 20 世纪军阵医学的特征。英国部队的医护兵将伤者送到拥有外科医生队伍的野战医院。严重的病例则被送到基地医院，从而创造出一条从战场直通"英国本土"（Blighty）的交通线。为了应付坏疽与败血病，法国军阵保健服务重组其外科设施，设立用帐篷搭置的新临时设施，建立检伤分类系统，并招募额外的外科医生。在建立募兵制度之后，人们对公民士兵的健康投入了更大的努力。随着疏散步骤与设备的改良，存活率和复原率也提高了。

　　第一次世界大战期间军阵医疗服务的发展，代表的是和士兵达成协议——健康护理是进行战斗的回报——但也要谨记军方并不是护理的唯一供应者。志愿组织同样扮演着关键角色，从中产阶级和上流阶级的志愿护士涌入战时的医院，以及国际红十字会的工作中即可看出（参见第十一章）。然而，在法国北方战场以外的地方却进展缓慢。例如在意大利的战事，军事组织的弱点限制了医疗的供应。从战场返乡的士兵中有许多人为回归平民生活而挣扎，抚恤金和复健服务有所不足。

　　第二次世界大战爆发时，医学的军事潜力已经得到承认，军医官的角色也已稳固。虽然医疗服务距离完美还很遥远，但它们在军事冲突中发挥着重要作用。医学科技——例如输血——影响了医疗服务，与进一步的机械化结合之后，让外科设施能够更接近前线。大多数的交战国建立起移动的外科单位。新药物的引进对这些服务大有帮助：西班牙内战(1936—1939)与第二次世界大战引进了疟疾药物与青霉素等新药物，缩短了复原的时间，也有助于应付伤口感染的问题。新的医疗科技以及更强的移动能力，不只带来治疗革命并确保了快速的医疗救助，也戏剧性地提高了存活率。然而，同盟国和轴心国的反应经常大不相同，这可见诸德国占领下的欧洲、非洲的战事，以及日本对于缅甸的疾病之反应等经验。同盟国对医疗服务的投入延续了第一次世界大战所发展出的做法；但是在德国这种强调男性气概的军队文化中，医疗服务的优先性并不高。

虽说大体如此，但上述说法有些需要注意的问题。这里有些发展是相当短暂的：法国在大革命时期设立的军医院和学校，在拿破仑统治下遭到裁减。除了长期采用征兵制的德国之外，军医低下的社会地位、危险的生活方式、低收入和不良名声，使得它对许多医疗人员缺乏吸引力。军旅生活在身体上和道德上都很粗蛮，因此许多加入海军或陆军的医生通常不具资格或缺乏能力。还有其他的力量在发挥作用。后勤和财政的问题限制了医疗供应。吃败仗很快就会变成卫生上的灾难，这可清楚见诸普法战争。指挥官不见得都会和医生合作或采纳他们的建议。例如，公共卫生就常遭到忽略，这导致军营里出现极高的传染病罹患率。战略上和军事上的考虑限制了医疗供应。例如德国军医团体在入侵南斯拉夫、希腊与克里特岛的行动中，就因德国正准备入侵俄国而缺乏后勤支持，这使得他们在治疗伤员上遭遇了困难。医疗供应和治疗必须和军事效益及战术兼容，也要配合财政资源和实际现实。

战争和精神医学

第一次世界大战对惊弹症的反应凸显了历史背景的重要性，

也揭露了战争机器最重要的关切是将士兵送回前线。虽然战争的精神代价在1914年之前就已经是军事战役的特征，但情绪上与心理上的创伤要到第一次世界大战，也就是在盎格鲁-萨克逊的惊弹症概念中才取得确切的军事与医疗形式。精神创伤的想法成为第一次世界大战文化史研究的重心。历史学者在20世纪70年代开始探讨战争的个人经验，惊弹症成为现代工业化战争之性质的隐喻。惊弹症不只在文化上带来冲击。在战争要结束时，惊弹症成为一个充满政治的问题，它也挑战了关于精神疾病之性质与范围的传统观点（参见第十六章）。

来自意大利与俄国的证据显示，精神科医生在1914年之前就开始思索军事生活所带来的心理冲击。日俄战争（1904—1905）及第一次巴尔干战争（又称为"意大利土耳其战争"，1911—1912），见证了精神医学服务的建立。在第一次世界大战刚开始时，德语系的精神科医生讨论了神经战（Nervenkrieg）以及带有治疗效果的"钢铁洗礼"（Stahlbad）。但壕沟战的现实压倒了这些期望。刚开始时，前线的医生预备不足，难以处理大量的（出乎意料的）心理伤员。为应付这样的状况，相关服务很快建立起来，其目标是要将士兵送回前线并遏止逃兵装病。德国将精神科服务标准化，设立军方的神经科诊所与治疗战争精神官能症的特别部门。精神科医生的介入为精神科自己带来明显的好处。在意大利与德国，战争为精神科医生提供了扩大其影响力的机制。

复杂而易变的惊弹症，对医生构成难题。医生的化约论解释与简单分类的做法问题重重。早期的研究强调身体所受到的震荡及脑震荡，稍后则偏好更心理学式的看法，不过，大多数医生仍旧承认在某些案例中身体因素所扮演的角色。大多数医生都认为，遗传和退化与此有某种程度的相关性。当然，这种对惊弹症的器质性解释提供了一个方便的工具：医生探讨惊弹症和身体失调的关系，将它和酗酒与梅毒联系起来，而这正是战前退化论精神医学的主要内容（参见第十六章）。随着战争的发展，医生采纳了一些心理学的观念与解释，进而提出了不同的想法。惊弹症变成一种逃避，士兵们想要逃避壕沟那种难以忍受的处境，这是保命的需要以及责任、爱国心与荣誉等理念冲突所带来的危机。许多军方人士很不喜欢这样的定义，他们认为惊弹症是纪律与士气的问题。

这些解释要比器质模式与心理模式简单的二元对立更为复杂。彼得·李斯（Peter Leese）在《惊弹症：第一次世界大战的创伤神经官能症与英国士兵》（*Shell-Shock：Traumatic Neurosis and the British Soldiers of the First World War*，2002）中解释道，惊弹症是个捉摸不定的文化实体，由个别士兵所受的压力、医学观念与文化反应所决定。因此，从惊弹症可以看到医学诊断和社会偏见的融合。战前关于歇斯底里与退化的概念，以及关于阶级和种族的主流观念，影响了相关诠释，例如，军官的战争精神官能症就被认为和士兵的惊弹症有所不同。虽然没有证据显示是医生污名化工人阶级的士兵，对军官就不会如此贴标签，但精神上受到惊扰的士兵轻易被指控为懦弱还是反映了战前产业界和社会上对生产力、道德与品格的思考。惊弹症患者因此是软弱的，也是对社会稳定的潜在威胁。到了第二次世界大战，关于战斗引起精神崩溃（combat breakdown）以及团体动机（group motivation）的新概念挑战了这些想法，但越战（1965—1975）之后医学标签又开始流行。

就像对惊弹症的解释混杂不一而引发了辩论一样，治疗方法的情况亦然。历史学者爬梳历史，将相关治疗区分为分析型和规训型，不过当时还很少有评论者进行这样的思考。历史学者强调这两种处理方式之间的紧张关系，特别是古典精神医学和更为心理学式的方法之间的紧张。尽管出现了某些具有国家特色的处理方式——例如,德国对于战争精神官能症的响应就依赖于歇斯底里的概念,并提出大胆积极的处理方式——但李斯在《惊弹症》以及保罗·莱纳(Paul Lerner)在《歇斯底里的男人》(*Hysterical Men*,2003)的研究显示,大多数病人所接受的是一系列出于实际考虑的折衷性治疗。治疗方法在战斗的状况、士兵的态度、军方的要求、公众意见、政治利益(像是抚恤金的问题)以及相互冲突的医学意见所形成的复杂互动中演进。这些方法包括暗示、嫌恶疗法(aversion therapy)、隔离、剥夺食物、休息、按摩、工作以及使用溴盐(bromides)和电疗(faradization)。其中只有少数是全新的方法。它们由战前的态度、军阶、资源及机构环境所决定。某些受到弗洛伊德作品影响或是受过精神分析培训的军医,采纳另一套知识,应用宣泄方法(cathartic methods)来治疗士兵。有一派历史学者认为,惊弹症为心理治疗(psychotherapy)以及精神分析方法提供了重要的引介,重塑了两次世界大战之间的精神医学(参见第十六章);但就军事精神医学而言,第一次世界大战学到的教训很快就被遗忘了。

军事当局对惊弹症的看法很不一样。他们要快速的疗法,以便将日益增加的精神科伤员送回前线。正如弗洛伊德所注意到的,战时精神科医生的角色,"有点儿像架在前线后方的机关枪,要强迫那些想逃走的士兵回头。而这正是军事行政的意图"。① 结果是在军事关切的利益影响下,采用一套犬儒的治疗策略并对病人进行规训。许多士兵被各种方法劝说回到前线。后来的小说与一

---

① Hans Binneveld, *From Shellshock to Combat Stress: A Comparative History of Military Psychiatry* (Amsterdam: Amsterdam University Press, 1997), p. 135.

些说法,试图将那些采用心理治疗的医生描绘成充满仁心,但事实并非如此。在想要移除掉真正生病的士兵以及那些可能会影响士气的人,以及让士兵回去战斗的需求之间,存在着紧张关系。就许多方面而言,这样的紧张关系反映了更广泛的军事医学性质。在一个并不重视个人的系统中,医生陷入了护理与军事要求的两难。

平民的健康:第一次世界大战的例子

对战时平民生活以及对现代战争文化史的研究兴趣的提高,促使历史学者检视战争对平民健康的影响。轻率地断言战争助长流行病的发展或是后方的人相对毫发无伤,是经不起检视的。战争以各种方式影响平民,而那些身体衰弱与脆弱的人,以及那些被认为不具生产力或无益于争取战争胜利的人受害最深。

围困或是长期的冲突可能造成贸易崩溃,或导致当地人的生存危机,抑或使他们无家可归而容易罹患疾病。英国内战期间在苏格兰挺进的议会派部队,摧毁了那些被怀疑是同情保王派的庄园与城镇,增加了平民的死亡人数。在普法战争及巴黎围城之役期间,爆发了伤寒、天花以及类伤寒,围城期间疾病导致的死亡增加了三倍。军队有助于疾病的传播。在新世界挺进的西班牙军队引入疾病,毁灭了原住民;印度和俄国的战争促使霍乱在 19 世纪初传播到西欧。殖民战争和部队移动助长了性病与其他疾病在非洲的传播。第一次世界大战退役的军人被认为和 1918 年到 1919 年的流感大流行(西班牙流感)的传播有关,这造成的死亡人数高于战死的人数。军事、殖民战役以及流行病被联系在一起并不令人意外。

20 世纪走向全面战争,日益将平民卷入,并逐渐模糊了平民和军人的界限。南非战争中有 60％的死者是平民,他们多半在英国的集中营死于盛行的麻疹和肺炎,而且战事创造出有利于鼠疫在开普敦传播的条件,导致被包围城镇的死亡率和罹病率增高。俄国在第二次世界大战直接或间接死亡的人数大约达到七百万人;伦敦大约有三万名平民死于德国的轰炸,另有五万人受伤。更恐怖的是纳粹政权对欧洲犹太人(大约六百万人)、同性恋以及吉卜赛人的系统性灭绝。美国在广岛与长崎使用原子弹(1945)、在越南使用戴奥辛(橙剂),或是在海湾战争(1991)使用贫铀弹(depleted uranium shell),都显示出战争对于平民的影响并不会随着和平条约的缔结而结束。

许多关于战争对平民影响的辩论,都把焦点放在第一次世界大战以及英国。历史学者寻找新的方法来研究战争及其影响平民的方式,整合了政治史、军事史和人口史。起初有学者强调战争造成的平民生命损失不亚于战壕中的死亡人数。杰伊·温特(Jay Winter)在 20 世纪 70 年代和 80 年代所进行的一系列深具影响力的研究,提出了修正主义观点。他使用婴儿和女性的死亡率统计,以及 49 岁以上男性(也就是那些太老而无法从军者)的平均寿命增加等证据,指出战时的英国变成了一个更健康的地方,而那些在 1914 年之前健康状况最差的平民获益最多。温特将此一进步归因于战时经济所带来的出乎意料的结果:食品供应管控的建立(更好的营养)、福利的改善以及有保障的工作。他进一步提出了一个争议性说法,即法国、英国及其盟国之所以获胜,是因为他们有办法维持平民的健康。

温特的论点获得相当大的支持,但这并不意味着他没有遭遇挑战。虽然第一次世界大战的平民免于传统上与战争有关的疫病侵袭,但其他历史学者则指出,身体衰弱和弱势团体的处境变得更糟了。证据的问题以及证据该如何解释的问题,成为这场辩论的核心。批评温特的人理由充分地论称:平民死亡率的整体改善难以告诉历史学者个人和家庭所遭受的痛苦。证据并未显示死亡率和罹病率的全面降低:德国的健康水平恶化了,巴黎与柏林的60岁以上人口的死亡率增加了。温特的证据也不具有代表性,因为主要涉及的是和战时经济密切相关的那些熟练或者半熟练的工人。温特本人承认,健康的改善并不是平均分配的,在不同国家之间更是如此。年龄、性别以及是否有能力支持战争都会导致显著的差异。例如,老人以及非婚生儿童的死亡率增加了,因为保暖、住宅及食物的相对匮乏,他们受害更大。不同的战争经验导致不同的健康经验,那些被认为和支持作战无关的团体受到最少的关注而受害最大。这场辩论导致对战争的受益者和受害者有了更为复杂的评估。

除了那些直接因为敌人炮火轰炸而死亡的平民之外,更为平衡的分析应该要检视平民的生活物质所受到的影响。虽然国家确实改善了那些支持战争的人群的健康护理情况(详见下文),并实施了控制传染病的措施,但第一次世界大战对平民的健康仍然有直接和间接的冲击;当然不是所有的国家都受到同样方式的影响。不同国家、地区和城镇的状况有巨大的差异。全面战争在德国相当极端:1916年的兴登堡计划(Hindenburg Programme)为了满足战争的需求而牺牲了平民的需要,相当大比例的人口面临严重的物资匮乏,盟军的经济封锁与政府的管理不良使得情况更为恶化。在1916年之后,德国的人口死亡率快速升高。德国的经历并非独一无二。比利时人同样面临贫困,而饿肚子的儿童在东欧与中欧也是司空见惯。英国和法国的平民处境比较好,但战争使得既有的社会问题恶化。对士兵家庭的协助兑现得缓慢,在某些个案中，这样的延迟使得家庭陷入赤贫，也有些人因为恶化的住宅环境、住屋环境、房租的提高以及恶劣的工作环境而受害。欧洲各地都发生了抗议和罢工。

在1918年到1919年的流感大流行之前，第一次世界大战并没有出现主要的疫病，但风土病的流行程度的确增加了。意大利男性农民的动员使得女性也必须从事田地工作，这导致更多女性工人暴露于她们不太具有免疫力的疟疾环境中。虽然痛风这类疾病基本上消失了，但其他的像是佝偻病、梅毒和肺结核等疾病则更为严重了。此外，也有些潜在的、具有长期影响的健康不良后果。历史学者把吸烟水平的增加与20世纪30年代以来癌症患病率的增加联系起来。弹药工厂的工时过长、糟糕的环境条件以及暴露于危险的化合物中，给里面工作的人带来了不良的后果。政府虽然注意到这些风险，但由于从事现代科技战争的需要而倾向于不闻不问。假日变得很少，工作负担随着战事拖长而增加并导致疲劳。到了1918年，欧洲的平民已经快要无法负担了，这在某种程度上可以解释战后个人和国家对流感大流行的反应。

考虑到这样的证据，很难论称第一次世界大战出现了平民健康状况的整体改善。某些平民团体的处境要比其他团体更好；就欧洲的城市而言，德国的平民在1916年之后受害最大。死亡率的整体降低，主要归功于长期的趋势而非战争本身，顶多是战前死亡率降低的趋势有所延缓。关于第一次世界大战对人口之冲击的这场辩论提醒了我们，战争对平民的身体、心理和健康有显著的影响。战争的医学后果无法单靠战场上的统计数字或是对军事策略的影响来加以衡量，也必须透过它对平民健康的冲击来衡量。

战争与平民的健康护理：20世纪

　　虽然修正主义的历史学者低估了战争对医疗政策的冲击，但德博拉·杜沃克（Debora Dwork）以及其他学者的研究显示出了20世纪的冲突是如何让关切的焦点放在国族的健康并鼓励医疗服务的扩大上的。① 正如历史学者马克·哈里森（Mark Harrison）所阐明的，现代战争——尤其是19世纪50年代之后的冲突，削弱了"平民"和"军人"之间的界限。② 20世纪转向全面战争后，平民以前所未有的程度被卷入了战事。

　　此一观点最明显的例子就是英国由于战时的经验以及"紧急医疗服务"的作用，而创设了国民健康服务体系。③ 但这不是唯一的例子。普法战争对法国造成的震撼以及南非战争对英国造成的冲击，激化了有关社会改革的辩论，由于忧心国族健康而促成了一系列医疗服务的引进（参见第十三章）。随着第一次世界大战的爆发，疾病成为内部敌人，因为需要支撑庞大的部队，平民的福祉具有了军事上的重要性。卷入冲突的国家建立起医疗与预防的服务，保护与促进国族健康并实施紧急计划来处理传染病的暴发。法国的公共卫生服务得到扩展：采取对抗类伤寒传播的措施，设立

---

① Deborah Dwok, *War is Good for Babies and Other Young Children：A History of the Infant and Child Welfare Movement in England 1898 - 1918*（London：Tavistock, 1987）.

② Mark Harrison, "Medicine and the Management of Modern Warfare", *History of Science* 34(1996)，p. 381.

③ 英国在第二次世界大战前预计德国的轰炸将带来大量平民伤亡，因此国家将私立医院等医疗资源纳入统筹管理以应对。德国轰炸造成的伤亡低于预期，不过此一紧急措施成为战后实施公医制度的重要基础。——译者注

预防天花的疫苗接种中心,扩大对抗结核病和性病的医疗监测(这两种疾病对平民构成了重大威胁)。出现改善工作健康环境的措施(因此也提高了效率)。相当多的努力把焦点放在保护母亲和儿童的健康上,这也确保了未来的人口健康。这些鼓励生育的政策并没有随着战争而结束,英国、法国、德国与意大利在20世纪20年代和30年代继续这些努力(参见第四章)。

对于1945年后的福利国家,修正主义历史显示,战争或战争的共同经验不是社会政策的分水岭(参见第十三章)。这场辩论激励历史学者重新思考战争对社会政策的影响。战争会限制健康服务的提供。例如,在普法战争期间,在国家的公共救助局(Assistance Publique)管理下的巴黎医院清理出慢性病人病床,为战场的伤员做准备,军阵医疗优先主导了巴黎。第一次世界大战期间,国际市场上奎宁的中断,影响了意大利对抗疟疾的行动,使得这个疾病死灰复燃。治疗受伤的士兵在整个欧洲都取得优先地位,能够住院的平民病人人数减少。医生和护士被部队征召,这导致平民接受健康护理的渠道减少,乡村地区尤其如此。同样的模式再度出现于第二次世界大战时。战争爆发损害或阻碍了平民的医疗服务,这可见诸德国占领下的波兰和乌克兰。其他地方的平民医院腾出空间来接纳受伤的士兵,为了接收伤员而进行的准备工作造成医疗人力不足的危机。

20世纪战时所推动的许多福利措施是不完整或不适当的。这些措施偏好那些被认为是对支持作战不可或缺的,或是与国族未来的健康有关的团体;这些措施倾向于损害限制,而非彻底脱离之前的政策。在第一次世界大战时,受征召士兵的健康状况引起了恐慌,这促进了既有国家医疗服务的扩大。鼓励生育的政策在1914年已经是许多欧洲国家社会改革的特征。战争扰乱了既有的妇幼福利措施。就 1945 年之后的时期而言,第二次世界大战必须被放在两次世界大战之间福利行政的背景中来考察。法国在 20 世纪 20 年代和 30 年代出现前所未有的福利扩大,并且将医院护理的渠道"民主化"。在 20 世纪 30 年代的英国不只出现地方政府健康护理的发展,同时有越来越多的报告强调有必要建立起国家健康服务体系(参见第十三章)。战争与其说是标示着福利事业的分水岭,不如说是加快了既有的社会政策潮流,而非带来全新的社会政策。

结　　论

战争对医疗有好处吗? 这个问题的答案有赖于战争发生时的社会经济、文化与政治背景,采用的时间框架和作战人员的地位。与其采用一套"浴血进步"的简单模式,毋宁说战争和医疗进展及社会政策的关系并不简单明了。战时的医疗响应特殊的需求,这改变了军阵医疗的提供方式与部队人员的护理方式,但这些改变并不一定会回馈平民医疗。

扩展阅读

- 关于近代早期与现代军事医学的综览不多,Roger Cooter, "War and Modern Medicine", in W. F. Bynum and Roy Porter (eds), *Companion Encyclopaedia of the History of Medicine*, vol. 2 (London: Routledge, 1997), pp. 1536 - 1573;以及 Mark Harrison, "Medicine and the Management of Modern Warfare", *History of Science* 34 (1996), pp. 379 - 410 提供了优秀的导论。

Roger Cooter，Mark Harrison and Steve Sturdy （eds），*Medicine and Modern Warfare* （Amsterdam：Rodopi，1999）一书从欧洲的角度检视了医疗与现代战争。

- 关于战争与健康的文献介绍，参见 Roger Cooter，"Of War and Epidemics：Unnatural Couplings，Problematic Conceptions"，*Social History of Medicine* 16(2003)，pp. 283 - 302。

- 近代早期医疗与战争所受到的关注较少，Laurence Brockliss and Colin Jones，*The Medical World of Early Modern France* （Oxford：Clarendon Press，1997）这本全面性的著作说明了军阵医疗对医疗化的贡献。

Eric Gruber von Arni，*Justice to the Maimed Soldiers：Nursing，Medical Care and Welfare for Sick and Wounded Soldiers and their Families during the English Civil Wars and Interregnum 1642 - 1660* （Aldershot：Ashgate，2001）一书把焦点放在了士兵身上。

Anne Summers，*Angels and Citizens：British Women as Military Nurses 1854 - 1914* （London：Routledge，1998)对于战争在护理改革中所扮演的角色，提出了影响深远的说明。

- 关于战争对医学的影响，参见 Roger Cooter，*Surgery and Society in Peace and War：Orthopaedics and the Organization of Modern Medicine 1880 - 1948* （Basingstoke：Palgrave Macmillian，1993），或是 Jeffrey Reznick，*Healing the Nation：Soldiers and the Culture of Caregiving in Britain during the First World War*

（Manchester：Manchester University Press，2005）。

- 关于战后残障士兵的治疗，参见 Deborah Cohen，*The War Come Home：Disabled Veterans in Britain and Germany 1914 - 39*（Berkeley，CA：University of California Press，2001）。

  Patrick Kelly，*Creating a National Home：Building the Veterans' Welfare State 1860 - 1900*（Cambridge，MA：Harvard University Press，1997）。

- 关于平民的健康，参见 Jay Winter，*The Great War and the British People*（Basingstoke：Palgrave Macmillan，2003），该书对第一次世界大战的影响提出了挑衅性的评估，而 Linda Bryder，"The First World War：Healthy or Hungry?"，*History Workshop Journal* 24（1987），pp. 141 - 155 则提出了相反的论点。

- 关于惊弹症有大量的文献，Ben Shephard，*A War Of Nerves：Soldiers and Psychiatrists 1914 - 1994*（Cambridge，MA：Harvard University Press，2002）是目前关于此一主题最佳的综论。

  Joanna Bourke，*Dismembering the Male：Men's Bodies，Britain and the Great War*（London：Reaktion Books，1999）则是对于战争与机构政治的深具影响力的研究。

- 关于第二次世界大战的文献很有限，不过 Mark Harrison，*Medicine and Victory：British Military Medicine in the Second World War*（Oxford：Oxford University Press，2008）提供了关于英国的综述。

- 关于战争和英国的国民健康服务体系,完整的介绍可参见 D. M. Fox, *Health Policies*, *Health Politics*: *The British and American Experience 1911 – 1965* (Princeton, NJ: Princeton University Press, 1992),或是 Charles Webster, *The Health Service since the War*, I: *Problems of Health Care* (London: HMSO, 1988)。

- 需要军事史入门的读者,参见 Jeremy Black, *Introduction to Global Military History*: 1775 *to the Present Day* (London: Routledge, 2005)。

精神病院的兴起

　　我们喜欢以某些特定的方式来想象过去的精神病院。这点可清楚见诸文学作品对于维多利亚时代精神病院的呈现,如威尔基·柯林斯的《白衣女人》(1860)或是莎拉·华特斯(Sarah Waters)的《荆棘之城》(*Fingersmith*,2002)。对于这些机构内部所发生的事情,及其所使用的病急乱投医、有时相当危险的治疗方法,我们都先有了成见。我们认定精神病院是黑暗与压迫的机构,精神医学史的研究起初似乎肯定了这些历久弥新的印象。这些研究主要由著名的机构,像是贝德兰(Bedlam)医院或是教友派的约克疗养院(Quaker York Retreat),以及精神科医生的著作,像是菲利浦·皮内尔(Philippe Pinel)、埃米尔·克雷普林(Emil Kraepelin)、让-马丁·沙尔科(Jean-Martin Charcot)或是西格蒙德·弗洛伊德(Sigmund Freud)所主导。虽然这些说法都强调现代化,但这并不意味着它们为历史歌功颂德:事实上相反地,它们借由谴责过去的治疗来强调 18 世纪 90 年代以来精神科是何等进步。数次精神医学革命获得认定:18 世纪的道德疗法被等同于精神病院的兴起,精神分析革命被关联到弗洛伊德,精神药理学革命被联系到精神作用药物(psychotropic drugs),还有 20 世纪下半叶的去机构化(deinstitutionalization)。

受到 20 世纪 60 年代反精神医学运动,以及新型社会史对阶级与行动者的关注所鼓舞,新一代历史学者在 20 世纪 70 年代和 80 年代拒绝这种支配性的叙述,并重新思考机构化的过程,以及社会和医生是如何应对精神疾病的。虽然未曾出现单一的修正主义学派,但历史学者或隐或显地借助社会学以及某些反精神医学运动的预设来重新检视机构化的过程、医学专业的角色以及精神障碍的界定方式。研究者更为仔细地检视新史料和个别精神病院的历史,质疑关于监禁的编年史与机构化背后的理由,揭露出精神病院生活的复杂性。旧的谬见被打破了,像是贝德兰医院的全面恐怖,或是皮内尔在比赛特(Bicêtre)解开病人的枷锁。精神病院的内外界限相当具有流动性的想法,取代了那种认为精神病院所代表的是社会学家欧文·戈夫曼所谓的全控(或封闭)机构[total (or closed)institution],或是监禁各种带来不便之人的方便场所等旧观念。很清楚的是,如果要理解精神病院,就要把它们放在背景中考察,不只是时代的背景,也包括它们的社会经济、政治、文化与专业的环境。

我们在本章后面会指出,虽然早期对于精神医学史的诠释遭到了挑战,但要理解过去对于精神病的反应,精神病院仍旧是核心。本章将焦点放在关键的史学问题上,先检视福柯"大禁闭"的概念,以及精神病院主导精神疾病治疗的理由。接下来各节会讨论 19 世纪和 20 世纪治疗方式的变化,以及精神病院遭遇的主要挑战。全章都会探究医生的影响力以及社会经济背景的重要性。

大　禁　闭

　　近代早期欧洲对于精神失常者的护理，是环绕着家庭成员、管家、朋友和邻居或社区所组织起来的。只有少数机构处理精神失常者，而且主要是处理赤贫之人。其中最早建立的机构是在 15 世纪的西班牙，和宗教机构有密切关系。这些机构当中最为恶名昭彰的是伦敦的伯利恒圣玛丽医院（St Mary of Bethlehem），又称为贝斯兰（Bethlem）或贝德兰，它在 15 世纪时在近乎偶然的因素下开始收容"疯子"（lunatiks）。地方教区对于精神失常者也提供有限的护理：如果认为他们无害的话，就会发放医药、护理照顾、提供衣服或食物来加以救济，而那些最为难缠或暴力的精神失常者，则会被安置在穷人收容所或是其他的教区机构。整体而言，近代早期的机构收容的病患很少。

　　在《疯癫与文明》（1965）一书中，法国哲学家与历史学者米歇尔·福柯提出"大禁闭"的概念，来解释为何从 17 世纪中叶到 18 世纪是精神失常者治疗的关键转折点。正如他大多数的作品一样，福柯在此论称，不该将改变和进步联系在一起（参见第一章）。他勾勒出更为险恶的宏大叙事，将机构的发展及有关精神失常的知识进行分类，又将此与从 17 世纪中叶开始出现的迅速增加的国家机构对精神病患者的监禁联系在一起。福柯论称，自从路易十四在 1643 年继承法国王位以来，绝对专制主义兴起，展开了对非理性的新回应，由此，精神失常者和其他不正常的群体被关入一系列国家机构，包括法国的综合医院以及德语区的惩戒院（Zuchthäuser）。福柯宣称，随着社会日益关切不正常行为，精神病院成了隔绝与处理那些不能或不愿工作的不正常人物的经济实用手段；其目的是收容与规训他们，而非护理或治疗。福柯使用法国的证据来指出地方当局是如何被要求为贫穷的精神失常者提供机构设施，并且是如何提出准许家庭成员将精神失常的亲戚关进精神病院且剥夺后者的法律权利的方法的。这种监禁并不只是在空间上隔离精神失常者：它代表的是，借由精神医学来施加正常性的新规则（new rules of normality）。

历史学者对福柯论点的价值展开了激烈的讨论。正如本书第一章所指出的，福柯的著作因为经验证据上的弱点，且将知识概念、机构改革与社会改革混为一谈，以及把焦点放在少数领导人物或是夸大医疗观念的影响力上，而遭到攻击。虽然精神病院或疯人院的数量在 18 世纪确实增加了，但这些机构很少吻合福柯的模式，即便在法国亦然。与其说它们是绝对专制国家所推动的，毋宁说它们当中有许多是慈善机构或私人企业，而且收容精神病人的机构在工业化的英国增加的最多。像伦敦的圣卢克医院（St Luke's Hospital）这类慈善机构利用了推动私人志愿医院的类似潮流（参见第八章）。更为普遍的是私立疯人院的发展，此乃英国历史学者派瑞·琼斯（Parry-Jones）所谓的"精神病生意"（trade in lunacy）的一部分。在 1774 年到 1815 年之间，英国在乡下与都市大约建立了 72 个私立疯人院。[①] 大多数一开始是小规模的居家式安排，具有近代早期护理的特征，只有少数类似福柯所谓的 18 世纪之大型机构。它们的主要目标也不是穷人。虽然那些收容赤贫者的机构在当时引起了最大的关注，而且通常是因为和它们有关的丑闻，然而，私立疯人院收容的病人主要来自中间阶级与穷人，

---

① William Parry-Jones, *The Trade in Lunacy* (London: Routledge and Kegan Paul, 1972), p. 30.

也有些是为有钱的客人所设立的。

尽管认为欧洲从 17 世纪中叶到 18 世纪展开"大禁闭"的说法禁不起检视；但是到了 19 世纪，国家设立的精神病院数量戏剧性地增加了。例如在俄国，沙皇尼古拉一世（Tsar Nicholas Ⅰ）为了建立起地区精神病院网络而推动了改革。北欧国家精神病院创设的主要时期是在 1850 年之后。到了 19 世纪中叶，大多数的欧洲国家都要求地方政府必须照顾精神失常者，并且通过法律来规范将他们送进精神病院的机制。在 19 世纪下半叶，这些公立精神病院的数量与规模，以及收容的精神病人数目都增加了。不同国家的时程不一。英格兰公立精神病院记录在册的病人数量，在 1844 年到 19 世纪 60 年代之间增加了一倍。德国精神病院护理的大变化发生在 1880 年到 1910 年之间。虽然中央政府介入管制，但这些精神病院有许多是地方机构，是专门设计来为特定地理区域服务的。

历史学家提出了几种说明此一机构化过程的解释。有些历史学者认为，机构化的理由在于，18 世纪与 19 世纪工业化带来了更广泛的社会经济变迁。其他历史学者则强调医疗因素或专业因素的重要性。实际上，社会经济因素和医疗因素很难区分开来。本节以下将探讨，有关精神病院兴起并成为护理精神失常者地点的各种解释观点和反论。

当时的人认为，家庭之所以寻求机构来支持护理精神失常的亲戚，是和某些社会因素有关的。历史学者同样也指出，18 世纪与 19 世纪欧洲巨大的社会经济转变的重要性。对许多人而言，18 世纪晚期与 19 世纪步入资本主义经济的变动，和精神病院的兴起有密切关系。这样的说法很有吸引力。其中一种看法认为，资本主义所经之处，背后留下数量急剧增加的人性创伤，因而需要机构响应。安德鲁·斯卡尔在《疯癫博物馆》(1979)一书中，对于英格兰这个率先工业化国家的种种因素，提出了细致的解读。斯卡尔对于社会、法律与专业如何响应精神疾病很感兴趣，他采取的研究方法反映了当时社会史和社会科学的论点。斯卡尔严厉批评了《疯癫与文明》，他细致的研究和充满挑衅的论点，将精神病院数量的增加与工业资本主义的发展，以及英国社会依循市场原则进行重组而带来的社会变迁相联系起来。对斯卡尔而言，巨大的社会动荡助长了传统社会阶层与社会责任的崩溃，削弱了社会与家庭的联系。斯卡尔宣称，其结果是贫穷的家庭再也无法应付他们精神失常的亲戚，也负担不起他们的居家护理。于是，他们把不具生产力或危险的亲戚丢进精神病院，因为这些"带来不便"的人无法在新的市场经济中正常运作。

斯卡尔关于工业化造成不稳定效果的观点很有吸引力，特别是当时许多人对于工业化感到相当焦虑。虽然不同的工业化模式或许能说明机构化的不同时程（像是在瑞典），但随着工业化、人口增加与都市化带来了深刻的社会变迁，欧洲的整体趋势使得机构式的解决方案成为必要。例如罗马的虔诚的圣玛丽精神病院（Santa Maria della Pietà mental hospital）的入院记录，就支持了这样的论点。记录显示有许多入院者是社会边缘人，没有传统的家庭支持网络或经济资源。

自斯卡尔于 1979 年出版了《疯癫博物馆》之后，随着历史学者对于把精神病院改革与特定的资本主义进程联系起来变得更为谨慎，出现了一种对于机构化较为怀疑的看法，这揭露出的是工业化进程的历史比过去预设的还要长。稍后的学术研究对于将机构精神医学（institutional psychiatry）的兴起解释为只是对新兴资本主义经济的响应，提出了质疑。爱尔兰是个好例子，当那里的精神病院数量出现很大的增长时，工业化、都市化或人口增加却很有限。

波特对 18 世纪英格兰的研究指出，精神病院扩张的原因不只是资本主义而已，而是"在日益为服务进行现金支付的经济中，在社会责任经历了无数重新协商的情况下"，而出现的回应。① 精神病院数量的增加，部分原因在于商业化、需求以及富裕程度都提高了。此一发展在多大程度上是来自社会阶层关系的崩溃这点很难估计，然而，在关于巴黎、英格兰、苏格兰及其他地方的个别精神病院的研究，以及对 19 世纪精神病院入院原因的探讨中，对于经济因素是住院唯一原因的说法只能提供相当有限的证据支持。由于精神疾病的污名，许多人都是先在家庭中处理疯了的亲戚。入院记录显示，只有当病人的行为变得太难以忍受、古怪或暴力时，家庭或社区才会想要将他送入精神病院。

　　为何家庭和社区会寻求精神病院来护理那些他们认为太难以处理或太危险的人，仍不是很清楚。历史学者乔纳森·安德鲁斯（Jonathan Andrews）认为，精神病院的改革使得它对家庭更有吸引力。② 从 18 世纪中叶开始，那些精神病院的经营者宣称，机构护理会带来治疗上的好处。道德管理（moral management）与道德治疗（moral therapy），或是某种可视为心理学的做法（详见下文），在 18 世纪晚期和 19 世纪初期愈益被采用就体现了这种治疗理念。斯卡尔认为，这些理念推广的是所谓的在管理良好的精神病院中可以透过医疗控制来"驯服疯癫"。中产阶级改革者偏好这些做法，于是和医生协力推广特定的精神病院护理方式。当时的立法

---

① Roy Porter, "Madness and Its Institutions", in Andrew Wear (ed.), *Medicine in Society: Historical Essays* (Cambridge: Cambridge University Press, 1992), p. 287.

② Jonathan Andrews, "The Rise of the Asylum in Britain", in Deborah Brunton (ed.), *Medicine Transformed: Health, Disease and Society in Europe, 1800－1930* (Manchester: Manchester University Press, 2004), pp. 314－316.

也反映了这些价值观,创造出了认证与监禁的法律体系,使得精神病院成为精神疾病治疗的中心。

　　鉴于对精神病院及其管理治疗精神失常的信心十足,精神病院的经理、医生和政府的检查人员在 19 世纪时努力试图确保一套进行道德管理所不可或缺的纪律。医院雇用了更多训练有素的人员,若工作人员或其他病人施加强迫与暴力的话,越来越会被视为是种虐待。虽然有不少证据支持 19 世纪晚期公立精神病院环境不佳与过度拥挤的说法;但当时人们投入了许多努力,使这里更像居家环境,没那么像监狱。即使某些机构的改善只不过是用廉价的壁纸和一些版画让气氛更愉快些,但那些管理公立精神病院的人确实是试图用有限的资源来进行改善的。大多数精神病院都设有图书室并且安排音乐会、舞蹈和戏剧,还添加了工作间、板球场和其他的休闲设施。这些都服务于其治疗目的:工作和休闲被认为会带来身体上和心理上的好处,而这些设施也使得病人家属更愿意接受精神病院。这样的说法不是淡化许多精神病院的单调、官僚或死气沉沉的状态,也不是要忽略某些病人经历的性虐待、暴力或强制。来自调查与病人的证据显示,这种居家环境化在相当程度上可以掩盖虐待;然而,逐渐拒绝使用拘束身体的形式,采用工作治疗法等新的做法,以及对精神病院环境的巧妙运用,都有助于说服家属接受精神病院是护理困难或危险人物的最后可行之道。

　　还有一套论点认为,精神病院的兴起和社会控制有关。社会学广泛应用社会控制的观念,来指称个人或群体的行为受到管制的过程。对社会学者而言,问题不在于社会控制的存在,而是要确认其运作的机制。在强制的控制形式和透过塑造价值观与态度来运作的软性意识形态方法之间有一种常见的区别。因此,精神疾病的医学定义可以用来归类社会、道德或政治上不正常或危险的个人，并且用精神病院来控制他们。此一研究取向认为，18世纪和19世纪出现越来越多的精神失常者、罪犯与穷人，处理方式则是将他们关进专门设立的机构，将其封闭在灌输资产阶级价值观的环境当中。19世纪爱尔兰将精神病患视为犯罪者而关入精神病院的过程，或是纳粹德国（1933—1945）所采取的政策都是此一过程的范例。

18世纪与19世纪关于精神失常的医学概念有着重要的道德面向。这点可以从一套道德化的论述中看出来，而这又属于一个更广泛的文化运动，是企图将资产阶级的纪律加以内化。19世纪的医生扩大了精神失常的定义，把从喝醉酒到手淫等特定类型的行为联系到精神疾病上，以含括那些从前被定性为罪恶的行为；这点鲜明地呈现在英国医生詹姆斯·考尔斯·普理查德（James Cowles Pritchard）对道德精神失常（moral insanity）的定义上。正如本书第四章所指出的，女性经常是这些定义的牺牲品。有许多例子是病人之所以被送进精神病院，是因为他们违反了社会或法律的规范。默林（Melling）和福赛斯（Forsythe）在《疯癫的政治》（*Politics of Madness*，2006）一书中对英国德文郡（Devon）入院的精神病患进行了全面的分析，证明了许多精神病院住院者，不论其阶级为何，之前都曾打破可接受的或体面的行为的界限。

当代人关心的是精神病院是如何被使用的。从丹尼尔·笛福（Daniel Defoe）的《奥古斯都之光》（*Augasta Triumphans*，1728）到威尔基·柯林斯的《白衣女人》，还有报纸报道和引起注目的法律案件，都传达出对不当监禁的恐惧。德国在19世纪90年代出现"疯子的权利运动"，其中滥用监禁成为抗议的焦点；而在法国，关于强制入院的诉愿常被举报到内政部或法务部。被错误地定性为精神失常者的可能性与污名，以及被关起来而没有任何逃脱的可能性与法律权利，引起了相当广泛的文化焦虑。

虽然社会控制的论点深具影响力，但很少有证据支持精神病院是被有系统地用来控制或规训那些在社会上、道德上或政治上不正常的人这种观点。如何定义精神失常与如何执行强制入院，两者之间有所差距。许多被错误监禁的案例，其动机是家庭成员的贪婪或权宜之计，而不是医生或国家的任意专断。关于巴黎以及瑞士的研究显示，大多数的精神病患都是在（公共或家庭的）危机时期，或是当其他的选择都不可行时入院的。精神病院住院者几乎都是那些太难以处理，或太危险以至于家庭无法护理者，或是那些缺乏家庭或社区支持网络的个人，此一模式也见诸其他机构的收容者（参见第八章）。

精神病院的兴起还有另外一套社会经济的解释。精神病院相当契合 18 世纪晚期与 19 世纪的福音运动与改革运动，其目标是要改善穷人的处境。它们反映了官僚对于机构解决方案的信心，这具有 19 世纪响应许多社会问题的做法的特征，但它们也是针对精神失常问题的一套符合成本效益的解决办法。精神病院看起来是一种可以省钱的投入，因对其治疗能力的信心，故容许它们在性质、规模与质量上做出节约成本的妥协。

还有一些历史学者透过医疗和专业上的因素，来理解精神病院角色的成长。先有精神病院还是先有新的治疗方法，这就像在问先有鸡还是先有蛋。事实上是可以同时看到这两股广泛的趋势。一是将精神病院的兴起联系到对精神失常新的解释方式上。波特这位修正主义者在《心锁》（*Mind Forg'd Manacles*，1987）一书中提出，启蒙时期（18 世纪）重塑了精神疾病性质的观念，使得治疗变得可行，机构化变得值得向往。英国哲学家洛克提出人类可塑性的观念,宣称精神失常是起因于不受控制的想象力以及错误的思维原则,这否决了之前人们所认为的精神失常和不变的非理性与兽性的缺乏感性有关这一看法。这样的新观念,再加上受到机械论哲学影响而对解剖学与神经产生的兴趣(参见第六章),都支持了将心灵和身体结合起来的新研究取向,进而主张精神疾病是可以治疗的。精神失常在 18 世纪吸引越来越多的注意力并不足为奇。启蒙的特征包括信奉理性的重要性、对于人性改良潜能的乐观主义,以及更能感受苦难者的困境。

受到这些观念的鼓舞,越来越多 18 世纪的医生或精神病学家(alienists)①,开始倚重实际经验,并以神经系统失调为其专长。在这个过程中,他们拒绝监禁治疗法而偏好改革派的治疗方式,强调管理以及使用针对理智与感情的处理方法。这些观念具体呈现于"道德治疗"中。此一疗法被认为和英国圣卢克医院的医生威廉·巴蒂(William Battie)、教友派的约克疗养院,以及皮内尔管理巴黎精神病院的著名活动有关。皮内尔管理的医院包括收容女性的萨佩提耶医院(Salpêtrière)与收容男性的比赛特医院,据说他在这两间医院解开了住院病人的枷锁。上述医生所支持的方法大致都可称为心理学式的。实际上,这意味着精神病学家有控制住院病人的力量,并且否认了身体约束的重要性,正如斯卡尔在《疯癫博物馆》中所说的,此一治疗方法让精神病学家扮演起道德企业家的角色。直接将道德管理等同于仁慈是个错误,因为疗法当中也用到了恐惧与规训,但新的策略透过温柔、驯服以及转移注意力,把焦点放在了病人的心灵,而非他们的身体上。这些观念从英国和法

---

① "alienist"是当时对治疗疯子的专家之称谓,如本章所述,18 世纪这些人当中不乏没有医生资格者,因而在此中译为"精神病学家",而非"精神科医生"。——译者注

国传播到其他欧洲国家。

虽然福柯和其他学者主张，这些新的方法意味着使用其他手段来执行约束，但历史学界的一般观点认为，道德管理代表着治疗上的转折点，尽管这种做法还是很难被化约为一套精准的公式。疯狂渐渐被视为心灵的失序，治疗目标则是要透过工作与娱乐、特权与纪律的结合，使病人重新社会化而回归正常。这点只有在秩序良好的精神病院才能做到。那里的建筑与家具，乃至严格的阶层关系，都井然有序，住院病人根据性别和状况被隔离，日常起居十分规律，这些的目的都是要重新教育病人并对其加以治疗。精神病学家热切地宣扬这些理念，宣称由于精神失常的根源在脑部，因此精神病院应该由他们来掌管。此一模式具体呈现在 19 世纪上半叶英国、法国、比利时以及其他国家的新的法律措施上，它们都支持医学认证并且将精神失常者安置在公立医院中。直到 19 世纪 50 年代之前，被治愈出院的病人数目似乎肯定了此一治疗方法的有效性。医学上有关精神错乱的概念出现变化，由此推动了机构化。

另一种医学解释认为，精神病院关系到精神病学家界定与治疗精神失常的权威的提高。对斯卡尔而言，精神病院提供了他所谓的"专业帝国主义"的工具，精神病学家透过这套机制，自居为资产阶级社会秩序的代理人，主张其对精神失常具有主导权。我们已经说明了，精神病学家是如何宣称精神病院和精神疾病是他们的专属领域，以及他们是如何界定与治疗精神疾病的角色的。这样的主张获得立法的支持。例如，法国在 1838 年以及英国在 1845 年都通过法律，赋予医生监禁与管理精神失常者的明确角色。管理得当的精神病院是此一过程的中枢，它提供了一个进行观察与实验的场所，可以对精神疾病加以界定并进行治疗。正如英国的约翰·康纳利(John Conolly)以及法国的让-艾蒂安·多米尼克·艾斯基罗(Jean-Étienne Dominique Esquirol)等人的职业生涯所显示的,关系上的提拔、学院网络以及个人因素对于精神病学家权威的扩大也很重要。精神医学就像其他领域一样,在19世纪建立起专门期刊、专业团体与资格,这有助于将精神医学界定为一门专科(参见第九章)。精神病院的管理科学成为此一新兴精神科的专业柱石,并将他们的专业权力正当化。

透过检视医学影响力是如何被夸大的,可以挑战专业帝国主义的假设。在法国和英国,直到18世纪晚期,医生通常和精神失常者的治疗都没有太大关系。19世纪的俄国也是如此,那里的行政改革以及精神病院兴建计划是由沙皇尼古拉一世所推动的。道德疗法起先并不具有医疗性质,而后才缓慢地医疗化。执行强制入院的医疗权力也同样有限。对于个别精神病院以及入院记录的研究显示,家人和朋友是决定病人治疗地点与治疗性质的重要因素。他们针对病人的入院和出院进行协商,而精神病院的医生所做的通常只是确定先前家人、邻居或非医疗当局所做的诊断。在其他方面,精神病学家也只是边缘角色。英国的济贫法机构非常重要,它会先辨识出精神失常的穷人,然后再决定要把谁送到公立的精神病院。法国的警察和特殊医院扮演类似的角色。

医疗权力还在其他方面受到限制。那些在公立精神病院工作的人,对其机构通常只有很少的控制力,他们的决定很容易被外行的精神病院经理所推翻。政治人物和律师会在其他方面挑战医学对于精神失常的定义。法国法院公开质疑法律案件中的医学专业知识,同样的情况也出现在英国。在德国和英国,对于不当监禁的指控引起的辩论,使得精神病学家的权力与能力受到质疑。德国出现民众运动,力图在某种程度上重新夺回普通民众定义精神疾病与治疗的控制权。这些运动关切的焦点是，医学专家的权力在人们眼中是专断而具有争议的。

很难将医学观念和它们的社会经济背景区分开来。偏重医学或专业因素的社会经济解释与论点有其优点，但正如本节所显示的，这些亦有可能提出一系列的反论。尽管福柯的大禁闭模式经不起检视，但19世纪中期确实是精神病院运动的极盛时期，不仅是精神病学家在所谓专业帝国主义的潮流下支持这样的发展，而且公立精神病院还获得了改革者、地方当局与政府乃至公众的广泛支持。这点可明显见诸19世纪早期英国和法国的精神病院改革运动，在另一个层面上，从公立精神病院住院人数的增加也可看到此点。对那些入院病人的家属和朋友而言，精神病院或许是最后的手段，但精神病院发展的理由反映了造就它们的医疗力量和社会经济力量。

精神病院的护理：1850—1914

在19世纪下半叶，早期对于精神病院治疗效益的乐观主义已经消散了，精神病院开始被视为问题重重的机构，或者用斯卡尔令人印象深刻的话来说，精神病院是"存放精神失常者的仓库"。斯卡尔认为早期对于精神病院护理的热衷，在过度拥挤的压力之下将其转变为大型的监护机构。此种看法仍主导大多数的史学文献。一般认为，精神病院在1860年之后变成了缺乏人味的大型监护机构，里面充斥着过度拥挤、物质上的不舒适、缺乏治疗以及普遍的虐待。精神病患收容人数的增加，表面上支持了这样的看法。表16.1显示出英格兰和威尔士的精神病院在1850年到1920年之间的发展程度。

表 16.1　英格兰和威尔士的郡立精神病院，1850—1920

年份	医院数量	病人总人数	医院的平均收容人数
1850	24	7 140	297
1860	41	15 845	386
1870	50	27 109	542
1880	61	40 088	657
1890	66	52 937	802
1900	77	74 004	961
1910	91	97 580	1 072
1920	94	93 648	966

资料来源：Annual Reports of the Lunacy Commissioners to 1910；Annual Reports of the Board of Control for 1920。

　　在欧洲其他地方同样出现这样的模式：德国精神病院的收容人数占总人口的比例，从 1852 年的平均 5 300 人中有一人，到 1911年的平均 500 人中有一人；意大利精神病院的收容人数，在 1874 年到 1907 年之间增加了三倍。俄国精神病院的数量虽然在 1850 年之后出现戏剧性的增加，但许多医院仍旧因过度拥挤且工作人员不足而阻碍了治疗上的努力。当时的人们讨论了精神病院是如何被无法治愈的病人给塞爆的。随着精神病院的规模扩大，病人失去他们的个体性，治疗和护理则变成批发式的。当精神病院医生穷于应付过度拥挤的状况，以及慢性而难以处理的病人逐渐增加时，水合氯醛（chloral hydrate）这类能让病人更易管理的新药物的引进，就受到热烈的欢迎。虽然当时对所谓化学约束（chemical restraint）有所依赖，但并没有排除掉其他疗法，像是用水疗法或电疗法来刺激神经；然而，过度拥挤使得常规管理和规训成为建立精神病院良好秩序的关键。在这些大型的公立机构中，可以观察到走向监护主义(custodialism)的潮流。

精神病院收容人数的增加，表面的解释是这段时期的人口增加，然而精神病院数量增加的速度，要比人口增加的速度更快。当时人们担心都市环境的恶化以及都市生活的性质会引发一系列的社会问题，从喝酒、淫荡到精神病等；法国在普法战争(1870—1871)战败以及巴黎公社事件(1871)之后，开始认为其民众出现日益严重的身体与道德败坏情况。这样的恐惧助长了遗传论和退化论的观念(详见下文)。也有学者认为精神病院收容人数的增加，反映了人们对社会福利的态度发生改变。当时的人就注意到，越来越多的家庭与个人愿意寻求国家的协助，并且讨论了过去原本接受居家护理的病人，现在是如何被送进由国家经费支持的机构的。他们也强调诊断方法的改良，并指出医生变得日益热衷于鉴定人们的精神失常。因此，精神病学家和精神病院可被视为自身成功下的牺牲品：当时的说法确实表明精神病学家愿意将越来越多的症状诊断为精神疾病，新的住院准则也扩大了精神失常的范围。

然而，专业帝国主义不是增加的唯一理由。经济因素也有利于大型精神病院的发展，特别是当经费是由地方支付的时候。内部因素也扮演一定的角色。萨里(Surrey)及兰开夏郡(Lancashire)的郡立医院的证据显示，入院病人中只有1/3在一年内出院。虽然有10%到18%的住院病人在入院一年内死亡，使得病人替换速率变快，但仍有大量病人一直留在医院。他们形成了一个不断增加的长期住院的病人群体，其中有许多人都衰老病弱。在公立精神病院努力扩张时，这些病人成了过度拥挤的重要因素。

精神病学家提出了其他的解释，而这些解释反映了专业上的不安全感，以及针对他们是否有能力治疗大多数精神病院病人的质疑日益增加。许多人借助退化与遗传的因素来解释为什么精神病院会变得过度拥挤。在 19 世纪中叶，身体和生理的解释开始取代早期关于精神失常和道德失序的联系，人们试图使精神医学更接近主流医学。这些从人类学、演化理论和社会达尔文主义引进的观念，鼓舞精神科医生用这样的方式来思考。正如本书第十二章所指出的，遗传和退化的观念在 19 世纪末取得新的重要意义，它是关于欧洲国族、帝国与种族状态更为广泛的论述的一部分，并反映了当时社会与政治的悲观主义。对于遗传、退化与精神失常的兴趣，在法国的约瑟夫·莫罗（·德·图尔斯）[Joseph Moreau (de Tours)]、本尼迪克·奥古斯汀·莫瑞尔（Benedict Augustine Morel）以及英格兰的亨利·莫斯里（Henry Maudsley）的著作中均有所体现。他们在概述精神退化理论作为精神疾病的一套伪身体性解释方面发挥了重要作用。由于这些观念的模糊性，以及对精神疾病提出了一套器质性解释，精神医学更接近一般医学了。随着精神病学家对精神病院的治疗能力不再抱有幻想，精神退化理论获得广泛的接受。正如意大利的切萨雷·龙布罗索（Cesare Lombroso）或德国的理查德·冯·克拉夫特·艾宾（Richard von Krafft-Ebing）的著作所显示的，精神病学家开始宣称某些形式的精神失常会从上一代传给下一代，而某些病人则是无法治疗的。这些观念有助于造就精神病院的新功用：保护社会免于精神失常所带来的污染。

爱德华·肖特（Edward Shorter）在他的《精神医学史》（*The History of Psychiatry*，1997）一书中主张，对遗传的兴趣并不全然是负面的。肖特宣称，19 世纪的精神病学家是遗传学与神经科学的知识先锋。然而大多数历史学者认为，精神医学的退化论来自失败感和专业不安。退化论使得精神医学的注意力从 19 世纪晚期精神病院的缺陷，转移到和一般医学，乃至当时有关国族、种族与帝国的辩论上来。精神病学家加入对退化的讨论，针对从犯罪与贫穷到性病和酗酒等一系列社会问题提出解释，借此来宣称精神科的价值。

　　然而，不该认为整个 19 世纪晚期的精神医学都受制于退化论观念而保守僵化。这段时期内精神医学也在寻找精神疾病与生理学、病理学及大脑功能的关联，试图将精神失常进一步医疗化，将精神科和经验性的实验室检查相结合。这反映了其他医学领域的研究取向（参见第十章）。19 世纪初的骨相学研究已经建立起大脑区域和心理官能之间的关联，虽然这些发现是不实的，但骨相学激励了对精神疾病之器质性质的广泛兴趣。德国最早表现出这股潮流。虽然德语系国家设立了精神病院，但是临床与研究在大学精神科有着更密切的联系，这助长了偏好经验研究和器质性解释的研究环境。由于临床与病理解剖学在医学中的分量，以及 19 世纪中期生理学的研究工作，因此早期对精神疾病的器质性研究的焦点放在了解剖学上（参见第六章），其目的是透过神经病理学来找出精神疾病和脑部特定区域的关联，并加以定位。这样的研究路径明显呈现在柏林神经学者威廉·格里辛格（Wilhelm Griesinger）的著作中，他宣称所有的精神疾病都是脑部疾病的结果。他对精神疾病的神经学研究方法为其后继者所采用，他们试图将精神医学和神经学、神经病理学以及实验室的唯物论结合在一起。在海德堡大学门诊任职的克雷普林虽然很熟悉遗传的观念，但其深具影响力的著作主要是受到对神经疾病的兴趣所启发。克雷普林对躁郁症（manic-depressive insanity）以及早发性痴呆症（dementia praecox）——后来被保罗·尤金·布鲁勒（Paul Eugen Bleuler）称为精神分裂——进行了经典的临床描绘。克雷普林将精神病等同于脑部的病态恶化（morbid deterioration），强调器质性的脑症状；他的著作对于精神病院医学具有很大的影响力。

对于精神疾病之器质性质的研究兴趣，以及企盼以临床观察为基础来发现客观的症状，影响了维也纳的神经学学者弗洛伊德。有些叙述将精神分析联系到西方社会的世俗化，以及19世纪末欧洲日益深重的危机感上，这些说法往往忽略了精神分析的这种生物学面向。虽然精神分析的奠基神话是环绕着弗洛伊德所建立起来的，但它其实是当代更广泛的精神治疗与精神疾病心因理论运动（psychogenic movement）的一部分。由于歇斯底里这类的功能性神经疾病，以及神经衰弱这个新范畴都不是精神病理学所能轻易解释的，所以，像法国的沙尔科这样的神经科医生开始找寻其他不带精神退化这类负面联想的解释。在面对过度拥挤的状况而对既有疗法灰心时，精神病学家转向新的做法，并且认为就算精神病病人属于精神病院，但神经症病人（neurotic patients）这类新群体却是能够加以治疗的，特别是用沙尔科在萨佩提耶（Salpêtrière）以及希波吕忒·伯恩海姆（Hippolyte Bernheim）在南锡（Nancy）所倡导的催眠疗法和暗示疗法。弗洛伊德受过神经科培训并受到沙尔科的影响，然而，弗洛伊德试图理解的是较不严重的精神疾病，这是他在维也纳执业的焦点。弗洛伊德拒绝神经病理学的解释，提出了另一套关于心灵的精神动力学理论（psychodynamic theory），并称之为精神分析（psychoanalysis）。

就像沙尔科一样，弗洛伊德以歇斯底里作为其观念的基础，但是他将歇斯底里的身体症状解释为情绪和心理症状的反映。同时弗洛伊德提出一套理论，认为自我（the self）是具有内在冲突而复杂的——包含了自我（ego）、超我（superego）和本我（id）——进而宣称无意识的冲动影响了行为。弗洛伊德逐渐发展他的分析技术，先是使用催眠疗法，后来又使用自由联想和梦的解析。其后，弗洛伊德将焦点放在性在动机与人类精神发展上所扮演的角色上，最终在1903年提出所谓的"俄狄浦斯情结"（Oedipus complex）。弗洛伊德认为性发展的崩溃会表现为神经症和性变态这两种形式。

精神分析有很多好处：它提出的一系列疗法很适合以诊所为基础的医疗，但更重要的是，它为不少难以解释的心灵现象赋予意义。其他人采纳并调整了弗洛伊德的观念。例如，瑞士精神科医生卡尔·荣格（Carl Jung）提出一个不那么强调性的无意识（the unconscious）理论，皮埃尔·让奈（Pierre Janet）则在法国提倡人格发展的理论。结果带来了精神动力学的各种研究取向，帮助精神病学家拓展了其专长范围（详见下文）。这些不同取向的差异常被强调，如荣格式心理学或是梅兰妮·克莱茵（Melanie Klein）的客体关系学派（object relations school），然而他们有共同的心理学取向，对性、本能、家庭关系、情绪和梦有着强烈的兴趣。

对于弗洛伊德的分析法，以及他的方法被接受的状况，历史学者的看法存在分歧。很多人抱持批判的态度，认为精神分析总是引起强烈的争议，或是指出弗洛伊德的方法非常不适合精神病院的治疗。弗洛伊德的观念确实遭遇到专业上的敌意，而精神分析也是个充满动荡的学科，经历了数次重大分裂。弗洛伊德的争议性观念一开始在维也纳碰到抵制，弗洛伊德觉得他在那里受人排斥，但在其他地方弗洛伊德主义起初则被视为最新的流行。精神病院的精神科医生批评他的方法取向，尤其是认为这对于治疗慢性精神病个案没有太大用处。许多医生对催眠感到怀疑，认为那是对病人的操弄；而弗洛伊德对性的兴趣，则被视为低劣的品位。

>>>

然而,即使因为深度的治疗方法(intensive methods)在精神病院难以实行而使精神分析技术在精神病院没有太大进展,但许多精神科医生确实尝试了自由联想以及梦的解析,而且弗洛伊德的观念对于以私人诊所为基础的精神医学有着深远的影响,尤其是在美国。弗洛伊德的观念对艺术和文学也有显著冲击,并且影响了内分泌科和妇科等其他领域的医学探究以及性改革运动。相较于精神病学家,一般大众更乐于接纳它。虽然对于弗洛伊德的性理论,记者与某些作家像医学界与心理学界一样感到厌恶,但他们散播一套删改过的观点,强调其无意识理论的价值。

到了 20 世纪 20 年代,对于精神分析的专业态度开始改变。随着精神病学家将自己重新塑造为精神科医生,并且扩大其领域,他们开始使用心理治疗的方法。敌意仍旧存在,但我们在下一节会指出,20 世纪 20 年代和 30 年代的精神科医生,开始为自己开创出和精神病院较为无关的角色。在婴儿、失足青少年、工业、酗酒与婚姻等新领域,心理治疗和心理学方法有独到的用途。

社会精神医学与精神卫生:1918—1939

第一次世界大战(1914—1918)改变了人们对精神疾病的态度。战壕的经验以及惊弹症的出现,促进了心灵的医疗化(参见第十五章)。战争期间军阵精神医学发展出智力测验这类新诊断技术,并且在精神医学诊所、军事当局以及地方和全国性的行政单位之间,建立起机构联盟。例如在意大利,战争创造出集体精神护理的需求,为意大利精神科医生提供了强化其社会角色的机会。战争让更多医生有了照顾精神困扰病人的第一手经验,以至于他们对退化论这个 1914 年之前的精神医学主流观念产生怀疑。治疗惊弹症士兵的经验,证明了某些形式的精神崩溃可能只是暂时性的失能,因此是可能痊愈的。此外,在前线并未将惊弹症士兵送入精神病院,而是直接施予治疗,这不仅显示出早期治疗既是可行的,在某些状况下甚至是值得追求的,也质疑了精神病院的功用。1914年之前,在德国和美国就有人提出这样的想法,并开设了一些精神科门诊,法国则对自愿入院的做法产生兴趣,但要到1919年之后这些观念才在欧洲更为流行,并支持了社会精神医学与精神卫生的发展。在20世纪20年代和30年代,许多轻微或边缘的案例是在精神病院之外的场所接受治疗,一般人和精神医学专业对于精神健康领域也兴趣日增。

对社会精神医学和院外治疗方式的热衷,与19世纪晚期对于精神病院日益高涨的批评,是密不可分的。过度拥挤和不断增加的住院费用,引发了对新的精神疾病处理方式的兴趣。批评者借助退化与遗传的观念,指出精神病院的护理没有效果,而医疗介入应该是在精神崩溃之前就进行。随着精神医学的研究兴趣从重大的精神病转移到轻微的或边缘的案例,像是神经症以及其他功能性失调上来,精神科医生开始指出某些种类的病人是不需要住院的。神经衰弱和歇斯底里是这些新范畴的绝佳范例,前者和神经的衰弱或疲劳有关,主要被用来诊断中产阶级的病人。第一次世界大战之后借重实验生理学和心理学,人们对精神失能的性质提出新的观念。对于精神疾病的新认识,明显地呈现在阿道夫·梅耶尔(Adolf Meyer)的"适应不良"(maladjustment)这一观念中,他认为精神疾病是无法回应日常生活挑战所带来的结果的。在重新思考精神疾病的性质与范围时,惊弹症士兵的经验提供了新的精神医学模式。这样的经验也展现了精神分析与精神动力学取径的价值,因为边缘案例或暂时性精神崩溃的案例并不需要住院。其他做法也有所发展,像是德国的活动治疗法(active therapy),其目的是要让病人对其行为负起更大的责任。这些新的观念和做法共同开创了在精神病院外面治疗与支持病人的机会,而想要减轻护理的财政负担与缓解精神病院过度拥挤状况的愿望,更加强化了这样的兴趣,因此人们开始偏好便宜、不需住院的处理方式。

犬儒的看法会认为,这些宣示是精神科这个医学地位不高的分支企图让自己和社会管理与健康管理扯上关系,以提高自身地位。精神科医生确实努力要搭上在20世纪20年代与30年代日益获得支持的预防模式(参见第十二章)。透过社会精神医学,他们要让精神健康能和身体健康及身体卫生等量齐观,并试图让精神医学更接近其他医学领域。

精神卫生很容易让人联想到优生学,乃至企图隔离被认定为精神有缺陷的群体以强制节育的运动。历史学者认为,精神卫生在纳粹德国(1933—1945)与种族及优生学有关,其所导致的节育计划与安乐死计划是粗暴使用社会精神医学的例子。对某些范畴的病人施以节育虽然不是独特的现象,例如,在北欧就采取了类似的政策;但"T4行动"(Aktion T4)这项安乐死计划,是纳粹种族卫生政策中一个令人毛骨悚然的例子(参见第十三章)。例如,纳粹统治下的奥地利,公立精神病院中超过60%的病人遭到杀害。然而,社会精神医学和精神卫生的内容并不仅限于优生学运动或纳粹的安乐死计划。精神科医生确实采用了优生学的论述,来凸显精神疾病可能发生的范围,也以此宣称如果能够及早诊断精神疾病,就有可能预防严重的崩溃,并促进一个在心理上更加健康的社会。针对那些轻微神经失调或心理失调的病人,门诊可以提供新的服务来进行早期治疗。在英国,越来越多的精神病院设立门诊,例如卡地夫(Cardiff)在1919年就这样做了。在20世纪30年代大约有 20 个荷兰城镇,建立了某种形式的门诊护理。教育、儿童福利和产业是能够进一步运用新心理学方法的领域,而在精神卫生运动中,心理学服务和精神科服务便延伸到了这些领域。儿童辅导诊所的发展,清楚显示出人们对社会精神医学的热衷。当时人们主张在童年进行医疗介入,认为这有助于预防成年时期的精神问题,并主张后来的疾病其实是童年养成的心理习惯累积造成的后果。儿童辅导诊所既是要将儿童福利加以医疗化,同时也想推展有助于儿童、家庭与社会的精神卫生规划。在 20 世纪 30 年代,这些服务在英国供不应求。

因此,在 20 世纪 20 年代和 30 年代重新划定了精神疾病的范围。精神医学试着更接近医学主流,并透过社会精神医学而扩张到某些领域,进而提出关于精神疾病性质的新观念,并建立精神病院之外的新的治疗中心。这些诊所成为精神卫生运动的枢纽,融合了各种形式的监控,进而促成了尼古拉斯·罗斯(Nikolas Rose)在《心理学情结》(*Psychological Complex*,1985)一书中所谓的平淡生活的心理学化。然而,以下章节将指出,社会精神医学和精神卫生只是两次世界大战之间精神医学变化的一部分。

身体治疗:1918—1945

前一节指出了社会精神医学是如何被用来扩张精神科的领域的,但是在 20 世纪 20 年代和 30 年代同时出现了新的器质论(organicism),其所借重的乃是 19 世纪晚期发展出来的神经病理学观念。19 世纪的英国和法国是精神疾病新的处置方式之先锋,到了 20 世纪 20 年代和 30 年代,焦点转移到奥地利、德国、匈牙利与波兰,重点在于神经学学者发展出来的治疗。20 世纪 20 年代引进强有力的新疗法,像是预防三期梅毒病人(或精神病患者的全身麻痹)进一步恶化的疟疾疗法(malarial therapy),以及治疗精神失常的延长睡眠疗法(prolonged-sleep therapies)。疟疾疗法表面上的成功和它所展示的医疗介入的可能性,鼓舞了人们对于其他形式的身体疗法的追寻。精神科医生的注意力日渐转移到精神分裂症上。人们认为过去的疗法对此一疾病都没有效果是精神病院过度拥挤的原因之一。结果带来了一段热衷于进行实验的时期。奥地利的神经生理学者曼弗雷德·乔舒亚·沙克尔(Manfred Joshua Sakel)发展出胰岛素休克疗法(insulin coma therapy,1933),接着,匈牙利神经学者拉迪斯劳斯·梅杜纳(Ladislaus Meduna)发展出卡地阿唑(Cardiazol)疗法,然后,罗马的乌戈·切尔列提(Ugo Cerletti)和卢齐奥·比尼(Lucio Bini)又发展出电痉挛疗法(electroconvulsive therapy,ECT)。除了胰岛素疗法之外,其他三种疗法都会引发一系列受控制的癫痫发作,他们认为精神分裂和癫痫之间存在负相关。

然而,20世纪30年代和40年代的精神疾病处置方式中最具特色的乃是精神手术(psychosurgery)或前额叶切开术(lobotomy)。这是葡萄牙神经学家埃加斯·莫尼兹(Egas Moniz)在1935年首度提出并在同年执行的。其方法包括透过手术对大脑额叶(frontal lobes)进行破坏,他认为这可以让病人镇定并改变其行为与人格。它对治疗精神分裂似乎特别有用。神经外科医生为了减少手术的危险,对早期的手术步骤做了一些修正。

虽然休克疗法的理论最后证明是错误的,但是当这些新疗法被提出时,精神病院的精神科医生很快就采用了。例如,对精神外科手术的热衷很快就导致它被延伸运用到其他的精神科疾病。精神科医生相信这些方法可以带来新的治疗效果,因此引进它们时只做了很少的研究,也不太注意可能的副作用。尽管前额叶切开术在 20 世纪 50 年代失去了信誉而不再被使用,但电痉挛疗法却成了重度抑郁症的主流治疗方法。

这些疗法日后被认为是粗暴且带来伤害的处置方式。有证据显示,使用它们会让病人极为恐惧,而且对其运用经常不顾病人(特别是女性病人)的意愿。然而,不能只认为这些疗法是粗暴的不正常现象,需要将它们放在背景中来考察。首先,把初期对于休克疗法的热衷视为独一无二的现象是不明智的看法。各种精神科治疗方式,特别是药物治疗,都有相似的轨迹:最初的热衷、治疗上的乐观主义,然后出现对它们的抗拒。其次,虽然休克疗法的轨迹符合更广泛的趋势,但是 20 世纪初期精神科在治疗上的悲观主义,可以在某种程度上解释这些疗法为什么这么快被采用。当主流医学能够提出一系列成功的疗法和新的化学治疗药剂时,精神科医生努力支持这样的医学研究方向,并渴望类似的成功。例如,虽然前额叶切开术到 20 世纪 60 年代变成令人难堪的历史,但精神科外科手术却建立在对于脑化学以及大脑定位的研究基础上。在 20 世纪 30 年代引进了其他的身体疗法,其中也可以找到和主流医学类似的关联。第三,许多新疗法是针对传统上无法处理的疾病,如精神分裂,或者像疟疾疗法所针对的是造成精神病院过度拥挤的三期梅毒。这些疾病都被认为是痊愈机会渺茫的。第四,这些新的治疗方式表面看起来似乎有效。虽然卡地阿唑起初只用在女性精神分裂患者身上,但似乎可能带来高治愈率,电痉挛疗法则舒缓了严重的抑郁症,进而减少了治疗的次数。最后,我们应该谨记,虽然这些疗法在当时有争议,但它们却是很受欢迎且得到顶尖临床医生的支持的。

在 20 世纪 20 年代和 30 年代对于身体疗法和休克疗法的热衷

不断增加。与其说这是异常的现象，不如说这些新疗法是要回应专业的关切、精神疾病器质性质的观念、精神病院的过度拥挤以及治疗的悲观主义。对于慢性病人以及过去被认为是无法处理的个案，它们似乎有效，这为精神病院的精神科医生提供了处置方式。这不是要淡化它们经常带来的创伤或副作用，但休克疗法的引进确实有助于扭转 20 世纪初期的治疗虚无主义（therapeutic nihilism）。它们也肯定了精神疾病的器质性解释，这点成为 1945 年后精神科的重心。

精神药理学革命

20 世纪 50 年代与 60 年代引进的抗精神病药物与精神药理学，常被宣扬为精神疾病治疗的突破。然而，我们可看出它其实有一段更长的历史。从 19 世纪中期以来，精神科医生就不断在追寻治疗精神疾病的万灵药。从 19 世纪晚期对化学约束法的热衷，以及精神病院持续使用大量药物，都可以看到对镇定剂和刺激性物质的实验。精神病院的医生开始偏好使用佛罗拿（Veronal）和麦地那（Medinal）等巴比妥类药物（barbiturates）来使病人镇定，开给抑郁症病人的则是刺激性物质，像是白兰地与威士忌，直到 20 世纪 30 年代开始使用苯丙胺（Benzedrine）这种会产生欢乐感的药物。20 世纪 30 年代引进休克疗法，在胰岛素和卡地阿唑等化学疗法的成功之后，又进行更进一步的研究。然而，另一批新药物的发展就像休克疗法一样，在精神科专业中异军突起，使这些实验都黯然失色。这些药物当中，氯丙嗪（chlorpromazine）是第一个被引进的。

氯丙嗪起先是用来治疗孕吐的，但自从两名巴黎的精神科医生用它来使躁狂（manic）的病人镇定后，氯丙嗪很快就被采用了。

因为它似乎可以治愈某些精神分裂的病人，而且能减轻所有病人的症状。氯丙嗪被誉为革命性的突破，开启了精神药理学的时代。制药公司争先恐后地生产一系列有着类似效果的药物，以便从氯丙嗪的成功中获利。1957 年首度引进了三环抗郁剂（tricyclic）以及精神安定剂（neuroleptic）后，各种镇定剂也随之引进，其中最常用的是安定片（Valium，1963）。这些药物改变了抑郁症的治疗，对旧有的身体疗法等经验性疗法感到幻灭的精神科医生，很快就采用了这些药物。这带来的结果之一是精神病院成为药学实验室的延伸，而精神科医生则变成了制药公司的顾客和研究人员，这强化了精神科对药物的依赖。20 世纪 70 年代发展出更多的三环抗郁剂、精神安定药物与精神作用药物（psychoactive）。除了投资研发新药之外，实验室和临床研究同样专注于主要精神疾病的身体面向，这些研究强化了精神疾病的生物学基础。他们把焦点放在神经化学和神经内分泌学，并且在临床上取得成果。例如，对于血清素（serotonin）的化学药理学研究，就发展出强有力的精神作用药物与选择性血清素再吸收抑制剂（selective serotonin re-uptake inhibitors），像是百忧解（Prozac）；而对多巴胺（dopamine）的研究，则生产出新的抗抑郁剂以及抗精神病药剂。

许多评论者认为精神药理学的进展，使得精神医学脱离了过去精神病院常见的那些危险而不可逆的治疗方法。然而就像 20 世纪 30 年代的休克疗法一样，由于这些新药看似可以带来巨大效益，它们的副作用经常被忽略，而批评家则指出精神病院引进新药的目的不只是治疗，也是为了进行控制。虽然这些新药很少就根本病因进行治疗，但精神病院和综合科医生却越来越频繁地使用它们。在斯卡尔所谓的"去监禁化"（decarceration）的过程中，精神科机构的数量减少。例如在英国，精神科机构的住院人数从 1976

年的83 320人,降低到2009—2010年的49 417人。即使不是所有的国家都像英国那样关闭旧的精神病院,但欧洲的精神病院数量在去机构化的过程中,仍因偏好不需要住院的治疗方式而减少了,而是改为设立新的门诊、重返社会训练所、老人之家以及社区服务,并增加精神科的社工。精神健康护理服务的新模式集中于门诊、日间开放的医院,以及综合科医生所提供的护理。在20世纪80年代与90年代,精神科病人逐渐在精神病院之外生活与工作,许多欧洲国家长期住院的人数因而显著减少。

把精神健康护理的结构变迁与去机构化,归功于似乎有效的新药物的引进,是忽略了其他的因素。社会政策的改变、福利支出的增加,以及20世纪70年代全球经济衰退,加上精神科社工的发展、精神病院状况的揭露,以及精神科想要和一般医学同步的专业愿望,都鼓励了非住院的做法。20世纪60年代与70年代的反精神医学运动(antipsychiatry movement),让对于精神医学本质产生的不安得以表达出来,有人开始质疑其科学地位和精神疾病的观念。例如,精神科医生托马斯·萨兹(Thomas Szasz)就宣称,精神疾病是医生制造出来的"谬见",目的是要控制那些被社会认定为不正常的个体。受到这些观念的影响,反精神医学运动推动了去医疗化与去机构化的社区护理;战后对于社会精神医学的投入,则提供了机构护理之外的另类可行方案。针对一些非精神病的精神状态(nonpsychotic mental states)的化学疗法,确实为精神科开启了新的可能。这些状况中有许多并不需要住院,虽然精神科医院病床数量的减少无法归因于任何单一因素,但强调身体治疗和生物精神医学确实极大地改变了对精神疾病的处置方式。如果说19世纪是精神病院的时代,那么20世纪晚期则成了抗抑郁药物的时代。

结　　论

本章检视了精神病院在 18 世纪晚期与 19 世纪的兴起，成为精神疾病的主要处置方式的过程，以及支持与反对其发展的论点；那种认为精神病院发展的时程异于福柯所说的"大禁闭"，而单是社会经济因素、医疗因素或专业因素的看法，都不足以解释精神病院的兴起。就算说精神病院的兴起不只和工业化所带来的更广泛的社会变迁有关，光以社会控制或专业帝国主义来考虑其发展，也是问题重重。这带来的是更为复杂的精神病院史，而正如本章后半段所显示的，精神病院的主导地位在 19 世纪晚期就已经开始遭到质疑，这在某种程度上反映了日益增长的悲观主义，以及有关遗传和退化的观念，但也和精神疾病新的器质性解释有关。这时出现了两种发展：一方面是社会精神医学和心理治疗方法，另一方面则是重新燃起的对身体治疗的兴趣。这两者在 20 世纪都影响了精神医学，鼓励了非机构化解决方案的发展，并质疑了精神病院在治疗各种精神疾病上所发挥的功用。因此，与其把第一次世界大战和惊弹症视为关键转折点，不如将 20 世纪 20 年代和 30 年代精神医学的转变定位于更长的时程中；而 20 世纪 20 年代和 30 年代的休克疗法，与 1945 年之后的抗精神病药物与精神药理学的发展有其相关性。本章在指出更长的连续性之余，也说明了精神病院的历史不能简单地化约为悲观或乐观的解释，而是必须放在社会经济、文化、政治与专业的背景下来考察。

扩展阅读

- 关于精神医学史有几本综论研究。Edward Shorter，*A*

History of Psychiatry：From the Era of the Asylum to the Age of Prozac（New York：John Wiley & Sons, 1998），以及 Michael Stone, *Healing the Mind：A History of Psychiatry from Antiquity to the Present*（New York：W. W. Norton, 1998）采取了不同的研究方法。

- 对精神医学史有兴趣的人，不能不读 Michael Foucault, *Madness and Civilization：A History of Insanity in the Age of Reason*（New York：Pantheon Books, 1965）。

  对福柯的作品及其影响感兴趣的人，可参见 Colin Jones and Roy Porter（eds）, *Reassessing Foucault：Power, Medicine and the Body*（London：Routledge, 1994）。

  Arthur Still and Irving Velody（eds）, *Rewriting the History of Madness*（London：Routledge, 1992），以及 Mark Micale and Roy Porter（eds）, *Discovering the History of Psychiatry*（New York and Oxford：Oxford University Press, 1994），这两本论文集收录了对福柯具有洞见的批判以及相关的史学综览。

  History of Psychiatry 这份期刊，刊登了许多关于不同国族背景的精神科医生、精神疾病以及精神病院的个案研究，也定期刊登文献回顾。

  三卷本的 Roy Porter and W. F. Bynum（eds）, *The Anatomy of Madness*（London：Tavistock, 1985 - 1988），以及 Roy Porter and David Wright（eds）, *The Confinement of the Insane：International Perspectives 1800 - 1965*（Cambridge：Cambridge University Press,

2003)所收录的文章提供了国际视野。

- Jonathan Andrews et al, *The History of Bethlem* (London：Routledge，1997)一书对最著名(恶名昭彰)的精神病院做了各方面的检视，也探讨了本章所检视的许多主题。

　　　关于约克疗养院以及道德管理，可参见 Anne Digby, Madness，*Morality and Medicine：A Study of the York Retreat 1796 - 1914* (Cambridge：Cambridge University Press，1985)这本优秀的著作。

- 关于皮内尔，参见 Dora B. Weiner，"'Le geste de Pinel'：The History of a Psychiatric Myth"，in Mark Micale and Roy Porter （eds），*Discovering the History of Psychiatry*，pp. 232 - 247。

- 关于精神科专业，Andrew Scull，Charlotte MacKenzie and Nicolas Hervey，*Masters of Bedlam：The Transformation of the Mad-Doctoring Trade* (Princeton，NJ：Princeton University Press，1999)一书收录了对英国个别精神科医生及其理念的个案研究。

- 由于英国是修正主义史学的焦点，因此有大量的研究文献，不过很好的入门是 Andrew Scull，*Museum of Madness：The Social Organization of Insanity in Nineteenth-Century England* (London：Allen Lane，1979)，以及 Roy Porter，*Mind-Forg'd Manacles：A History of Madness in England from the Restoration to the Regency* (London：Penguin，1990)。

　　　Peter Bartlett and David Wright （eds），*Outside the*

Walls of the Asylum: The History of Care in the Community 1750 - 2000 (Lon-don: Athlone Press, 1999) 则探讨了住院之外的应对方式。

Andrew Scull, *The Most Solitary of Afflictions: Madness and Society in Britain 1700 - 1900* (New Haven, CT: Yale University Press, 2005), 是《疯癫博物馆》一书的修订版, 也是关于 18 世纪与 19 世纪精神医学最好的著作之一。

Joseph Melling and Bill Forsythe (eds), *Insanity, Institutions and Society 1800 - 1914* (London: Routledge, 1999) 一书收录了回应斯卡尔的文章。

Jan Goldstein, *Console and Classify: The French Psychiatric Profession in the Nineteenth Century* (Camb-ridge: Cambridge University Press, 2002), 以及 Ian Dowbiggin, *Inheriting Madness: Professionalization and Psychiatric Knowledge in Nineteenth-Century France* (Berkeley, CA: University of California Press, 1991), 对法国精神医学进行了详细的检视。

• 关于女性与精神失常, Elaine Showalter, *The Female Malady: Women, Madness and English Culture 1830 - 1980* (London: Virago, 1987) 是很好的阅读入门; Joan Busfield, *Men, Women and Madness: Understanding Gender and Mental Disorder* (Basing-stoke: Palgrave Macmillam, 1996) 则对该书提出了批判。

• 第十二章的"扩展阅读"包含关于退化论的研究文献, 不过收录在 *The Anatomy of Madness* (London: Tavistock,

1987）第一卷的 Ian Dowbiggin，"Degeneration and Hereditarianism"，以及 *Masters of Bedlam* 中讨论亨利·莫斯里的那一章，对英国与法国进行了详细的探讨。

David Wright and Anne Digby（eds），*From Idiocy to Mental Deficiency：Historical Perspectives on People with Learning Disabilities*（London：Routledge，1996）则检视了智力缺陷的内容。

- 关于弗洛伊德的研究很多，可参见 Sonu Shamdasani，"Psychoanalytic Body"，in Roger Cooter and John Pickstone（eds），*Companion to Medicine in the Twentieth Century*（London：Routledge，2003），pp. 307 - 322，以及 Peter Gay，*Freud：A Life for Our Time*（London：Papermac，1989）。对惊弹症感兴趣的读者可参见第十五章的"扩展阅读"。

- 关于 20 世纪精神医学史的著作较少。Michael Neve 在 *Medical History* 这份期刊主编的专号［vol 48（4），2004］，探讨了英国、德国与荷兰的社会精神医学的发展。

Shorter，*History of Psychiatry* 一书讨论了休克疗法，但是应该将他的研究取向和 Andrew Scull，"Somatic Treatments and the Historiography of Psychiatry"，*History of Psychiatry* 5（1994），pp. 1 - 12 一文进行平衡对照，该期刊同一卷中墨西基（Mersky）等人的回应文章，从不同角度提供了关于休克疗法的洞见。

- 关于精神外科的著作较多，Jack Pressman，*The Last Resort：Psychosurgery and the Limits of Medicine*（Cambridge：Cambridge University Press，2002），以及

German E. Berrios，"Psychosurgery in Britain and
Elsewhere"，in German E. Berrios and Hugh Freeman
（eds），*150 Years of British Psychiatry 1841－1991*
（London：Gaskell，1991），pp. 180－196,是具有启迪思考
的研究。

- David Healy，*The Antidepressant Era*（Cambridge，MA：
  Harvard University Press，1999）、E. M. Tansey，"'They
  used to call it psychiatry'：Aspects of the development and
  impact of psychopharmacology"，in Marijke Gijswijt-
  Hofstra and Roy Porter（eds），*Cultures of Psychiatry
  and Mental Health Care in Postwar Britain and the
  Netherlands*（Amsterdam：Rodopi，1998），pp. 79－101 和
  David Healy，*Creation of Psychopharmacology*（Cambrid-
  ge，MA：Harvard University Press，2002),是关于抗精神
  病药物与精神药理学之发展的精彩的导论。

- Andrew Scull，*Decarceration*（Chapel Hill，NC：Rutgers
  University Press，1984）一书讨论了去机构化,Peter
  Sedgwick，*Psychopolitics*（London：Pluto Press，1982)则
  探讨了反精神医学运动。对于精神疾病的定义感兴趣的读
  者,参见 German E. Berrios and Roy Porter（eds），*A
  History of Clinical Psychiatry*（London：Athlone Press，
  1999）。

后　记

对欧洲过去五百年来的医疗下任何断言，都会显得肤浅与过度简化，也会被批评为只看到所谓具有代表性的大潮流，而忽略了多样性与个别国家或区域的背景。最常见的概括说法之一是医疗在过去五个世纪"进步了"，而医疗的性质以及健康护理的提供方式，在 1945 年之后出现了彻底的转变。2010 年的医疗和 1500 年的医疗有着非常巨大的差异，这点是难以忽视的。医疗科学与医疗护理的创新可见诸解剖学思想的改变，以及从 17 世纪的身体观到器官移植成功之间所发生的改变、化学治疗的发展，乃至 20 世纪日益受到重视的疾病基因模型。健康护理的提供方式、规范医疗的办法、医患关系以及（至少在西欧的）传染病所带来的负担也都发生了改变。

然而，变迁、创新与发展等概念，并不必然支持"现代化势所必然"这样的观点，也不意味着医学的进程是从近代早期用体液观点来理解疾病，或是从外科是种血腥技艺的印象，或是从医院是通往死亡大门的论断，然后平稳地进步到 21 世纪以科学为基础的科技官僚医疗。即使日常生活医疗化的程度被夸大了，但有几个长期的发展趋势确实是在 19 世纪与 20 世纪汇流的，不过要如何衡量"进步"、创新与变迁呢？要在何处衡量？何时衡量？为谁衡量？对当时的人而言，"进步"的意义是什么？这些是重要的问题，而且没有简单的答案。本书指出医学与医疗护理的性质与景象，其中的变化很少像原本想象的那般突然、广泛或必然。那些重要的改变（如果不是主要的断裂），像是理解疾病的方式、治疗者所采用的疗法、外科或护理的改变等，在当代与过去的医疗之间都有可能找得到类似的做法与状况。例如，虽然健康要到 20 世纪才被视为一种常态，但从前的人同样渴求健康。我们就像 19 世纪的人一样，碰到小毛病或寻常的不舒服时，常会去购买成药。这种连续性都找得出来。医疗与健康一直是日常生活的一部分，医疗与医疗人员也就从未能免于被批评。过去五百年来，把身体失衡和社会失序联系起来，向来是疾病的政治、文化与社会表征的一部分，不论瘟疫还是艾滋病都是如此。疾病的意义常超越其生物学层面。权力关系的微妙变化以及商业考虑等因素，也都一直影响着医疗。

医疗在 21 世纪所面对的某些问题，或许和过去遭遇到的问题十分相似，但过度模拟或过分强调相似性，则有可能忽略疾病、观念、实践、个人、医疗人员、机构、社会、文化与政治在历史中的复杂联系。医疗不只是治疗者能够使用的一套知识或是实用的物质资源。过去五百年来，医疗可以指涉不同的事物，而我们不该轻率地将这些事物贬为前科学或不科学的。医学身体观的发展、医疗服务的分配、专业与机构的创建与巩固、疾病的发生，以及健康、性别或种族的表征，都不能独立于文化、社会经济、政治或国族的背景。它们存在于这些背景中，或是在这些背景中被制造及使用。思考这些背景以及医疗的权力关系转变，如医疗者与病人之间权力关系的转变，或是个人与国家之间权力关系的变化，就可洞见欧洲五百年来丰富而复杂的医疗世界。

即便医疗社会史的涵盖范围是许多研究方法与次学科的折衷组合，但它仍旧持续提供着各种检视这段丰富的医学史的令人振奋的方法,而不会过度重视进步观、伟人、科技或机构。本书也指出,此一学科还有很大的发展空间,20世纪是个丰富的研究领域,特别是医疗文化史。我们需要使用口述历史来挖掘或"恢复"人们的经验,以及有关健康、不适与医疗的叙述;我们也必须重新反省我们的断代观念,以便重新书写20世纪的长程历史。看得更广一些的话,许多地方与区域的经验,乃至西班牙、希腊、芬兰和俄罗斯等特定的国家,都值得更进一步的考察。对于近代医疗与现代医疗,也必须提出新的问题。例如,过去历史学者一直把焦点放在某些医学经典场景,例如医院、大学以及都市地区,然而,乡村地区的医疗与健康仍旧有许多内容有待检视。同样地,要探讨19世纪与20世纪医疗与宗教之关系的历史,就不能过度强调世俗化的叙事。第一次世界大战(1914—1918)之后医疗与战争的历史,也还需要进一步的研究。虽然学者使用医疗市场的模型来探讨病人的选择,然而病人的观点,包括在典型的医疗场所或是在较为非正式的私人场域,却有待更深一层的探究。家庭在医疗护理的协商或供给方面所扮演的角色亦是如此。健康的身体、残障的身体、生病的身体、种族的身体、性别的身体等,它们的意义是什么?这些对身体的不同建构,在过去又是如何影响健康与医疗经验的,这也是个可能带来丰富成果的研究领域。理论反思以及探讨意义与认同的历史,会驱使历史学者在钻研具有社会文化背景的医疗史时提出更多的问题。

图书在版编目（CIP）数据

欧洲医疗五百年：1500 年以来的欧洲医疗社会史 /（英）基尔·沃丁顿著；李尚仁译.— 上海：上海社会科学院出版社，2021

书名原文：An Introduction to the Social History of Medicine：Europe since 1500

ISBN 978 - 7 - 5520 - 3467 - 7

Ⅰ.①欧… Ⅱ.①基… ②李… Ⅲ.①医学社会学—社会史—研究—欧洲—16 世纪～ Ⅳ.①R - 05

中国版本图书馆 CIP 数据核字(2021)第 112514 号

First published in English under the title
An Introduction to the Social History of Medicine：Europe Since 1500
by Keir Waddington，edition：1
Copyright © Keir Waddington，2011
This edition has been translated and published under licence from
Macmillan Education Limited，part of Springer Nature.
Macmillan Education Limited，part of Springer Nature takes no responsibility and shall not
be made liable for the accuracy of the translation.
本简体中文版翻译由台湾远足文化事业股份有限公司/左岸文化授权
上海市版权局著作权合同登记号：图字 09 - 2020 - 417

欧洲医疗五百年——1500 年以来的欧洲医疗社会史

著　　者：［英］基尔·沃丁顿(Keir Waddington)
译　　者：李尚仁
责任编辑：张　晶
封面设计：周清华
出版发行：上海社会科学院出版社
　　　　　上海顺昌路 622 号　邮编200025
　　　　　电话总机 021 - 63315947　销售热线 021 - 53063735
　　　　　http：//www.sassp.cn　E-mail：sassp@sassp.cn
照　　排：南京前锦排版服务有限公司
印　　刷：上海景条印刷有限公司
开　　本：890 毫米×1240 毫米　1/32
印　　张：16
插　　页：1
字　　数：384 千
版　　次：2021 年 11 月第 1 版　　2021 年 11 月第 1 次印刷

ISBN 978 - 7 - 5520 - 3467 - 7/R·062　　定价：78.00 元